Fundamentos em
SAÚDE BUCAL COLETIVA

Fundamentos em SAÚDE BUCAL COLETIVA

Andréa Neiva da Silva
Professora Adjunta do Instituto de Saúde da Comunidade,
Departamento Saúde e Sociedade, Universidade Federal Fluminense – UFF

Cirurgiã-Dentista pela Faculdade de Odontologia da
Universidade Federal Fluminense – UFF

Mestre em Odontologia Social pela Universidade Federal Fluminense – UFF

Doutora em Saúde Pública pela Escola Nacional de
Saúde Pública Sergio Arouca – Fundação Oswaldo Cruz

Marcos Antônio Albuquerque de Senna
Professor Adjunto do Instituto de Saúde da Comunidade,
Departamento Saúde e Sociedade, Universidade Federal Fluminense – UFF

Cirurgião-Dentista pela Faculdade de Odontologia de Campos – FOC

Mestre e Doutor em Odontologia Social pela
Universidade Federal Fluminense – UFF

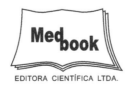

EDITORA CIENTÍFICA LTDA.

Fundamentos em Saúde Bucal Coletiva
Direitos exclusivos para a língua portuguesa
Copyright © 2013 by
MEDBOOK – Editora Científica Ltda.

NOTA DA EDITORA: Apesar de terem envidado o máximo de esforço para localizar os detentores dos direitos autorais de qualquer material utilizado, os autores e os editores desta obra estão dispostos a acertos posteriores caso, inadvertidamente, a identificação de algum deles tenha sido omitida.

Editoração Eletrônica: REDB – Produções Gráficas e Editorial Ltda.
Capa: Vinicius Guimarães

CIP-BRASIL. CATALOGAÇÃO-NA-FONTE
SINDICATO NACIONAL DOS EDITORES DE LIVROS, RJ

S578f

Silva, Andréa Neiva da
  Fundamentos em saúde bucal coletiva / Andréa Neiva da Silva, Marcos Antônio Albuquerque de Senna. - Rio de Janeiro : MedBook, 2013.
  248 p.

  ISBN 978-85-99977-89-7

  1. Saúde bucal. 2. Odontologia. I. Título.

13-1323.   CDD: 617.6
                            CDU: 616.314

01.03.13   05.03.13   043151

Reservados todos os direitos. É proibida a duplicação ou reprodução deste volume, no todo ou em parte, sob quaisquer formas ou por quaisquer meios (eletrônico, mecânico, gravação, fotocópia, distribuição na Web, ou outros), sem permissão expressa da Editora.

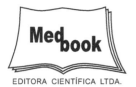

Rua Mariz e Barros 711 – Maracanã
20270-004 – Rio de Janeiro – RJ
Telefones: (21) 2502-4438 e 2569-2524
contato@medbookeditora.com.br
medbook@superig.com.br
www.medbookeditora.com.br

Dedicatória

A José e Leonice, meus queridos pais.
A Manuela e Mariana, minhas meninas.
A Luis Claúdio, meu eterno amor.

Andréa Neiva da Silva

Aos meus pais Manoel e Iracema (In memorian)
pelos grandes ensinamentos da vida.
Aos meus filhos Matheus e Marianna e a Mônica, minha
companheira, que me impulsionam e motivam a cada dia
buscar uma prática profissional melhor.

Marcos Antônio Albuquerque de Senna

Colaboradores

Amanda Firme Carletto

Residente Multiprofissional em Saúde da Família pela Escola Nacional de Saúde Pública Sergio Arouca – Fundação Oswaldo Cruz. Cirurgiã-Dentista pela Faculdade de Odontologia da Universidade Federal Fluminense – UFF. Monitora da Disciplina de Odontologia Social e Preventiva I da Universidade Federal Fluminense – UFF – nos Anos 2009 e 2010.

Andréa Neiva da Silva

Professora Adjunta do Instituto de Saúde da Comunidade, Departamento Saúde e Sociedade, Universidade Federal Fluminense – UFF. Cirurgiã-Dentista pela Faculdade de Odontologia da Universidade Federal Fluminense – UFF. Mestre em Odontologia Social pela Faculdade de Odontologia da Universidade Federal Fluminense – UFF. Doutora em Saúde Pública pela Escola Nacional de Saúde Pública Sergio Arouca – Fundação Oswaldo Cruz.

Luana Gonçalves

Professora da Universidade Salgado de Oliveira. Cirurgiã-Dentista Formada pela Faculdade de Odontologia da Universidade Federal Fluminense – UFF. Especialista em Dentística. Mestre em Clínica Odontológica pela Universidade Federal Fluminense – UFF. Doutoranda em Odontologia pela Universidade Federal Fluminense – UFF, Área de Concentração Clínica Odontológica.

Márcia Pereira Alves dos Santos

Professora do Mestrado Profissional da Faculdade de Odontologia da Universidade Federal do Rio de Janeiro – FOUFRJ. Cirurgiã-Dentista pela Faculdade de Odontologia da Universidade do Estado do Rio de Janeiro – UERJ. Especialista em Dentística Restauradora. Mestre em Odontopediatria pela Universidade Federal do Rio de Janeiro – UFRJ. Doutora em Odontologia (Odontopediatria) pela Universidade Federal do Rio de Janeiro – UFRJ. Coordenação do Centro de Referência Odontológico em Doença Falciforme – CROFAL –, Faculdade de Odontologia da Universidade Federal do Rio de Janeiro/Ministério da Saúde – FOUFRJ/MS.

Marcos Antônio Albuquerque de Senna

Professor Adjunto do Instituto de Saúde da Comunidade, Departamento Saúde e Sociedade, Universidade Federal Fluminense – UFF. Mestre e Doutor em Odontologia Social pela Universidade Federal Fluminense – UFF. Cirurgião-Dentista.

Renata Costa Jorge

Especializada em Gestão da Saúde pelo Instituto de Medicina Social da Universidade do Estado do Rio de Janeiro – UERJ. Cirurgiã-Dentista pela Faculdade de Odontologia da Universidade Federal Fluminense – UFF. Monitora da Disciplina de Odontologia Social e Preventiva I em 2010 e 2011.

Colaboradores Acadêmicos

Nossos agradecimentos aos acadêmicos, abaixo relacionados, pela colaboração na elaboração deste livro:

Cesar Luiz Silva Junior

Acadêmico do 7º Período da Faculdade de Odontologia da Universidade Federal Fluminense – UFF. Bolsista de Iniciação Científica no Ano de 2012.

Danielle Mendes da Silva Albuquerque

Acadêmica do 6º Período da Faculdade de Odontologia da Universidade Federal Fluminense – UFF.

Ingrid Mesquita Faria

Acadêmica do 6º Período da Faculdade de Odontologia da Universidade Federal Fluminense – UFF. Monitora da Disciplina de Odontologia Social e Preventiva da UFF no Ano de 2012.

Isadora Cristina Moraes Dias

Acadêmica do 5º Período da Faculdade de Odontologia da Universidade Federal Fluminense – UFF.

Rafael Pinto de Mendonça

Acadêmico do 5º período da Faculdade de Odontologia da Universidade Federal Fluminense – UFF.

Thais Fernandes de Queiroz

Acadêmica do 6º período da Faculdade de Odontologia da Universidade Federal Fluminense – UFF. Monitora da Disciplina de Odontologia Social e Preventiva V no Ano de 2012.

Prefácio

O Brasil conta com o maior número de cirurgiões-dentistas no mundo. Além disso, a excelência da prática e pesquisa da Odontologia Clínica em nosso país é reconhecida internacionalmente. Apesar da perspectiva otimista que esses indicadores possam sugerir, ainda persistem no Brasil elevados níveis de cárie dentária e outras doenças bucais, bem como importantes desigualdades sociais e regionais referentes à distribuição desses agravos.

A limitação da prática odontológica vigente nas últimas décadas é notória, principalmente porque os modelos assistenciais em saúde bucal não têm sido capazes de controlar nem prevenir as doenças bucais em parcela significativa da população brasileira. Além disso, no âmbito da Atenção Primária, a Odontologia Baseada em Evidências não sustenta mais uma abordagem odontológica individual, voltada para os doentes (ou sob maior risco de doenças) e desconectada das condições sociais de vida e trabalho da população. A saúde bucal de uma população somente alcançará níveis adequados quando tornarmos as escolhas mais saudáveis as mais fáceis.

Esse cenário revela a necessidade de abordagens que levem em conta os preceitos e princípios da Saúde Bucal Coletiva. A melhoria "sustentável" da saúde bucal de uma população depende da atuação do cirurgião-dentista em outros "espaços", além do consultório odontológico. Seu engajamento profissional e cívico nos processos que resultam na elaboração e implementação de políticas de saúde, organização e planejamento de serviços de saúde é premente.

Destaca-se o papel crucial a ser desempenhado pelos cirurgiões-dentistas na interlocução com outros setores, advogando em prol de estratégias resolutivas de promoção da saúde bucal. Assim, três quesitos são fundamentais: (1) uso da melhor evidência científica em saúde pública disponível, (2) ação intersetorial e (3) abordagem dos determinantes sociais contextuais distais que influenciam as doenças bucais, o uso e o acesso aos serviços odontológicos. No entanto, o maior desafio para a mudança da atuação do cirurgião-dentista diante dessas premissas está em sua formação acadêmica.

Nossos futuros profissionais passarão a compreender que a Odontologia mais efetiva é aquela voltada para a coletividade, e que o ambiente social em que as pessoas estão inseridas influencia os comportamentos relacionados com a saúde, tais como dieta, higiene bucal, uso de fluoretos, tabagismo e violência, que, por sua vez são os determinantes dos agravos bucais.

O presente livro apresenta e contextualiza essas possibilidades a partir do percurso histórico da conturbada relação entre a Odontologia e o sistema de saúde público brasileiro e das diferentes influências que o movimento sanitário brasileiro exerceu no que se concebe atualmente como Saúde Bucal Coletiva.

A autoria articulada entre alunos de graduação e os professores Andréa Neiva da Silva e Marcos Antônio Albuquerque de Senna confere a este livro um texto com linguagem objetiva e clara, e essencial ao iniciante no campo da Saúde Bucal Coletiva.

Mario Vianna Vettore
Professor Adjunto de Epidemiologia
Instituto de Estudos em Saúde Coletiva
Universidade Federal do Rio de Janeiro

Apresentação

Apesar de a literatura sobre saúde bucal coletiva ter sido ampliada de modo significativo nos últimos anos, favorecendo a consolidação das bases técnicas e científicas que sustentam esse campo de conhecimentos e práticas no âmbito da saúde bucal, são raros os textos que desenvolvem uma linguagem voltada para o acadêmico de Odontologia que está dando seus primeiros passos no campo da saúde pública.

O presente livro foi fruto de um trabalho desenvolvido pelos professores Andréa Neiva da Silva e Marcos Antônio Albuquerque de Senna junto aos monitores da Disciplina de Odontologia Social e Preventiva I (OSP I) da Universidade Federal Fluminense (UFF) durante os anos de 2011 e 2012. Também participaram da elaboração da obra acadêmicos de Odontologia que tinham o desejo de aprofundar seus conhecimentos no campo da saúde bucal coletiva. A obra também contou com a participação das professoras Luana Gonçalves (UNIVERSO) e Márcia Pereira Alves dos Santos (UFRJ) que, embora vinculadas a outras instituições de ensino, co-orientaram os monitores da disciplina na elaboração de dois capítulos que fizeram parte do presente livro.

Os capítulos que compõem a obra tratam de temas que são cotidianamente trabalhados pelos professores dentro da Disciplina de OSP I da UFF. Os alunos, sob a supervisão dos professores, elaboraram os capítulos tendo por base material bibliográfico de referência na área da saúde coletiva, utilizando uma linguagem didática e de fácil compreensão para o leitor.

O desenvolvimento deste trabalho foi motivado por algumas razões. Em primeiro lugar, pelo fato de muitos temas que compõem o campo da saúde bucal coletiva se encontrarem dispersos na literatura e, frequentemente, pouco siste-

xiv | Apresentação

matizados para o aluno que está iniciando sua aproximação desse campo de conhecimento. Além disso, embora a literatura sobre a saúde coletiva seja vasta, a dificuldade na compreensão dos textos pode, muitas vezes, dificultar o processo de aprendizagem do aluno e, por consequência, afetar seu interesse por essa área do conhecimento. Logo, houve intenso cuidado na elaboração da linguagem do texto de cada capítulo e, nesse sentido, a coautoria dos próprios alunos (monitores e acadêmicos de Odontologia) foi essencial para o cumprimento desse objetivo.

Outro importante motivo que impulsionou a realização dessa obra foi o fato de o projeto permanente de monitoria da disciplina de OSP I ter como uma de suas metas principais o desenvolvimento de novas estratégias de ensino-aprendizagem no campo da saúde bucal coletiva. Nesse sentido, a participação dos monitores como coautores do material de cunho didático e científico que compõe essa obra cumpre esse objetivo fundamental do projeto.

A obra contempla os seguintes temas no campo da saúde bucal coletiva:

1. PROMOÇÃO DA SAÚDE: o texto discute a compreensão do processo saúde-doença bucal a partir de uma perspectiva mais ampliada, apontando para a necessidade de renovação das práticas de saúde bucal para além do ambiente clínico.

2. PAPEL DO CIRURGIÃO-DENTISTA À LUZ DA PROMOÇÃO DA SAÚDE: neste capítulo são exploradas as distintas atuações do cirurgião-dentista segundo a perspectiva proposta pela promoção da saúde contemporânea, apontando os desafios que são colocados na formação desses profissionais por essa nova forma de intervir em saúde.

3. INTRODUÇÃO AO SISTEMA ÚNICO DE SAÚDE: o texto discute as diversas ações realizadas pelo Sistema Único de Saúde (SUS), que incluem desde a prestação de cuidados clínicos, programas de imunização em massa, distribuição gratuita de medicamentos e transplante de órgãos, até as ações de vigilância em saúde e produção de tecnologia e conhecimento em saúde. Além disso, descreve os principais desafios que o SUS vem representando para a Odontologia desde sua criação até os dias atuais.

4. MODELOS ASSISTENCIAIS EM SAÚDE E SAÚDE BUCAL: o texto discute o modelo hegemônico de atenção à saúde, ainda muito presente nos serviços de atenção à saúde/saúde bucal no Brasil, apontando seus limites e indicando a necessidade de repensar as práticas em saúde que nele se baseiam. O texto também reflete sobre as propostas do chamado modelo contra-hegemônico

que, por sua vez, tem buscado modificar de maneira contundente o modo de organização das ações em saúde.

5. SAÚDE BUCAL COLETIVA: o capítulo discute a saúde bucal coletiva, movimento impulsionado pelo processo de construção do SUS e que pretende estimular mudanças nas práticas odontológicas no âmbito dos serviços públicos de saúde bucal. O capítulo pretende contribuir para uma reflexão a respeito da maneira como a saúde bucal tem sido pensada ao longo do tempo e os desafios enfrentados pela saúde bucal coletiva na busca pela renovação das práticas do setor.

6. EDUCAÇÃO EM SAÚDE: o capítulo traz uma reflexão sobre os limites da Educação em Saúde influenciada pela visão flexneriana e descreve o surgimento de correntes educativas inovadoras que trabalham a partir da perspectiva da construção social da saúde e do bem-estar, colocando em xeque as práticas educativas tradicionais que se pautam exclusivamente no biologicismo enquanto causa única e essencial dos problemas de saúde.

7. CONTRIBUIÇÕES DA EPIDEMIOLOGIA PARA A SAÚDE BUCAL: o capítulo destaca o papel que a epidemiologia tem desempenhado historicamente na geração de conhecimento sobre os fatores de risco e proteção das doenças bucais nos níveis individual e coletivo. O texto assinala as contribuições da epidemiologia para a saúde bucal, incluindo suas aplicações no âmbito dos serviços de atenção à saúde/saúde bucal.

8. LEVANTAMENTOS EPIDEMIOLÓGICOS NACIONAIS EM SAÚDE BUCAL: A EXPERIÊNCIA BRASILEIRA: o capítulo caracteriza a experiência brasileira com o desenvolvimento de levantamentos epidemiológicos nacionais em saúde bucal. O texto também pretende ilustrar a crescente importância da epidemiologia para a construção de modelos de atenção em saúde bucal pautados na vigilância em saúde em linha, portanto, com os pressupostos da atual Política Nacional de Saúde Bucal.

9. ORGANIZAÇÃO DA OFERTA DE SERVIÇOS DE SAÚDE BUCAL NO ÂMBITO DO SISTEMA ÚNICO DE SAÚDE: o texto aborda a organização da oferta da assistência à saúde bucal prestada pela rede de serviços odontológicos públicos no Brasil após o surgimento do SUS, caracterizando um sistema regionalizado, hierarquizado e articulado.

10. CÁRIE DENTÁRIA: UMA ABORDAGEM VOLTADA PARA A SAÚDE COLETIVA: o capítulo destaca a importância do reconhecimento dos amplos fatores que determinam e condicionam o aparecimento da cárie dental para

que as estratégias preventivas e de promoção da saúde sejam efetivas no enfrentamento dessa doença nos âmbitos individual e coletivo.

11. UMA ABORDAGEM SOCIAL PARA A PREVENÇÃO DA CÁRIE DENTÁRIA: o texto destaca a importância dos fatores culturais e sociais que compõem o amplo contexto no qual a comunidade está inserida e suas implicações para a formulação de estratégias de prevenção da cárie dental.

12. A BIOÉTICA E A FORMAÇÃO EM SAÚDE E SAÚDE BUCAL: o capítulo apresenta alguns pressupostos da Bioética em algumas de suas vertentes, como a ética na pesquisa, o uso das biotecnologias, as relações interpessoais e suas correlações com o processo de formação no campo da Odontologia ante os pressupostos do SUS.

Espera-se que esta obra contribua não somente para a formação acadêmica dos futuros cirurgiões-dentistas, mas também que possa ser útil para os profissionais de saúde vinculados ao SUS, contribuindo para o desenvolvimento e a consolidação da saúde bucal coletiva.

Andréa Neiva da Silva
Marcos Antônio Albuquerque de Senna
(Rio de Janeiro, 2013)

Sumário

CAPÍTULO 1

Promoção da Saúde, *1*

Andréa Neiva da Silva
Marcos Antônio Albuquerque de Senna
Renata Costa Jorge
Danielle Mendes da Silva Albuquerque
Thais Fernandes de Queiroz

CAPÍTULO 2

O Papel do Cirurgião-Dentista à Luz da Promoção da Saúde, *15*

Andréa Neiva da Silva
Marcos Antônio Albuquerque de Senna
Isadora Cristina Moraes Dias
Rafael Pinto de Mendonça

CAPÍTULO 3

Introdução ao Sistema Único de Saúde, *35*

Andréa Neiva da Silva
Marcos Antônio Albuquerque de Senna
Cesar Luiz Silva Junior

CAPÍTULO 4

Modelos Assistenciais em Saúde e Saúde Bucal, *65*

Andréa Neiva da Silva
Marcos Antônio Albuquerque de Senna
Renata Costa Jorge
Cesar Luiz Silva Junior

CAPÍTULO 5

Saúde Bucal Coletiva, *91*

Andréa Neiva da Silva
Marcos Antônio Albuquerque de Senna
Ingrid Mesquita Faria

CAPÍTULO 6

Educação em Saúde, *101*

Andréa Neiva da Silva
Marcos Antônio Albuquerque de Senna
Renata Costa Jorge

CAPÍTULO 7

Contribuições da Epidemiologia para a Saúde Bucal, *117*

Andréa Neiva da Silva
Marcos Antônio Albuquerque de Senna
Thais Fernandes de Queiroz
Danielle Mendes da Silva Albuquerque

CAPÍTULO 8

Levantamentos Epidemiológicos Nacionais em Saúde Bucal: A Experiência Brasileira, *129*

Andréa Neiva da Silva
Marcos Antônio Albuquerque de Senna
Danielle Mendes da Silva Albuquerque
Thais Fernandes de Queiroz

CAPÍTULO 9

Organização da Oferta de Serviços de Saúde Bucal no Âmbito do Sistema Único de Saúde, *145*

Andréa Neiva da Silva
Marcos Antônio Albuquerque de Senna
Renata Costa Jorge

CAPÍTULO 10

Cárie Dentária: Uma Abordagem Voltada para a Saúde Coletiva, *155*

Andréa Neiva da Silva
Márcia Pereira Alves dos Santos
Marcos Antônio Albuquerque de Senna
Amanda Firme Carletto

CAPÍTULO 11

Uma Abordagem Social para a Prevenção da Cárie Dentária, *175*

Luana Gonçalves
Andréa Neiva da Silva
Marcos Antônio Albuquerque de Senna

CAPÍTULO 12

A Bioética e a Formação em Saúde e Saúde Bucal, *191*

Marcos Antônio Albuquerque de Senna
Andréa Neiva da Silva
Renata Costa Jorge

ÍNDICE REMISSIVO, 219

Fundamentos em
SAÚDE BUCAL COLETIVA

1 | Promoção da Saúde

Andréa Neiva da Silva
Marcos Antônio Albuquerque de Senna
Renata Costa Jorge
Danielle Mendes da Silva Albuquerque
Thais Fernandes de Queiroz

INTRODUÇÃO

Desde o final do século XIX, Thomas McKeown, por meio dos estudos dos fatores causais de mortalidade da população inglesa, chamava a atenção para os fatores que mais contribuíram para a melhora da qualidade de vida, como o desenvolvimento econômico, a nutrição e a mudança nos níveis de vida da população. McKeown deixava claro que as intervenções de caráter médico nem sempre deveriam ser colocadas em primeiro lugar em todos os casos (McKEOWN, 1979).

Esses argumentos usados por McKeown foram considerados importantes na formação do marco referencial da promoção da saúde, ao focalizar a importância de intervenções sobre os determinantes sociais da saúde (WESTPHAL, 2008).

Foi em 1945 que a expressão "promoção da saúde" foi usada pela primeira vez por Henry Sigerist. O médico historiador apontava que as quatro funções da medicina incluíam a promoção da saúde, a prevenção de doenças, a recuperação dos enfermos e a reabilitação. De acordo com Sigerist, "a saúde se promove proporcionando condições de vida decentes, boas condições de trabalho, educação, cultura física e formas de lazer e descanso" (SIGERIST, 1946).

A proposta de promoção da saúde, aprovada em Ottawa durante a Primeira Conferência Internacional sobre Promoção da Saúde, em 1986, começou a ser desenvolvida a partir dos anos 1970, impulsionada por um cenário marcado por profundas desigualdades das condições de saúde das populações e pelo alto custo e a baixa resolutividade dos serviços de saúde estruturados sob a lógica do modelo flexneriano.

Atualmente, a promoção da saúde se configura como uma proposta de política pública mundial no campo da saúde pública, sendo disseminada pela Organização Mundial de Saúde a partir de 1984.

As ideias que fundamentam a concepção contemporânea de promoção da saúde baseiam-se em uma compreensão ampliada do processo saúde-doença e surgiram, inicialmente, no Canadá, nos EUA e em países da Europa Ocidental. Entretanto, foi somente a partir dos anos 1990 que o ideário da promoção da saúde começou a ser adotado pelos demais países e colocado em prática.

Entretanto, por não existir um consenso sobre o tema, as práticas consideradas de promoção da saúde exibem variações importantes. Nesse sentido, promoção da saúde pode ser entendida como nível de atenção e, portanto, pode ser considerada sinônimo de prevenção de doenças, o que leva ao desenvolvimento de práticas voltadas exclusivamente para a atuação sobre os fatores de risco e as mudanças de comportamento.

Por outro lado, promoção da saúde pode ser compreendida como enfoque, como uma visão ampliada a respeito do processo saúde-doença e a maneira de intervir sobre este. Essa concepção mais ampliada de promoção da saúde sustenta, por exemplo, o desenvolvimento de ações sobre os determinantes socioambientais da saúde e de políticas públicas intersetoriais.

O presente capítulo foi elaborado com base nessa perspectiva mais ampliada de promoção da saúde. Logo, o texto tem por objetivo apontar que essa nova maneira de conceber e intervir no campo da saúde implica em desenvolver muito mais do que habilidades clínicas e preventivas. Portanto, a promoção da saúde demanda, além de conhecimento clínico, uma aproximação da realidade socioeconômica, cultural e política da comunidade, uma vez que só se cuida adequadamente daquilo que se conhece.

Se considerarmos que dentro do Sistema Único de Saúde (SUS) a promoção da saúde é considerada uma proposta promissora para o enfrentamento dos determinantes sociais do processo saúde-doença bucal no País, torna-se relevante compreender os fundamentos dessa maneira renovada de pensar e atuar sobre a saúde bucal.

Nesse sentido, este capítulo pretende ilustrar que um dos maiores desafios impostos pela promoção da saúde contemporânea, sem dúvida, diz respeito à necessidade de o cirurgião-dentista, enquanto profissional de saúde inserido no SUS, contribuir na construção de uma sociedade mais justa, igualitária e saudável.

ANTECEDENTES DA PROMOÇÃO DA SAÚDE

O conceito de promoção da saúde defendido por Sigerist em 1945 serviu de base para Hugh Leavell e Gurney Clark, em 1965, elaborarem o modelo da história natural da doença (Quadro 1.1) (LEAVELL & CLARK, 1965).

A partir da perspectiva da história natural da doença, Leavell & Clark propuseram medidas de intervenção nos diferentes estágios de patologia, possibilitando a proposição de barreiras à evolução da doença mesmo antes de sua manifestação clínica (pré-patogênese). De acordo com o modelo proposto pelos autores (ver Quadro 1.1), a prevenção primária, a ser realizada no período de pré-patogênese (momento em que a doença ainda não iniciou seu processo de instalação), inclui medidas de promoção da saúde. Essas medidas, segundo os autores, compreendem: bom padrão de nutrição, atendimento das necessidades para o desenvolvimento ótimo da personalidade, moradia adequada, recreação e condições agradáveis no lar e no trabalho, educação sexual e aconselhamento pré-nupcial, entre outras.

A ideia concebida por Leavell & Clark foi importante, pois evidenciou que as ações de promoção da saúde são as mais importantes para manutenção da saúde e mais eficazes do que as medidas seguintes, ou seja, do que aquelas correspondentes ao segundo, terceiro, quarto e quinto níveis de prevenção, quando já é necessária uma intervenção mais curativista, dispendiosa e de curto prazo.

Esse modelo, entretanto, sofreu críticas, uma vez que a promoção da saúde ficou caracterizada como um nível de atenção da medicina preventiva. Nesse sentido, o conceito de promoção da saúde, do modo como foi trabalhado por Leavell & Clark, ficou atrelado à ideia de intervenções sobre o indivíduo, com pouca projeção para a família ou o grupo social (BUSS, 2003). Os fatores sociais (por exemplo, situação socioeconômica, atitudes, comportamentos, moradia), segundo esse modelo, não apareciam como um mecanismo explicativo do processo saúde-doença, mas simplesmente como atributos, características dos indivíduos que precisavam ser modificadas.

O conceito de promoção da saúde também foi discutido mais tarde, em 1974, por Mark Lalonde, então Ministro da Saúde do Canadá, quando da publicação do relatório que ganhou seu nome – Relatório Lalonde (LALONDE, 1974). Esse documento é considerado um marco histórico no campo da saúde pública, pois exerceu grande

Quadro 1.1

Modelo da história natural da doença e níveis de prevenção

Pré-patogênese		Patogênese		Sequelas
INESPECÍFICA	ESPECÍFICA	PRECOCE	AVANÇADA	As sequelas ou consequências da doença podem ser reparadas com maior ou menor eficiência, permitindo a reabilitação
Condições gerais do indivíduo ou do ambiente que predispõem a uma ou várias doenças	A presença de uma constelação de fatores causais em dado instante favorece o aparecimento de uma doença	Da situação anterior resultou uma doença cujos primeiros sinais e sintomas se tornaram aparentes	A doença segue sua evolução própria, terminando com a morte, com a cura completa ou deixando sequelas	

⟹ HISTÓRIA NATURAL DE UMA DOENÇA HUMANA QUALQUER ⟸

POSIÇÃO DAS BARREIRAS QUE PODEMOS OPOR À MARCHA DA DOENÇA

1º NÍVEL Promoção da saúde (alimentação, ações educativas, saneamento etc)	2º NÍVEL Proteção específica (vacinas, fluoretação das águas etc.)	3º NÍVEL Diagnóstico precoce e tratamento imediato	4º NÍVEL Limitação do dano	5º NÍVEL Reabilitação Prevenção terciária
PREVENÇÃO PRIMÁRIA		PREVENÇÃO SECUNDÁRIA	PREVENÇÃO TERCIÁRIA	
PREVENÇÃO DA OCORRÊNCIA		PREVENÇÃO DA EVOLUÇÃO		
ODONTOLOGIA PREVENTIVA		ODONTOLOGIA CURATIVA		
ODONTOLOGIA				

Fonte: adaptado de Leavell & Clark (1965).

influência na maneira de se pensar e se intervir sobre a saúde. O relatório questionava oficialmente o impacto e o custo elevado dos cuidados médicos na saúde no Canadá.

Lalonde realizou uma série de investigações sobre a causalidade do processo saúde-doença no Canadá e verificou que os estilos de vida e o ambiente eram responsáveis por 80% das causas das doenças e que não havia investimento para o controle dessas causas (LALONDE, 1974).

Um conceito importante que se faz presente no referido relatório é o de campo da saúde (Figura 1.1). O conceito de campo da saúde inclui: biologia humana (genética e função humana), organização dos serviços de saúde, ambiente (natural e social) e estilo de vida (comportamento individual que afeta a saúde). O campo da saúde, portanto, busca explicar a saúde a partir desses quatro grupos de fatores que estão diretamente envolvidos na determinação do processo saúde-doença.

Desse modo, Lalonde buscava deixar claro que de nada adiantaria um grande investimento financeiro nas ações de assistência médica individual se fatores como ambiente e estilo de vida não pudessem ser modificados e se não houvesse a ampliação do conhecimento sobre a biologia humana.

O Relatório Lalonde influenciou significativamente as práticas de promoção de saúde ao longo da década de 1970, as quais, em sua maioria, tiveram seu foco restrito à modificação de hábitos, estilos de vida e comportamentos individuais pouco saudáveis, entre os quais o fumo, a obesidade, a promiscuidade sexual e o consumo abusivo de substâncias psicoativas. Essa abordagem, denominada behaviorista, centrava-se na prevenção de doenças cronicodegenerativas, problema já naquela época considerado prioritário para os países desenvolvidos.

Apesar de as práticas de promoção da saúde impulsionadas pelo Relatório Lalonde terem se limitado nos anos 1970 à mudança de comportamento individual, é possível afirmar que esse documento representou um dos grandes marcos da crítica ao modelo biomédico (flexneriano).

No entanto, foi a partir da década de 1980 que a promoção da saúde passou a ganhar destaque no campo da saúde pública internacional, sob a influência da

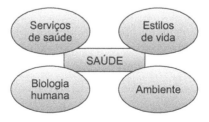

Figura 1.1 O campo da saúde e seus determinantes.

primeira Conferência Internacional sobre Cuidados Primários de Saúde, realizada em Alma-Ata em 1978. A conferência reconheceu, pela primeira vez, a saúde como um direito, a ser atendido não só perante a melhora do acesso aos serviços de saúde, mas por um trabalho de cooperação com os outros setores da sociedade.

A estratégia básica recomendada em Alma-Ata consistia na Atenção Primária à Saúde, com participação dos usuários nesse processo. Segundo Westphal (2006), a meta estabelecida pelos participantes da conferência ("Saúde para todos no ano 2000") dependia de mudanças nas relações de poder entre os que oferecem esses serviços de saúde e os que dele se utilizam. Há um amplo consenso de que a Conferência de Alma-Ata foi um dos eventos mais significativos para a saúde pública em termos mundiais, em virtude do alcance que teve em quase todos os sistemas de saúde do mundo (BUSS, 2003).

As conclusões e recomendações da Declaração de Alma-Ata resultaram na realização da I Conferência Internacional sobre Promoção da Saúde em 1986, em Ottawa, Canadá. Essa conferência foi responsável pela renovação de ideias e concepções no campo das políticas públicas de saúde em nível mundial.

I CONFERÊNCIA INTERNACIONAL SOBRE PROMOÇÃO DA SAÚDE E A CARTA DE OTTAWA

Durante a I Conferência Internacional sobre Promoção da Saúde, em 1986, os profissionais reunidos em Ottawa aprovaram um documento denominado Carta de Ottawa (WHO, 1986), considerado um marco conceitual da promoção da saúde contemporânea. Essa carta apresenta um conceito amplo de saúde, como "o mais completo bem-estar físico, mental e social determinado por condições biológicas, sociais, econômicas, culturais, educacionais, políticas e ambientais" (WESTPHAL, 2006).

Nesse sentido, a saúde é considerada produto de um amplo espectro de fatores relacionados com a qualidade de vida, incluindo alimentação, nutrição, habitação, saneamento, boas condições de trabalho, boa educação, ambiente físico limpo e apoio social. O que caracteriza, portanto, a promoção de saúde na modernidade é "a constatação do papel protagonizante dos determinantes gerais sobre as condições de saúde: a saúde é produto de um amplo espectro de fatores relacionados com a qualidade de vida" (BUSS, 2003).

A Carta de Ottawa declara que a Promoção da Saúde é "o processo de capacitação das pessoas para aumentar seu controle e melhorar sua saúde". O documento considera a saúde o maior recurso para o desenvolvimento social, econômico e pessoal, representando uma importante dimensão da qualidade de vida. A saúde, portanto, passa a ser vista como um recurso para a vida cotidiana e não como objetivo de vida. Trata-se de um conceito positivo de saúde, que enfatiza os recursos sociais e pessoais, assim como capacidades físicas (WHO, 1986).

A Carta de Ottawa (1986) deixa claro que a promoção da saúde não é apenas responsabilidade de um setor; portanto, promover saúde significa combinar estratégias que incluam: ações do Estado, da comunidade, dos indivíduos e do sistema de saúde. Além disso, está embutida a ideia de que alcançar saúde significa ir além da adoção de estilos de vida saudáveis.

O objetivo das ações voltadas para a promoção da saúde, portanto, é "fazer das escolhas saudáveis as escolhas mais fáceis", mediante a modificação de circunstâncias, ambientes e políticas nos espaços onde as pessoas conduzem suas vidas. Significa estimular a produção de escolhas coletivas, socialmente viáveis e suportadas politicamente (BUSS, 2003).

A Carta de Ottawa (WHO, 1986) propõe cinco campos centrais de ação para a promoção da saúde. São eles:

1. **Elaboração e implementação de políticas públicas saudáveis:** sugere ações legislativas, fiscais e organizacionais que visem à diminuição das desigualdades sociais e à melhoria da qualidade de vida da população, além da adoção de uma postura intersetorial para a formulação de políticas públicas e sua ação sobre o setor saúde.
2. **Criação de espaços saudáveis que apoiem a promoção da saúde:** propõe a proteção do meio ambiente e a conservação dos recursos naturais, sugerindo ações que objetivem o monitoramento de mudanças de áreas que interferem na saúde da população.
3. **Desenvolvimento de habilidades pessoais:** implica a capacitação dos indivíduos para participar, criar ambientes de apoio à promoção da saúde e o desenvolvimento de habilidades pessoais relacionadas com a adoção de estilos de vida saudáveis.
4. **Reforço de ação comunitária:** propõe a implementação de ações e recursos existentes na comunidade que possam intensificar a autoajuda e o apoio social necessários ao desenvolvimento da participação popular nos assuntos de saúde, o chamado *empowerment* comunitário.
5. **Reorientação dos serviços de saúde:** recomenda que a reorientação dos serviços de saúde deva voltar-se na direção de um enfoque na saúde e não na doença, apontando para a integralidade das ações de saúde.

A Carta de Ottawa ampliou o significado da concepção de promoção da saúde, na medida em que considerou que promover saúde implica o desenvolvimento de um conjunto de ações que vão além da prevenção das doenças e riscos individuais. Isso implica que a promoção da saúde está vinculada à ideia de que os aspectos sociais, econômicos, políticos e culturais influenciam diretamente as condições de vida e saúde. Assim, o enfrentamento dos problemas relacionados com a saúde implica, necessariamente, o desenvolvimento de ações intersetoriais, visto que a promoção da saúde não é de responsabilidade exclusiva do setor saúde.

Desenvolver ações intersetoriais significa estabelecer parcerias intersetoriais, interinstitucionais e com entidades não governamentais e da sociedade civil, visando: (1) fomentar o estabelecimento de políticas públicas integradas em favor da qualidade de vida; (2) incentivar a participação social no processo de decisão e gestão das políticas públicas em saúde; e (3) fortalecer processos de corresponsabilização na produção da saúde (CAMPOS, BARROS & CASTRO, 2004).

Westphal (2006) destaca a importância da participação comunitária no âmbito da promoção da saúde. De acordo com a autora: "o princípio da participação social está diretamente relacionado com o fortalecimento da ação comunitária e o consequente empoderamento coletivo, pois é necessário que a população se torne capaz de exercer controle sobre os determinantes da saúde. O empoderamento relaciona-se com o reconhecimento de que os indivíduos e as comunidades têm o direito e são potencialmente capazes de assumir o poder de interferir para melhorar suas condições de vida."

Whestphal (2006) aponta que os seguintes princípios norteiam as ações voltadas para a promoção da saúde:

Princípio	Significado
Ações de promoção da saúde devem partir de uma concepção holística de saúde	As iniciativas de promoção devem fomentar a saúde física, mental, social e espiritual em sua ampla determinação, mediante o desenvolvimento de ações que ultrapassem os limites do setor saúde
Busca da equidade	Busca garantir acesso universal à saúde, relacionando-se com a justiça social, criando oportunidades iguais para que todos tenham saúde. Logo, a equidade está intimamente relacionada com a distribuição dos determinantes de saúde na população. Seu objetivo é: "[...] eliminar as diferenças desnecessárias, evitáveis e injustas que restringem as oportunidades para se atingir o direito ao bem-estar" (BRASIL, 2001, p.40)

(continua)

Princípio	Significado
Intersetorialidade	Implica o estabelecimento de parcerias intersetoriais, interinstitucionais e com entidades não governamentais e da sociedade civil. Objetiva incentivar a elaboração de políticas públicas integradas favoráveis à qualidade de vida e o fortalecimento de processos de corresponsabilização na produção da saúde (CAMPOS, BARROS & CASTRO, 2004)
Participação social	Relaciona-se com a participação direta dos cidadãos no planejamento, na execução e na avaliação dos programas de promoção da saúde. Além de criar mecanismos que estimulem a corresponsabilidade, busca fortalecer a ambiência democrática e incrementar o exercício da cidadania
Sustentabilidade	Implica a ciração de iniciativas que estejam de acordo com os princípios do desenvolvimento sustentável, garantindo um processo duradouro e forte (WESTPHAL & ZIGLIO, 1999). A continuidade (sustentabilidade) das políticas de promoção da saúde são muito importantes, tendo em vista que as iniciativas dessa área dirigem-se a questões de natureza complexa, envolvendo processos de transformação coletivos, com impactos a médio e longo prazos (SÍCOLI & NASCIMENTO, 2003)

A partir dos anos 1990, a promoção da saúde começou a ser incluída na agenda da saúde pública dos países da América Latina, ampliando as possibilidades dos serviços públicos de responder aos problemas de saúde em toda sua complexidade.

AS CONFERÊNCIAS INTERNACIONAIS E SUAS CONTRIBUIÇÕES PARA A CONSTRUÇÃO DOS PRINCÍPIOS DA PROMOÇÃO DA SAÚDE

A partir da Conferência de Ottawa, vários outros encontros e conferências foram organizados no intuito de aprofundar a discussão sobre a promoção da saúde. Essas conferências tiveram por objetivo promover discussões mais aprofundadas sobre vários dos temas apontados pela Carta de Ottawa, incluindo a relação entre saúde e políticas públicas saudáveis, meio ambiente e desenvolvimento sustentável.

As conferências contribuíram de maneira significativa para a construção dos princípios norteadores da promoção da saúde. O Quadro 1.2 relaciona essas conferências e os temas sobre os quais cada uma se debruçou (Buss, 2003).

Quadro 1.2

Síntese das conferências internacionais sobre promoção da saúde após a Conferência de Ottawa

Conferência	Local e ano	Objetivo
2ª Conferência Internacional sobre Promoção de Saúde	Realizada em Adelaide, na Austrália, em 1988	Demonstrar como as políticas públicas influenciam os determinantes sociais da saúde e são um importante veículo para reduzir as iniquidades sociais e econômicas A Conferência identificou quatro áreas prioritárias para promover ações imediatas em políticas públicas saudáveis: apoio à saúde da mulher, alimentação e nutrição, tabaco e álcool, e criação de ambientes favoráveis
3ª Conferência Internacional sobre Promoção de Saúde	Realizada em Sundsval, na Suécia, em 1991	Teve como tema central a "criação de ambientes saudáveis", lançando uma declaração que convocou as pessoas, as organizações e os governos, em todas as partes do mundo, para se engajarem ativamente no desenvolvimento de ambientes – físicos, sociais, econômicos e políticos – mais favoráveis à saúde
4ª Conferência Internacional sobre Promoção de Saúde	Realizada em Jacarta, na Indonésia, em 1997	Foi a primeira conferência a ser realizada em um país em desenvolvimento, e nela enfatizou-se o surgimento de novos determinantes da saúde, destacando os fatores transnacionais, como: a integração da economia global, mercados financeiros e acesso aos meios de comunicação (BUSS, 2003)
5ª Conferência Internacional sobre Promoção de Saúde	Realizada no México, em 2000	Nessa conferência, ministros assinaram uma declaração em que afirmavam reconhecer a contribuição das estratégias de promoção da saúde em todos os níveis e se prontificando a construir Planos Nacionais de ação
6ª Conferência Internacional de Promoção de Saúde	Realizada em Bangkok, na Tailândia, em 2005	Teve como tema "Políticas e parcerias para a Saúde: procurando interferir nos determinantes sociais da saúde". Tratou a saúde como direito humano, com destaque para a importância do desenvolvimento de ações sobre os amplos determinantes da saúde em um mundo globalizado
7ª Conferência Internacional de Promoção de Saúde	Realizada em Nairóbi, no Quênia, em 2009	Discutiu a relação entre saúde e desenvolvimento, com destaque para os seguintes temas: empoderamento da comunidade, reforço dos sistemas de saúde; parcerias e ação intersetorial e construção de competências para a promoção da saúde

Os movimentos internacionais de luta pela redução das desigualdades sociais que se fizeram presentes nesses fóruns internacionais sobre promoção da saúde influenciaram a ampliação do conceito de promoção da saúde. Todas essas conferências acabaram por reafirmar os caminhos e princípios delineados pela Carta de Ottawa, ainda em 1986.

No entanto, a contribuição mais importante dessas conferências foi o fato de terem estimulado a inclusão da proposta de promoção da saúde na agenda política global, enfocando a necessidade urgente de mudança de paradigma no setor saúde.

PROMOÇÃO DA SAÚDE × PREVENÇÃO DE DOENÇAS

Com muita frequência, a expressão promoção da saúde é considerada sinônimo de prevenção de doenças. Na verdade, um ponto crítico em todo debate sobre promoção da saúde consiste na linha divisória entre esta e a prevenção de doenças.

O termo prevenir, segundo Ferreira (1986) tem o significado de preparar, chegar antes de, dispor de maneira que evite (dano, mal). Seguindo o modelo de Leavell & Clark (1965), a prevenção em saúde exige uma ação antecipada, baseada no conhecimento da história natural, a fim de tornar improvável o progresso posterior da doença. Nesse sentido, as ações preventivas definem-se como intervenções orientadas para evitar o surgimento de doenças específicas, reduzindo sua incidência e prevalência nas populações.

As ações de prevenção, portanto, estão embasadas no conhecimento epidemiológico moderno e têm por objetivo o controle da transmissão de doenças infecciosas e a redução do risco de doenças degenerativas ou outros agravos específicos.

Logo, o foco das ações preventivas está centrado na doença, tendo por objetivo tornar os indivíduos isentos de determinada patologia. É por esse motivo que os projetos de prevenção e educação em saúde bucal, por exemplo, estruturam-se mediante a divulgação de informação científica sobre como prevenir as doenças bucais a partir de recomendações normativas de mudanças de hábitos (por exemplo, melhora na higiene bucal, controle de ingestão de açúcar etc.). Essas ações tipicamente preventivas têm por objetivo controlar e enfraquecer os fatores que colocam a saúde bucal em risco (por exemplo, biofilme cariogênico e dieta rica em açúcar). Essas recomendações baseiam-se nos inúmeros estudos epidemiológicos que demonstraram o efeito desses fatores no desenvolvimento da cárie dental.

Já o vocábulo promover, segundo Ferreira (1986), tem o sentido de dar impulso a, fomentar, originar, gerar. Promoção da saúde define-se, portanto, de

12 | Fundamentos em Saúde Bucal Coletiva

maneira bem mais ampla do que prevenção, pois se refere a medidas que não se dirigem a determinada doença ou desordem específica. O foco das ações de promoção da saúde consiste em alcançar um nível ótimo de vida e de saúde, esta considerada como um conceito multidimensional (BUSS, 2003). Logo, o alvo das ações de promoção da saúde (geral e bucal) deve, necessariamente, envolver toda a população, diferentemente das ações preventivas que buscam atuar sobre os indivíduos supostamente sob risco de desenvolver doenças.

É por isso que as ações consideradas tipicamente de promoção da saúde são ações mais amplas, pois buscam identificar e enfrentar os macrodeterminantes do processo de saúde-doença, modificando as condições de vida para que se tornem dignas e adequadas (BUSS, 2003).

No âmbito da saúde bucal, o Quadro 1.3 sintetiza as diferenças entre promoção da saúde e prevenção de doenças.

Quadro 1.3

Diferenças entre promoção da saúde bucal e prevenção de doenças bucais

Categorias	Promoção da saúde bucal	Prevenção de doenças bucais
Conceito de saúde bucal	Conceito positivo de saúde	Saúde enquanto ausência de doenças bucais
Modelo de intervenção	Participativo	Biomédico
Alvos de ação	Toda a população	Principalmente grupos de risco
Objetivo das ações	Nível ótimo de vida e de saúde	Busca tornar os indivíduos isentos de doenças bucais
Tipos de ações	Ações amplas sobre os macrodeterminantes do processo saúde-doença	Ações de detecção, controle e enfraquecimento dos fatores de risco associados às doenças bucais
Abordagens	Facilitação e desenvolvimento de competências	Direcionadoras e persuasivas
Direcionamento das medidas	Oferecidas à população	Impostas a grupos-alvo
Executores das intervenções	Indivíduos não técnicos, movimentos sociais, governos locais, municipais, regionais e nacionais	Profissionais de saúde bucal

Fonte: adaptado de Stachtchenko & Jenicek (1990).

Apesar das diferenças apontadas entre a promoção da saúde e a prevenção de doenças, essas abordagens se complementam no processo de cuidado em saúde, tanto no plano individual como no coletivo.

CONSIDERAÇÕES FINAIS

Os eventos e o debate internacional no campo da promoção da saúde influenciaram o movimento da reforma sanitária brasileira que culminou com a criação do SUS em 1988 e, posteriormente, a implantação da Estratégia Saúde da Família. No final da década de 1980, ocorreu uma crescente incorporação do ideário da promoção da saúde no projeto da saúde coletiva brasileira. Atualmente, a promoção da saúde sustenta teoricamente alguns modelos assistenciais em saúde (geral e bucal) e, mais do que isso, conforma uma política pública adotada no território brasileiro, a Política Nacional de Promoção da Saúde (BRASIL, 2002).

No processo de consolidação do SUS, e tendo como panorama epidemiológico um quadro de marcadas desigualdades sociais em saúde geral e bucal, parece atraente a perspectiva apontada pela promoção da saúde. Entretanto, o desafio que a promoção da saúde impõe aos profissionais de saúde não é nada desprezível. Atuar em linha com o ideário da promoção da saúde significa, antes de tudo, considerar relevantes valores como justiça social, solidariedade, cidadania e responsabilidade social. Significa também superar uma formação profissional voltada exclusivamente para a doença, para a especialização precoce e para o consultório privado, apostando em uma formação generalista, humanista e reflexiva, tal como aponta a atual política de formação de profissionais de saúde no Brasil.

Referências bibliográficas

BRASIL. Ministério da Saúde. Promoção da Saúde: Declaração de Alma-Ata, Carta de Ottawa, Declaração de Adelaide, Declaração de Sundsvall, Declaração de Santafé de Bogotá, Declaração de Jacarta, Rede de Megapaíses e Declaração do México. Brasília, 2001.

BRASIL. Ministério da Saúde. Política Nacional de Promoção da Saúde. Brasília (DF): Ministério da Saúde, 2002.

BUSS, P.M. Uma introdução ao conceito de promoção da saúde In: CZERESNIA, D. & Freitas, C.M. (Orgs.) Promoção da saúde: conceitos, reflexões, tendências. Rio de Janeiro: Editora Fiocruz, 2003: 15-38.

CAMPOS, G.W.; BARROS, R.B.; CASTRO, A.M. Avaliação de política nacional de promoção da saúde. Cien Saude Colet 2004; 9(3):745-9.

CZERESNIA, D. & FREITAS, C.M. (Orgs.) Promoção da saúde: conceitos, reflexões, tendências. Rio de Janeiro: Editora Fiocruz, 2003.

14 | Fundamentos em Saúde Bucal Coletiva

FERREIRA, A.B.H. Novo Dicionário da Língua Portuguesa. Rio de Janeiro: Nova Fronteira, 1986.

LALONDE, M. A new perspective on the health of Canadians: a working document: health and Welfare Canada. Ottawa, 1974.

LEAVELL, H. & CLARK, E.G. Preventive medicine for the doctor in his community. Nova York: MacGraw Hill, 1965.

McKEOWN T. The role of medicine: dream, mirage or nemesis? Oxford: Basil Blakwell, 1979.

SÍCOLI, J.L.; NASCIMENTO, P.R. Health promotion: concepts, principles and practice, Interface – Comunic, Saúde, Educ 2003; 7(12):91-112.

SIGERIST, H. The social sciences in the medical school. In: SIGERIST, H. (Ed.) The University at the Crossroad. Nova York: Henry Schumann Publisher, 1946.

STATCHENKO, S. & JENICECK, M. Conceptual differences between prevention and health promotion: research implications for community health programs. Canadian Journal of Public Health 1990; 81:53-9.

WESTPHAL, M.F. et al. Promoção da saúde e prevenção de doenças. In: CAMPOS, G.W.S. et al. Tratado de saúde coletiva. 2ª ed. São Paulo - Rio de Janeiro: Hucitec e Fiocruz, 2008. cap. 19, p. 635-667.

WESTPHAL, M.F. & ZIGLIO, E. Políticas públicas e investimentos: a intersetorialidade. In: Fundação Prefeito Faria Lima-Cepam, organizador. O município no século XXI: cenários e perspectivas. São Paulo: Fundação Prefeito Faria Lima-Cepam, 1999: 111-21.

WORLD HEALTH ORGANIZATION. The Ottawa Charter for Health Promotion. In Health Promotion. Vol. 1, Geneva: World Health Organization; 1986.

2 ‖ O Papel do Cirurgião-Dentista à Luz da Promoção da Saúde

Andréa Neiva da Silva
Marcos Antônio Albuquerque de Senna
Isadora Cristina Moraes Dias
Rafael Pinto de Mendonça

INTRODUÇÃO

Os acadêmicos que acabam de ingressar em uma faculdade de Odontologia tendem a pensar que esta é uma área da saúde cujo enfoque principal – senão o único – é cuidar e tratar apenas das doenças que afetam a cavidade bucal das pessoas. Logo, não haveria como o cirurgião-dentista (CD) trabalhar muito além da boca e do complexo maxilo-mandibular de seus pacientes, estando irremediavelmente preso a seus serviços clínicos realizados em consultório e hospitais particulares, e, algumas vezes, em serviços públicos. Isso significa dizer que os acadêmicos recém-ingressos na faculdade não costumam ter muita noção de o quanto o dentista pode e deve atuar para a melhora da qualidade de vida dos indivíduos e da comunidade.

O primeiro aspecto que deve ser levado em consideração é que o profissional de saúde bucal não deve ver seu paciente apenas como uma boca. Além de um conjunto de dentes, periodonto e outros tecidos que compõem a cavidade bucal, o indivíduo está inserido em um meio socioeconômico-cultural que exerce influência direta sobre sua qualidade de vida e saúde.

Zelar pela saúde bucal de uma pessoa, portanto, vai além de, simplesmente, examinar, diagnosticar e tratar determinada doença. Significa considerar todos os fatores que influenciam o surgimento dos problemas de saúde e seus fatores de risco, ou seja, os fatores sociais, econômicos, culturais, étnico-raciais, psicológicos e comportamentais. Esses fatores são chamados determinantes sociais da saúde (DSS) (BUSS & PELLEGRINI FILHO, 2007).

Os DSS incluem as condições socioeconômicas, culturais e ambientais mais gerais de uma sociedade e estão relacionados com as condições de vida e trabalho de seus membros, como habitação, saneamento, ambiente de trabalho, serviços de saúde e educação, incluindo também a trama de redes sociais e comunitárias. Esses determinantes influenciam os estilos de vida, já que os hábitos de fumar, de escovar os dentes, praticar exercícios e de ter determinado padrão de dieta, por exemplo, são também condicionados pelos DSS.

Entretanto, durante muitos anos a concepção de cuidar da saúde bucal foi considerada sinônimo de atuar sobre os aspectos biológicos e promover a cura das doenças bucais. Essa prática odontológica foi adotada por muitos CD no mundo todo, restringindo, portanto, a atuação desse profissional ao ambiente clínico, com foco limitado ao indivíduo e às patologias que acometiam sua cavidade bucal.

Atualmente, porém, os estudos epidemiológicos têm demonstrado a influência dos DSS sobre a saúde bucal (MARMOT & BELL, 2011; GARCIA & TABAK, 2011), apontando que a atuação exclusiva sobre os fatores biológicos é insuficiente para a melhora do padrão de saúde bucal de indivíduos e populações. Isso significa dizer que, além dos fatores biológicos, os fatores sociais, culturais, psicológicos e ambientais exercem grande influência no surgimento e na progressão dos problemas bucais.

Logo, é possível afirmar que existe um consenso na literatura de que para a promoção da saúde bucal é necessário muito mais do que cuidados clínicos. Implica também atuar sobre os DSS e, portanto, demanda ação social e política do CD.

A evolução conceitual e prática do movimento da promoção da saúde em nível mundial aponta para esse sentido, quando salienta a importância da atuação dos profissionais de saúde, inclusive de saúde bucal, sobre os determinantes socioambientais da saúde.

Evidentemente, a ação isolada desses profissionais não é suficiente para impactar a saúde de indivíduos e populações. Nesse sentido, a Carta de Ottawa (1986) destaca o papel do Estado, da sociedade, do indivíduo e de setores sociais e econômicos, além, é claro, do setor saúde, no sentido de propor soluções para os problemas que afetam a saúde humana. De acordo com o documento, são cinco os campos de ação fundamentais para a promoção da saúde: (1) elaboração e implementação de políticas públicas saudáveis; (2) criação de ambientes favoráveis à saúde; (3) reforço à ação comunitária; (4) desenvolvimento de habilidades pessoais; e (5) reorientação do sistema de saúde.

Se considerarmos que, atualmente, o maior empregador de CD no país é o Sistema Único de Saúde, que tem incorporado o ideário da promoção da saúde contemporânea, torna-se relevante discutir as competências desses profissionais quando inseridos em um sistema de saúde comprometido com o enfrentamento dos amplos determinantes do processo saúde-doença bucal.

O presente capítulo tem por objetivo discutir o papel do CD na promoção da saúde à luz dos cinco campos de ação propostos pela Carta de Ottawa (WHO, 1986).

PROMOÇÃO DA SAÚDE

Em primeiro lugar, podemos pensar nas seguintes perguntas: O que seria promoção da saúde? O que significa promover? É disseminar? É espalhar? Agora, o que é promover saúde? Espalhar saúde? Se for isso, como se promove saúde? Qual a importância disso? E quem são os responsáveis por promover saúde?

Conforme descrito no Capítulo 2 (Promoção da Saúde), diversas conferências ao longo do tempo discutiram a promoção da saúde, desde a Primeira Conferência Internacional sobre esse tema, realizada em Ottawa (1986). A Carta de Ottawa (WHO, 1986), documento produzido por ocasião dessa conferência, ampliou o conceito de promoção da saúde, para além da educação em saúde. Segundo a Carta de Ottawa (WHO, 1986, p. 1), "promoção da saúde é o nome dado ao processo de capacitação da comunidade para atuar na melhoria de sua qualidade de vida e saúde, incluindo uma maior participação no controle deste processo". Sendo assim, existem vários pré-requisitos para se alcançar saúde, como a educação, os hábitos alimentares, o ambiente onde se vive, o acesso aos recursos e a própria renda das pessoas, além, é claro, de vários outros fatores, como paz, justiça social e equidade.

A equidade consiste em um dos focos principais da promoção da saúde. Segundo a Carta de Ottawa,

> As ações de promoção da saúde objetivam reduzir as diferenças no estado de saúde da população e assegurar oportunidades e recursos igualitários para capacitar todas as pessoas a realizar completamente seu potencial de saúde. (WHO, 1986, p. 2)

Nesse sentido, Moysés & Watt (2000, p. 3) afirmam que "um dos princípios fundamentais da Promoção da Saúde é o desenvolvimento de ações destinadas às necessidades da população", ou seja, não se trata de ações diretamente voltadas para a saúde, mas de ações que obedecem à demanda da população e que produzem efeitos sobre a saúde dessas pessoas. Logo, toda atividade que tenha o propósito de promover saúde é exercida com o objetivo principal de oferecer melhores condições de vida ao indivíduo, influenciando, assim, sua saúde.

Mas, saúde bucal não é diferente da saúde geral? Promover saúde bucal não seria diferente de promover saúde geral?

Saúde bucal e saúde geral são expressões diferentes, sim, pois saúde bucal restringe-se à saúde da cavidade bucal, área de atuação do CD. Entretanto, é preciso ter em mente que a saúde bucal é parte integrante e inseparável da saúde geral do indivíduo. Logo, os determinantes sociais da saúde geral – condições socioeconômicas, culturais e ambientais – também influenciam a ocorrência de problemas de saúde bucal. Isso significa dizer que a saúde bucal, assim como a saúde geral, está diretamente ligada às condições de moradia, trabalho, renda, meio ambiente, transporte, lazer, liberdade e acesso aos serviços de saúde e à informação (BRASIL, 1986, p. 3).

Nesse sentido, Moysés & Watt (2000, p. 5) assinalam:

> Diversas circunstâncias podem influenciar a saúde bucal, desde características individuais ligadas a estilo de vida e consumo, até circunstâncias sociais, tais como características geográficas e socioeconômicas, acesso a recursos materiais e sociais.

Portanto, é possível afirmar que ao promover a saúde geral do indivíduo estamos também contribuindo para a promoção de sua saúde bucal, principalmente se, paralelamente às ações sobre os determinantes sociais da saúde, lançarmos mão de estratégias que buscam atuar sobre os fatores de risco para as doenças bucais (por exemplo, estímulo ao consumo de dieta menos cariogênica e incentivo a práticas de autocuidado bucal).

A Carta de Ottawa afirma que todos os profissionais da área da saúde devem estar envolvidos diretamente com a promoção da saúde, sendo considerados grandes responsáveis pelo sucesso das estratégias que visam à melhora da qualidade de vida e saúde da população. No entanto, os profissionais desse setor não são os únicos envolvidos nesse processo, o que pode ser mostrado a partir do seguinte trecho da Carta de Ottawa (WHO, 1986, p. 2):

Os pré-requisitos e perspectivas para a saúde não são assegurados somente pelo setor saúde. Mais importante, a promoção da saúde demanda uma ação coordenada entre todas as partes envolvidas: governo, setor saúde e outros setores sociais e econômicos, organizações voluntárias e não governamentais, autoridades locais, indústria e mídia. As pessoas, em todas as esferas da vida, devem envolver-se neste processo como indivíduos, famílias e comunidades. Os profissionais e grupos sociais, assim como o pessoal de saúde, têm a responsabilidade maior na mediação entre os diferentes setores existentes na sociedade.

Sendo assim, todas as pessoas devem estar envolvidas em prol da melhoria da qualidade de vida tanto para si como para as demais. Entretanto, durante muito tempo predominou a concepção de que a saúde seria uma responsabilidade exclusiva de cada indivíduo, porém sabemos hoje que a saúde depende da ação conjunta de diferentes setores sociais, além do setor saúde. Buss (2003, p. 34), afirma que "[...] as estratégias de promoção da saúde são [...] integradas e intersetoriais, bem como supõem uma efetiva participação da população até sua implementação".

Nesse sentido, Sheiham & Moysés (2000a, p. 27) afirmam que a promoção da saúde implica planejamento transetorial – envolvendo, no nível macro, os Ministérios da Educação, Agricultura, Trabalho, Relações Exteriores, assim como o Ministério da Saúde. No nível micro, a promoção da saúde exige planejamento transdisciplinar, envolvendo professores, profissionais da saúde e assistentes sociais, em um esforço coordenado.

Em função disso, os CD, por pertencerem à área da saúde, cumprem um papel tão importante quanto o de qualquer outro profissional da área. A seguir será discutido o papel do CD à luz dos cinco campos de ação para a promoção da saúde propostos pela Carta de Ottawa, no contexto da saúde bucal.

O PAPEL DO PROFISSIONAL DE SAÚDE BUCAL SEGUNDO OS CINCO CAMPOS DE AÇÃO PROPOSTOS PELA CARTA DE OTTAWA

Conforme salientado anteriormente, a promoção da saúde cabe não só ao próprio indivíduo, mas também à população, aos vários setores da sociedade e aos profissionais da saúde, incluindo os profissionais de saúde bucal. Isso quer dizer que a inclusão do CD nas atividades de promoção da saúde é fundamental para possibilitar às pessoas a realização de escolhas que favoreçam a saúde bucal.

O CD pode atuar como promotor da saúde em diferentes locais e de diversas maneiras. Moysés & Watt (2000, p. 16) afirmam que o espaço para a promoção da saúde é qualquer local em que exista a possibilidade de melhorar as condições de saúde; ademais, citam que a "[...] promoção de saúde bucal pode ser desenvolvida em uma enorme diversidade de espaços sociais, grupos populacionais e atividades, por um grande número de pessoas". Além disso, a promoção da saúde pode ser feita por todos os profissionais de saúde bucal, seja no âmbito do serviço público, seja no consultório privado.

O profissional de saúde bucal pode atuar de diversas maneiras quando o objetivo é promover a saúde do indivíduo ou da coletividade sob sua responsabilidade. A Carta de Ottawa preconiza cinco campos de atuação para a promoção da saúde, e em todos eles há espaço para a atuação do CD.

Os cinco campos de atuação para a promoção da saúde bucal

Segundo a Carta de Ottawa, cinco campos de ação devem ser considerados para a promoção da saúde:

1. Elaboração e implementação de políticas públicas saudáveis.
2. Criação de ambientes favoráveis à saúde.
3. Reforço à ação comunitária.
4. Desenvolvimento de habilidades pessoais.
5. Reorientação do sistema de saúde.

Como salientado previamente, o profissional de saúde bucal pode e deve atuar dentro desses contextos. É importante deixar logo claro que, apesar dessa divisão em "campos" de atuação do profissional de saúde bucal para a promoção da saúde, existem vários tipos de conexões entre esses campos, formando um conjunto associado de medidas que, ao final, levarão a um mesmo resultado, ou seja, alcançar melhor qualidade de vida e saúde para indivíduos e populações.

Muitas vezes, essa divisão leva a um certo grau de confusão entre os campos, mas é importante exercitar a capacidade tanto de diferenciação como de conexão entre um campo e outro. Além disso, a divisão em campos auxilia a compreensão do significado da promoção da saúde, bem como pretende deixar claro o papel de cada campo quando se objetiva promover a saúde.

A elaboração e a implementação de políticas públicas saudáveis, por exemplo, buscam destacar a responsabilidade do Estado na formulação de políticas capazes de ter impacto sobre a vida e a saúde da população. Já o reforço à ação comunitária chama atenção para o protagonismo da população e seu comprometimento e luta por condições dignas de vida e saúde. O desenvolvimento de habilidades pessoais confere destaque ao papel que cada indivíduo tem de cuidar das questões que tangenciam sua própria saúde. Por fim, a reorientação do sistema de saúde confere destaque ao papel crucial dos serviços de saúde em direção a práticas que valorizem a promoção da saúde.

Compreender esses campos de ação torna possível aprofundar o conhecimento dos fundamentos da promoção da saúde, assim como orienta com relação a uma aplicação prática do conjunto de ideias neles contidas.

Elaboração e implementação de políticas públicas saudáveis

Antes de compreender como o CD deve atuar neste campo de ação, primeiramente é preciso entender no que ele consiste. Segundo a Carta de Ottawa (WHO, 1986, p. 2), elaboração e implementação de políticas públicas saudáveis consiste em uma ação coordenada que objetiva a equidade em saúde, distribuição mais equitativa da renda e políticas sociais.

A implementação de politicas públicas saudáveis é, portanto, fundamental quando o objetivo é promover saúde, na medida em que a promoção da saúde vai muito além dos cuidados de saúde. Segundo a Carta de Ottawa (WHO, 1986, p. 2), é importante que a saúde seja colocada na agenda de prioridades dos políticos e dirigentes em todos os níveis e setores, ao mesmo tempo que é preciso manter-se atento às consequências que as decisões políticas podem causar no campo da saúde.

Mas como o CD poderia influir nesse contexto? Afinal, os CD são políticos? Que dever temos em interagir nesse campo?

Ser político significa fazer campanha para eleição de quatro em quatro anos? Aparecer na televisão e tirar foto sorrindo ao lado de uma bandeira partidária? Ou ser político é pensar e agir em prol do desenvolvimento da sociedade como um todo, em sua coletividade, nos mais variados setores?

A resposta parece óbvia, mas poucos param para pensar desse modo. Evidentemente, devemos saber distinguir a atuação de muito de nossos representantes políticos da atuação política do CD enquanto profissional da saúde. A atuação política desse profissional, enquanto cidadão, inclui a participação ativa, de maneira democrática, nos mais variados processos existentes na sociedade, influenciando, por exemplo, a elaboração e a implementação de políticas sociais.

De modo que o CD pode lançar mão de suas competências e habilidades para fazer as intermediações entre o poder público e a comunidade, buscando encaminhar solicitações para os problemas que afetam a saúde bucal de indivíduos e populações, sejam eles decorrentes da exposição a fatores de risco biológicos ou socioambientais.

Segundo a Carta de Ottawa (WHO, 1986, p. 2), nesse campo de ação para a promoção da saúde, "o objetivo maior deve ser indicar aos dirigentes e políticos que as escolhas saudáveis são as mais fáceis de realizar". A atuação política do CD como profissional da saúde consistiria, então, apenas em cobrar do governo que as medidas saudáveis sejam tomadas e que as políticas sejam criadas para o bem da população? Isso também, mas não é o bastante.

Os profissionais têm a responsabilidade de defender políticas públicas saudáveis. Ou seja, os CD devem não apenas cobrar a realização dessas políticas, mas participar de sua elaboração e fazê-las funcionar, contribuindo para a melhora da saúde da população.

Entre as políticas públicas saudáveis no campo da saúde bucal podem ser citadas (DICKSON & ABEGG, 2000; SHEIHAM & MOYSES, 2000b, apud AERTS, ABEGG & CESA, 2004, p. 133):

1. o controle da produção de alimentos processados com adição de açúcar e o apoio ao aumento e à distribuição de alimentos tradicionais em nível nacional;
2. o desencorajamento da plantação de açúcar, incentivando sua substituição por produtos mais saudáveis;
3. a remoção de açúcares extrínsecos não lácteos na alimentação de crianças e em medicamentos pediátricos;
4. a fiscalização de rótulos alimentares, exigindo a descrição clara de seus conteúdos e valor nutritivo;
5. o controle de propagandas sobre alimentos infantis;
6. a distribuição de merenda escolar com alimentos sem açúcar e baixo teor de gorduras;
7. a inclusão de temas referentes à saúde bucal transversais nos currículos escolares, enfatizando que açúcares ingeridos isoladamente são pobres sob o aspecto nutricional, além de diminuírem a densidade nutricional de alimentos complexos.

Os profissionais de saúde bucal podem atuar neste campo:

1. Influenciando a elaboração e implementação das políticas públicas
2. Monitorando e avaliando as políticas implementadas

Apesar disso, "muitos profissionais de saúde se sentem incomodados em atuar nesta arena de política" (MOYSÉS & WATT, 2000, p. 15). Entretanto, somente trabalhando junto aos governos federal e local é possível assegurar o melhor acesso a escolhas saudáveis e a execução das medidas de saúde pública.

Mais uma vez, portanto, reafirmamos que o cuidado com a saúde ultrapassa, portanto, os limites meramente clínicos de antigamente, pois quando se pensa em promover a saúde de indivíduos e coletividades, deve-se pensar nas responsabilidades dos diversos atores em relação à elaboração de políticas públicas saudáveis. Se, por um lado, o Estado tem o dever de elaborar e implementar políticas públicas que favoreçam a saúde. Por outro, os indivíduos, a sociedade e os profissionais da saúde têm o papel de atuar politicamente em defesa da saúde, pressionando os legisladores para que as políticas elaboradas sejam favoráveis à saúde, como também fiscalizando aquelas já implantadas.

Uma atuação relevante do CD diz respeito à defesa da política de fluoretação das águas de abastecimento, incluindo a qualidade desse processo. A literatura aponta que a fluoretação da água de abastecimento público exerce notável importância preventiva em relação à cárie dental devido a sua grande abrangência populacional e ao baixo custo (NARVAI, CASTELLANOS & FRAZÃO, 2000), sendo considerado o método de prevenção coletivo de maior efetividade (RAMIRES & BUSALAF, 2007). Ao fazer seu balanço das principais conquistas da saúde pública no século XX, o Centro de Controle e Prevenção de Doenças (CDC), dos EUA, classificou a fluoretação das águas de abastecimento público entre as dez mais importantes (CDC, 1999).

No Brasil, a Lei federal 6.050, de 1974, tornou a fluoretação da água de abastecimento público obrigatória em locais onde exista Estação de Tratamento de Água. Atualmente, a fluoretação das águas de abastecimento é uma das estratégias da Política Nacional de Saúde Bucal brasileira, o chamado programa Brasil Sorridente (BRASIL, 2004).

Entretanto, concentrações de flúor abaixo do padrão recomendado acarreta perda da eficácia desse método de prevenção da cárie (VIEGAS et al., 1987, apud BUZALAF et al., 2002), enquanto concentrações acima do padrão recomendado acarretam fluorose dental (GASPAR et al., 1995). Logo, fica evidente a necessidade de um controle constante da fluoretação por órgãos e instituições externas aos produtores e distribuidores da água de consumo. Essas ações são denominadas heterocontrole. Os CD devem apoiar e participar de ações dessa natureza.

Outro exemplo de política saudável é aquela voltada para a diminuição dos preços dos produtos de higiene bucal, o que garante melhor acesso e, consequentemente, aumento do uso pela população em geral. Além disso, políticas de controle do tabagismo também produzem resultados positivos em termos de saúde bucal, haja vista a relação entre fumo e câncer de boca.

Exemplos de atuação dos profissionais de saúde bucal no âmbito da promoção da saúde:

1. Incentivar a divulgação das informações nutricionais nos rótulos de alimentos.
2. Buscar a intersetorialidade.
3. Apoiar e monitorar a fluoretação das águas de abastecimento.
4. Promover a vigilância dos produtos fluoretados comercializados como os dentifrícios.
5. Defender a diminuição dos preços dos produtos de higiene bucal.
6. Influenciar a população a fazer escolhas saudáveis.

Portanto, a atuação do CD na criação e implementação de políticas públicas saudáveis não somente é possível, mas também necessária e de extrema relevância.

Criação de ambientes favoráveis à saúde

Conforme aponta o ideário da promoção da saúde, uma série de fatores pode influenciar o bem-estar e a qualidade de vida das pessoas. Um desses fatores consiste no próprio meio em que a pessoa vive, sendo considerado um dos agentes capazes de determinar as escolhas por um estilo de vida saudável ou não. O ambiente pode oferecer a infraestrutura necessária para os indivíduos optarem por um estilo de vida saudável ou pode carecer dos recursos fundamentais, levando forçosamente à criação de maus hábitos, os quais levam a um estilo de vida desfavorável à saúde.

O ambiente no qual as pessoas vivem, trabalham e estudam tem grande participação no desenvolvimento de doenças e também na manutenção da saúde. A boa condição do ar, da água e dos alimentos é crucial para uma vida saudável, cabendo, portanto, aos profissionais de saúde bucal, bem como a todos os profissionais ligados à saúde, alertar os indivíduos sobre os cuidados a serem tomados com relação ao ambiente em que vivem.

O ambiente pode ser adequado ou não a práticas saudáveis. Por isso, é importante que os profissionais de saúde bucal saibam que "[...] em vez de 'culpar a vítima' por um fracasso em controlar o consumo de açúcar, por exemplo, é necessário considerar o apoio provido pelo ambiente onde a pessoa vive, estuda ou trabalha" (MOYSÉS & WATT, 2000, p. 9). No entanto, é possível modificar esses ambientes e torná-los favoráveis à saúde bucal? Qual seria o papel do CD nesse sentido?

Acreditamos que o CD tem o poder de influenciar a melhora do ambiente físico e social mediante a adoção de várias ações. No ambiente escolar, um bom exemplo seria a introdução de conteúdo referente à saúde bucal nos currículos, contemplando a importância do autocuidado em saúde bucal, a questão da disponibilidade de espaços adequados para realização dessas práticas, bem como a capacitação de professores e funcionários em questões referentes à saúde bucal (MOYSÉS & WATT, 2000, p. 16). Outro bom exemplo de como tornar o ambiente escolar mais favorável à saúde consistiria nas iniciativas voltadas para estimular a oferta de alimentos saudáveis no interior das escolas (por exemplo, frutas, alimentos ricos em fibras e pobres em açúcar) aliada à proibição de venda de doces, balas, refrigerantes, sucos artificiais, frituras e alimentos de pobre valor nutricional dentro das unidades escolares.

Entretanto, a escola não é o único local onde é possível a promoção da saúde. Vários espaços sociais, incluindo instituições religiosas, ambientes de trabalho, de lazer e as próprias unidades de saúde, são locais bastante propícios para a promoção da saúde bucal.

Como todos os profissionais da saúde, os CD devem estimular a criação de ambientes favoráveis à saúde de maneira a favorecer que as escolhas saudáveis sejam também as mais fáceis de realizar. Para isso é fundamental a parceria do CD com profissionais de outros setores sociais (por exemplo, educadores, assistentes sociais, líderes religiosos, funcionários de organizações não governamentais etc.) e também com a própria população.

Os profissionais de saúde bucal, com seu conhecimento científico, podem também promover a união entre os mais variados setores da sociedade, em prol da melhora não apenas das condições de saúde bucal das pessoas, mas de sua saúde geral. Embora a promoção da saúde bucal deva ser a meta prioritária dos CD, não se pode perder de vista sua relação estreita com a saúde geral, implicando, portanto, o desenvolvimento de ações intersetoriais, unindo forças para a promoção da saúde. A aliança entre profissionais de diferentes setores sociais reflete o compromisso de todos em mudar favoravelmente as circunstâncias sociais e ambientais que influenciam a saúde da comunidade.

> Para estimular a criação de ambientes favoráveis à saúde, o CD deve:
>
> 1. Alertar a população sobre o papel do ambiente no desenvolvimento de doenças, inclusive bucais.
> 2. Defender políticas que objetivem a criação de ambientes (físico, político e social) em que as escolhas saudáveis sejam as mais fáceis de se realizar.
> 3. Contribuir para o desenvolvimento de ambientes favoráveis à saúde em distintos espaços sociais.
> 4. Promover alianças entre profissionais de diferentes setores.

Reforço à ação comunitária

Nos campos de ação anteriormente descritos, percebemos o papel fundamental da população tanto no sentido de pressionar as autoridades políticas para a elaboração e implementação de políticas que favoreçam a saúde da população como no sentido de contribuir para a melhora da qualidade do ambiente em que ela vive. Nesse sentido, a ação comunitária deve ser incentivada pelos profissionais de saúde, e é exatamente sobre isso que trata esse campo específico.

O reforço da ação comunitária, portanto, consiste em despertar na população um poder que sempre possuiu, mas que tem sido pouco utilizado conscientemente: o de mudar as próprias condições de vida. Não é porque determinada população é constituída por "leigos em saúde" que estes devem, necessariamente, ficar dependentes dos profissionais da saúde para melhorar suas próprias vidas. É claro que os profissionais de saúde desempenham um papel fundamental no restabelecimento e na manutenção da saúde de uma comunidade, mas não são os únicos responsáveis por isso, pois o esforço da comunidade também influencia (e muito) o progresso da saúde de seus próprios integrantes.

Reforço da ação comunitária implica desenvolver a autonomia da população sobre suas condições de vida e saúde. No entanto, para que isso se torne possível, é preciso primeiro que a população tenha acesso à informação sobre saúde, para então saber como lidar de maneira adequada com ela, de modo pessoal e coletivo. A Carta de Ottawa (WHO, 1986, p. 3) aponta:

> O desenvolvimento das comunidades é feito sobre os recursos humanos e materiais nelas existentes para intensificar a autoajuda e o apoio social, e

para desenvolver sistemas flexíveis de reforço da participação popular na direção dos assuntos de saúde. Isto requer um total e contínuo acesso à informação, às oportunidades de aprendizado para os assuntos de saúde, assim como apoio financeiro adequado.

Segundo Moysés & Watt (2000, p. 12), "o envolvimento ativo da comunidade local em todos os aspectos da promoção da saúde, desde a identificação de temas de saúde até as formas de iniciar mudanças, é um princípio central". Para os autores, um dos papéis-chave dos profissionais de saúde é, portanto, o de viabilizar e reforçar a promoção da saúde nas comunidades. Mas como os profissionais de saúde, em especial os CD, seriam capazes de atuar nesse sentido? Aerts, Abegg & Cesa (2004, p. 137) sugerem algumas possibilidades de atuação do CD:

1. Busca de parceria com ativistas comunitários para a formação de redes e alianças.
2. Apoio à criação de hortas e pomares como meio de encorajar ações cooperativas e o consumo de alimentos saudáveis.
3. Envolvimento com grupos comunitários ativos na promoção da saúde das mães e crianças, como, por exemplo, a pastoral da saúde.
4. Incentivo à participação da população no planejamento e na tomada de decisões em relação à saúde bucal da comunidade.
5. Desenvolvimento de ações intersetoriais com outras instituições públicas ou privadas (organizações não governamentais, universidades, serviços sociais).

Além disso, nesse campo de ação para promoção da saúde, o objetivo principal do CD é o de desenvolver na comunidade a consciência de que a saúde é uma responsabilidade de todos, além de proporcionar as habilidades necessárias para promovê-la, mostrando que a própria comunidade também é capaz de melhorar a saúde dos seus membros.

Com essa linha de raciocínio, conclui-se que as pessoas da comunidade são um recurso fundamental para a construção da saúde bucal, pois o envolvimento ativo da população nas questões relativas à saúde é capaz de influenciar positivamente todo o planejamento e a implementação das ações nas comunidades. Além disso, com a participação da comunidade, a própria fiscalização dos recursos utilizados se intensifica, contribuindo para uma maior efetividade dos programas de promoção da saúde na própria comunidade.

> O que o CD pode fazer para reforçar a ação comunitária?
>
> 1. Envolver a comunidade nas questões relativas à saúde.
> 2. Contribuir para o desenvolvimento da autonomia da população.
> 3. Desenvolver o poder técnico e a consciência política da comunidade, auxiliando a identificação de problemas e a busca ativa de soluções.
> 4. Incentivar a ação comunitária em prol da saúde.

Desenvolvimento das habilidades pessoais

Ao compreendermos que o objetivo maior do CD é promover a saúde bucal dos indivíduos, isso implica necessariamente uma atuação muito além das quatro paredes do consultório odontológico, pois existe um mundo de possibilidades de atuação profissional quando se pensa em promoção da saúde bucal. Uma delas se refere ao desenvolvimento das habilidades das pessoas que, no âmbito da promoção da saúde, é alcançada por meio de ações educativas em saúde. Essas atividades educativas têm por objetivo desenvolver, a partir de um processo participativo, as habilidades dos sujeitos, de maneira a torná-los capazes de tomar decisões saudáveis e controlar suas próprias vidas. A esse processo dá-se o nome de *empowerment*.

A importância do desenvolvimento dessas habilidades pessoais é evidenciada na Carta de Ottawa (WHO, 1986, p. 3), a qual enfatiza que:

> É essencial capacitar as pessoas para aprender durante toda a vida, preparando-as para as diversas fases da existência, o que inclui o enfrentamento das doenças crônicas e causas externas. Esta tarefa deve ser realizada nas escolas, nos lares, nos locais de trabalho e em outros espaços comunitários. As ações devem se realizar através de organizações educacionais, profissionais, comerciais e voluntárias, bem como através de instituições governamentais.

Desenvolver as habilidades das pessoas significa ajudá-las a entender o que é considerado normal ou não em seu estado de saúde. Significa também orientar as pessoas para que se previnam contra doenças, bem como fornecer orientações de como intervir quando as doenças já estiverem instaladas. Esse processo envolve o fortalecimento da autonomia, da autoconfiança e da autoestima dos indivíduos (AERTS, ABEGG & CESA, 2004, p. 137).

O objetivo desse campo é o desenvolvimento, nas pessoas, das habilidades de lidar com a saúde, possibilitando maior controle sobre as informações que lhes são apresentadas.

O CD tem papel fundamental na identificação de possíveis crenças que possam ser prejudiciais à saúde bucal. O que se pode observar em muitos casos é que as pessoas acreditam em causas e tratamentos para sintomas que podem ser prejudiciais. Por isso, os profissionais de saúde bucal devem buscar aliar, a partir de um processo dialógico, o saber popular ao saber científico. Cabe a esses profissionais influenciar as pessoas a realizar escolhas saudáveis, bem como orientá-las para que percebam que a saúde delas está não apenas nas mãos dos profissionais de saúde, mas também em suas próprias mãos. O Capítulo 6 (*Educação em Saúde*) traz uma discussão a respeito das atividades educativas em saúde, sugerindo abordagens em linha com o ideário da promoção da saúde.

Os profissionais de saúde bucal podem ser úteis como auxiliares na identificação e análise dos problemas realizadas pelas próprias pessoas. Ou seja, esses profissionais teriam o papel de ajudar pessoas não especializadas a verificar em si próprias, de modo geral, o estado de sua saúde bucal.

Durante muito tempo prevaleceu a ideia de que os indivíduos sempre são capazes de modificar elementos de seu estilo de vida, independente do ambiente que os cerca. Na maioria das vezes, essa abordagem comportamental não resultou nas mudanças de comportamento desejadas. Modernamente, entretanto, tem-se conhecimento da série de fatores que influenciam e determinam o comportamento humano (MOYSÉS & WATT, 2000), o que implica que a atuação do profissional de saúde bucal deve ir muito além das tradicionais orientações sobre higiene bucal e controle da ingestão de açúcar. Os estudos científicos têm comprovado, ao longo do tempo, que o controle da cárie dental no nível populacional deve ser feito, necessariamente, mediante a ação sobre os determinantes da saúde, que incluem os fatores ambientais, sociais, econômicos, políticos e culturais que influenciam os comportamentos sociais e o desenvolvimento das doenças.

Por isso, é importante evitar a chamada abordagem de "culpabilização da vítima", ou seja, evitar culpar as pessoas pelos seus problemas bucais, pois, frequentemente, muitos indivíduos têm controle limitado sobre sua própria saúde. Além disso, as escolhas saudáveis nem sempre são as mais fáceis de realizar em ambientes que não favorecem a saúde. Como exemplo, podemos citar a dificuldade das pessoas de baixa renda em consumir alimentos saudáveis (por exemplo, frutas, legumes e hortaliças), principalmente devido ao custo elevado desses produtos, além, é claro, de fatores culturais (NEUTZLING et al., 2009). Aí reside a importância do desenvolvimento de políticas públicas que estimulem a alimentação saudável, aliada a ações educativas em saúde voltadas para o estímulo ao consumo desses alimentos.

Nessa perspectiva, o profissional de saúde bucal, em muitas situações, precisa lançar mão de habilidades para atuar como educador. Entretanto, de nada adianta orientar os indivíduos de maneira a torná-los informados sobre como e por que ter uma boa saúde bucal se eles não contam com os meios adequados para isso. Muitas pessoas, ainda hoje, não têm acesso à escova de dentes em razão de seu custo elevado. Logo, a efetividade das estratégias de educação em saúde depende também do acesso que a pessoa terá aos recursos necessários para adquirir hábitos saudáveis.

O que o profissional de saúde bucal pode fazer para desenvolver as habilidades individuais?

1. Atuar como facilitador, apoiando a identificação dos determinantes da saúde junto aos indivíduos.
2. Desenvolver ações educativas em vários espaços sociais (escolas, trabalho, locais de lazer) com o objetivo de aumentar o controle da comunidade sobre a saúde bucal e seus determinantes (biológicos, sociais e culturais).
3. Apoiar a elaboração das estratégias de enfrentamento das questões que tangenciam a saúde.
4. Auxiliar as pessoas a identificarem e analisarem seus próprios problemas bucais.
5. Encorajar os indivíduos a se comprometerem com sua saúde, adotando escolhas mais saudáveis.

Reorientação do sistema de saúde

Como visto em tópicos anteriores, diversos fatores sociais atuam como determinantes da saúde além dos fatores biológicos, embora estes últimos sejam os mais exaustivamente estudados pela ciência odontológica. Esse campo de ação da promoção da saúde aponta, justamente, para a necessidade de os sistemas de saúde se reorientarem a partir dessa perspectiva ampliada de compreensão da saúde. É o modo como entendemos a saúde que orienta nossa forma de atuar sobre o processo saúde-doença.

Tradicionalmente, os serviços de saúde existem para aliviar as consequências das doenças e, se possível, curar os indivíduos doentes, a partir de um foco restrito nos fatores biológicos. Logo, os serviços de saúde tendem a desconsiderar a interação dinâmica entre os fatores sociopsicológicos e suas influências sobre o processo saúde-doença.

Entretanto, modernamente, novas perspectivas têm sido apontadas no sentido de transformar os serviços de saúde oferecidos. A Carta de Ottawa (WHO, 1986) aponta para a necessidade de uma mudança de atitude e de organização dos serviços de saúde para que focalizem as necessidades globais do indivíduo, como pessoa integral que é.

Além disso, ao mesmo tempo que os CD devem ser capazes de diagnosticar e tratar as doenças bucais, adotando uma prática odontológica baseada em evidências científicas de efetividade, também devem ter uma visão ampliada a respeito dos determinantes dessas doenças.

O profissional de saúde bucal, enquanto integrante de um sistema de saúde voltado para a promoção da saúde, é também responsável por levar às pessoas as informações necessárias para atingir e manter uma boa saúde bucal, bem como proporcionar meios favoráveis para a aquisição de hábitos saudáveis. Para isso, é necessário também que os serviços de saúde sejam distribuídos de maneira equitativa para a população. Desse modo, o sistema de saúde atua de maneira justa, trabalhando em prol da comunidade, que deve ser vista como uma responsabilidade e uma prioridade para os serviços de saúde.

Evidentemente, a reorientação dos serviços de saúde anda de mãos dadas com as mudanças curriculares necessárias por parte das instituições formadoras. O que se quer dizer com isso é que, além de propor a reorganização do sistema de saúde, é necessário que os profissionais de saúde sejam formados para atuar em consonância com o ideário da promoção da saúde.

Para uma atuação alinhada com as propostas da promoção da saúde, o CD deve atuar com base na epidemiologia, buscando identificar os problemas de saúde bucal dos diferentes grupos populacionais do território sob responsabilidade do serviço de saúde a que está vinculado, atuando em equipes multidisciplinares e intersetoriais e contando com a participação de lideranças locais na vigilância da saúde bucal (AERTS , ABEGG & CESA, 2004, p. 133).

No âmbito da reorientação dos serviços de saúde, o profissional de saúde bucal deve:

1. Considerar o indivíduo em sua integralidade.
2. Equilibrar prevenção e cura, embasado em evidências científicas.
3. Responsabilizar-se pela saúde bucal da população sob sua responsabilidade.
4. Buscar a intersetorialidade.
5. Usar tecnologias e recursos apropriados à realidade local.

O sistema de saúde brasileiro, conhecido como Sistema Único de Saúde (SUS), foi concebido sob a influência das ideias trazidas pelo movimento da promoção da saúde. A Estratégia Saúde da Família (ESF), considerada um "modelo" para reorientação do sistema de saúde brasileiro em direção à atenção primária, pretende transformar a assistência à saúde, tendo como princípios a integralidade, a atuação multiprofissional e a continuidade das ações em saúde. O CD vinculado a essa estratégia pode vir a encontrar um cenário propício para o desenvolvimento de ações voltadas para a atuação sobre os amplos determinantes da saúde.

CONSIDERAÇÕES FINAIS

Embora o ideário da promoção da saúde venha sendo debatido mundialmente desde os anos 1970, os avanços no sentido da transformação das práticas em saúde segundo as propostas contidas na Carta de Ottawa ainda são tímidos. E apesar de o SUS ter sido institucionalizado a partir de um conceito amplo de saúde, impondo mudanças substanciais no modelo de assistência, a fragmentação e a hiperespecialização ainda dominam a prática médica e odontológica, impondo barreiras importantes para a mudança de paradigma em direção à promoção da saúde.

Apesar disso, acreditamos que é possível, sim, desenvolver uma prática odontológica embasada nos valores que fundamentam a promoção da saúde e a criação do SUS. Nesse sentido, a ESF pode vir a representar um importante espaço para essa transformação de práticas, na medida em que viabilize não somente a realização de uma prática clínica de qualidade, mas, principalmente, por embasar-se em valores que são caros àqueles que militam em favor da promoção da saúde, quais sejam: solidariedade, justiça social, equidade, democracia e cidadania.

O Papel do Cirurgião-Dentista à Luz da Promoção da Saúde | **33**

Somente com a participação efetiva da população e dos profissionais de saúde, aliada à implementação de políticas públicas comprometidas com a vida e a saúde de todos, poderemos desencadear as mudanças sociais, políticas, econômicas e culturais necessárias para que a promoção da saúde represente, de fato, uma mudança de paradigma e de estratégias de ação no campo da saúde.

Referências bibliográficas

AERTS, D.; ABEGG, C.; CESA, K. O papel do cirurgião-dentista no Sistema Único de Saúde. Ciência e Saúde Coletiva 2004; 9(1):131-8. Disponível em: http://www.scielo.br/pdf/csc/v9n1/19830.pdf

BRASIL. Diretrizes da política nacional de saúde bucal. Brasília: Ministério da Saúde, 2004. Disponível em: <www.saude.gov.br/bucal>. Acesso em: dez. 2011.

BUSS, P.M.; FILHO, A.P. A saúde e seus determinantes sociais. PHYSIS: Rev. Saúde Coletiva, Rio de Janeiro, 2007; 17(1):77-93.

BUSS, P.M. Uma introdução ao conceito de promoção da saúde. In: CZERESNIA, D. & FREITAS, C.M. de. (Orgs.). Promoção da saúde: conceitos, reflexões, tendências. Rio de Janeiro: Editora Fiocruz, 2003.

BUZALAF, M.A.R.; GRANJEIRO, J.M.; DAMANTE, C.A.; ORNELAS, F. Fluctuations in public water fluoride level in Bauru, Brazil. J Public Health Dent, 2002; 62:173-6.

CDC (Centers for Disease Control and Prevention). Ten great public health achievements: United States, 1900-1999. Morbidity and Mortality Weekly Reports, 1999; 48(12):241-3.

COSTA, I.C.C. O paradigma da promoção da saúde e sua interface com saúde bucal. In: FERREIRA, A. (Org). Saúde Bucal coletiva: Conhecer para atuar. Natal, RN: EDUFRN, 2004: 163-74.

DICKSON, M.; ABEGG, C. Desafios e oportunidades para a promoção de saúde bucal. In: BUISCHI, Y. P. (org.). Promoção de saúde bucal na clínica odontológica. São Paulo: Ed. Artes Médicas, 2000: 39-66.

GARCIA, I.; TABAK, L.A. Global oral health inequalities: the view from a research funder. Adv Dent Res 2011; 23(2):207-10.

GASPAR, M.R.; SOARES, M.D.C.; PEREIRA, A.C.; MOREIRA, B.H.W. Communities with different fluoride concentrations in the water supply and its relation with fluorosis prevalence. Abstracts of 5th World Congress Preventive Dentistry. São Paulo. Abstract P14. P75, 1995.

MARMOT, M.; BELL, R. Social determinants and dental health. Adv Dent Res 2011 May; 23(2):201-6.

BRASIL. MINISTÉRIO DA SAÚDE. Relatório Final da 1ª Conferência Nacional de Saúde Bucal. Brasília, DF, 1986.

MOYSÉS, S.T.; WATT, R. Promoção de saúde bucal: definições. In: BUISCHI, Y.P. (Org). Promoção de saúde bucal na clínica odontológica. São Paulo: Série EAP – APCD, Ed. Artes Médicas, 2000.

NARVAI, P.C.; CASTELLANOS, R.A.; FRAZÃO, P. Prevalência de cárie em dentes permanentes de escolares do Município de São Paulo, SP, 1970-1996. Rev Saúde Pública; 2000; 34(2):196-200.

NEUTZLING, M.B.; ROMBALDI, A.J.; AZEVEDO, M.R.; HALLAL, P.C. Fatores associados ao consumo de frutas, legumes e verduras em adultos de uma cidade no Sul do Brasil. Cad Saúde Pública 2009; 25(11): 2365-74.

WORLD HEALTH ORGANIZATION. The Ottawa Charter for Health Promotion. In Health Promotion. Vol. 1, Geneva: World Health Organization, 1986.

RAMIRES, I.; BUZALAF, M.A.R. A fluoretação da água de abastecimento público e seus benefícios no controle da cárie dentária – cinquenta anos no Brasil. Ciência & Saúde Coletiva, Rio de Janeiro, 2007; 12(4):1057-65.

SHEIHAM A.; MOYSÉS, S.J. O papel dos profissionais de saúde bucal na promoção de saúde. In: BUISCHI, Y.P. (org.). Promoção de saúde bucal na clínica odontológica. São Paulo: Série EAP – APCD, Ed. Artes Médicas, 2000a: 25-37.

SHEIHAM, A.; MOYSÉS, S.J. O papel dos profissionais de saúde bucal na promoção de saúde. In: BUISCHI, Y.P. (org.). Promoção de saúde bucal na clínica odontológica. São Paulo: Ed. Artes Médicas, 2000b: 23-36.

VIEGAS, A.R.; VIEGAS, I.; CASTELLANOS, R.A.; ROSA, A.G.F. Fluoretação da água de abastecimento público. Rev Assoc Paul Cir Dent 1987; 41:202-4.

3 Introdução ao Sistema Único de Saúde

Andréa Neiva da Silva
Marcos Antônio Albuquerque de Senna
Cesar Luiz Silva Junior

INTRODUÇÃO

O sistema de saúde brasileiro estruturou-se até o início dos anos 1980 segundo o modelo biomédico de assistência à saúde. Entre as principais características desse modelo assistencial predominante no país até essa época é possível destacar: (1) serviços de saúde estruturados com enfoque na doença e, portanto com caráter predominantemente curativo; (2) atendimento médico centrado em hospitais; (3) serviços de alto custo devido à grande dependência de tecnologia; (4) serviços não efetivos com relação às necessidade de saúde da população nas diferentes regiões do país; e (5) sem nenhum comprometimento com o impacto das ações de saúde sobre o nível de saúde da população brasileira.

Além disso, somente os trabalhadores que contribuíam com o Instituto Nacional de Assistência Médica da Previdência Social (INAMPS) tinham acesso à assistência médica e odontológica no setor público, por meio de convênios e credenciamentos estabelecidos entre o Estado e o setor privado, caracterizando um sistema de saúde excludente, na medida em que excluía do acesso aos serviços de saúde uma parcela expressiva da população brasileira.

Vale salientar que os indicadores de saúde da população brasileira refletiam as mazelas de um modelo econômico excludente e concentrador de rendas e de capital que caracterizou o regime autoritário-militar pós-1964. Assim, a inadequação do sistema de saúde vigente no nosso país até os anos 1980, aliado à desintegração das unidades de saúde, aos péssimos indicadores de saúde e à baixa cobertura assistencial configuraram um cenário sanitário bastante desfavorável. A necessidade de mudanças radicais no modelo de assistência à saúde passou a ser uma necessidade. Foi nesse contexto que ganhou força o chamado Movimento da Reforma Sanitária.

O surgimento do Sistema Único de Saúde (SUS) aconteceu, portanto, paralelamente à emergência desse movimento social – denominado Movimento da Reforma Sanitária – que buscava mudanças radicais nas práticas de saúde em um contexto de luta social e política contra a ditadura militar. Esse processo de reforma do setor saúde esteve intimamente associado ao período de democratização da sociedade brasileira em fins da década de 1970 e início dos anos 1980 (CAMARGO JR., 2003; MACHADO et al., 2007). Um novo projeto de sociedade estava em pauta nesse período, com destaque para a defesa dos ideais de justiça social, democracia, equidade e solidariedade. Esse movimento de transformação do setor saúde que culminou com a criação do SUS baseou-se na luta pela universalização do acesso aos serviços de saúde e na descentralização da gestão.

Assim, perante um cenário de péssimas condições de saúde e necessidade de mudanças, que caracterizou as décadas de 1970 e 1980, a 8ª Conferência Nacional de Saúde, realizada em 1986, foi um grande marco na História do Brasil, principalmente porque foi a primeira vez que a população participou das discussões de uma conferência de saúde. Impulsionada pelo Movimento da Reforma Sanitária, a 8ª Conferência propôs a criação de ações institucionais em consonância com o conceito ampliado de saúde, envolvendo promoção, proteção e recuperação da saúde.

A Constituição de 1988 atendeu às propostas da 8ª Conferência Nacional de Saúde e estabeleceu, pela primeira vez de maneira relevante, uma seção sobre a saúde no texto constitucional, tratando de três aspectos inovadores principais (BRASIL, 1990):

1. o conceito de saúde passou a ser compreendido em uma perspectiva de articulação de políticas econômicas e sociais;
2. a saúde passou a ser considerada um direito social universal, derivado do exercício da cidadania plena;
3. o dever de prover o pleno gozo desse direito passou a ser de responsabilidade do governo e, para isso, foi criado o SUS.

A criação do SUS foi orientada pelo artigo 196 da Constituição Federal, que estabelece que: "A saúde é direito de todos e dever do Estado, garantido mediante políticas sociais e econômicas que visem à redução do risco de doenças e de outros agravos e ao acesso universal e igualitário às ações e serviços para sua promoção, proteção e recuperação" (CONSTITUIÇÃO FEDERATIVA DO BRASIL, 1988).

O SUS representa uma das mais exitosas reformas na área social dentro do novo regime democrático brasileiro e significou, em termos constitucionais, uma afirmação política de um compromisso do Estado brasileiro com os direitos de seus cidadãos (Brasil, 2007a), ao basear-se na universalização do acesso aos serviços de saúde a toda a população e no princípio da equidade.

As leis posteriores à Constituição, ou seja, a Lei 8.080 e a Lei 8.142, ambas de 1990, definiram ordenamentos institucionais que, junto às Normas Operacionais Básicas nos anos subsequentes, complementaram a letra constitucional e moldaram o processo de implementação do SUS (MAIO & LIMA, 2009).

Entretanto, a implementação do SUS já foi iniciada com desafios, uma vez que consequentemente a ela, de maneira automática, foi gerado um desequilíbrio entre a oferta de serviços e a demanda, pois não houve a existência de uma etapa de preparação da administração pública para que fossem assumidas novas responsabilidades. O cenário era marcado por uma oferta limitada à rede assistencial existente até então, preparada para o atendimento a um público restrito e norteado pelo objetivo curativo, em que se privilegiavam os serviços de atenção hospitalar. Já a demanda, de um dia para outro, ampliou-se para o conjunto de toda a população residente no território nacional. Nesse sentido, o direito previsto tornava-se indiferente diante da impossibilidade de garanti-lo, ante as restrições administrativas e orçamentárias existentes (VIEIRA, 2009).

O SUS enfrentou, e continua enfrentando, vários desafios, desde a época de sua criação até os dias atuais, que incluem desde aspectos político-ideológicos e financeiros até político-administrativos, entre outros. Entretanto, a inclusão de vastas camadas da população anteriormente excluídas do acesso aos serviços e ações básicas de saúde (inclusive saúde bucal), mas também de média e alta complexidade, e o sucesso de algumas políticas e programas, como o de combate à AIDS, representam exemplos concretos de avanços alcançados pelo SUS.

O presente capítulo tem por objetivo descrever as várias dimensões do SUS, que incluem desde a prestação de serviços de saúde nos postos ou centros de saúde, passando pelos programas de imunização em massa (vacinas), distribuição gratuita de medicamentos e transplante de órgãos, até as ações de vigilância em saúde e produção de tecnologia e conhecimento em saúde. O capítulo também pretende apontar os desafios que o SUS vem representando para a odontologia desde sua criação até os dias atuais, na medida em que propõe assistência odonto-lógica universal, equitativa e integral a toda a população brasileira.

O SISTEMA ÚNICO DE SAÚDE

A criação do SUS foi fruto da luta política da sociedade civil organizada (Movimento da Reforma Sanitária) diante da ineficiência do modelo de atenção à saúde vigente até os anos 1980. Estabelecido pela Constituição de 1988, o SUS consiste em uma nova formulação política e organizacional para o reordenamen-to dos serviços e ações de saúde embasados na concepção ampliada do cuidado em saúde do indivíduo, família e comunidade (BRASIL, 1990; MACHADO et al., 2007; MENDES, 1999).

O SUS não é um serviço ou uma instituição, mas um SISTEMA ÚNICO que conta com um conjunto de unidades, serviços e ações que interagem para um fim comum e que segue a mesma doutrina e os mesmos princípios em todo o territó-rio nacional (BRASIL, 1990). Além disso, é importante ressaltar que o sistema não se resume à prestação de serviços assistenciais, mas trata-se de um sistema com-plexo que tem a responsabilidade de articular e coordenar ações promocionais e de prevenção com as de cura e reabilitação.

O SUS está assentado em diretrizes de organização e princípios doutrinários que estão incorporados na Constituição e às leis ordinárias que o regulamentam. De maneira integral, esses princípios e diretrizes se articulam e se complementam na conformação do ideário e da lógica de organização do sistema e estão em sin-tonia com os preceitos do bem-estar social e da racionalidade organizativa (VAS-CONCELOS & PASCHE, 2006).

Logo, os princípios e diretrizes do SUS que serão explicados a seguir, consti-tuem as regras desse sistema, apresentando-se como linhas de base às proposições de reorganização do sistema, dos serviços e das práticas de saúde.

DOUTRINAS

Os principais conceitos que orientam e conferem ampla legitimidade ao SUS, de acordo com a Lei 8.080 (1990) são: a universalidade, a integralidade e a equi-dade. Esses três elementos representam os chamados princípios doutrinários do SUS, porém o direito à informação se apresenta como requisito básico para a afir-mação da cidadania (Figura 3.1) (VASCONCELOS & PASCHE, 2006).

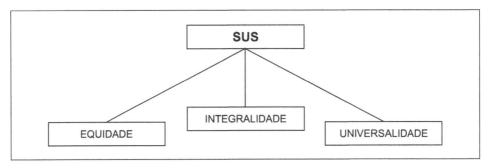

Figura 3.1 Doutrinas: *tripé* do SUS.

Universalidade

Este princípio assegura o direito à saúde a todos os cidadãos e o acesso sem discriminação ao conjunto de ações e serviços de saúde oferecidos pelo sistema (LEI 8.080/1990).

De maneira mais simples, traduz a garantia de atenção à saúde por parte do sistema a **todo e qualquer cidadão**, significando que o SUS deve assistir a todos, sem distinções ou restrições, oferecendo toda a atenção necessária, sem qualquer custo, desde a vacina até a cirurgia mais complexa, alterando uma situação anterior em que o acesso era diferenciado entre os que tinham mais renda e os demais brasileiros tipificados como indigentes (VASCONCELOS & PASCHE, 2006).

Equidade

Garante que todo cidadão é igual perante o SUS, assegurando ações e serviços de todos os níveis de acordo com a complexidade exigida por cada caso em particular. Todos serão atendidos conforme suas necessidades até o limite do que o sistema possa oferecer (LEI 8.080/1990).

Entretanto, a ideia de equidade no acesso às ações e aos serviços de saúde traduz, atualmente, o debate relacionado com a igualdade, prevista no texto legal, justificando a prioridade na oferta de ações e serviços às classes populacionais que enfrentam maiores riscos de adoecer e morrer em consequência da desigualdade na distribuição de renda, bens e serviços (VASCONCELOS & PASCHE, 2006).

Integralidade

O SUS deve oferecer a atenção necessária à saúde da população, promovendo ações contínuas de prevenção e tratamento aos indivíduos e às comunidades, em quaisquer níveis de complexidade, ou seja, pressupõe considerar as diversas dimensões do processo saúde-doença, além de objetivar a prestação continuada do conjunto de ações e serviços a fim de garantir a promoção, a proteção, a cura e a reabilitação dos indivíduos e dos coletivos (LEI 8.080/1990; VASCONCELOS & PASCHE, 2006).

Direito à informação

Este princípio é assegurado por lei e permite ao cidadão-usuário o domínio das informações sobre saúde individual e acerca dos riscos e condicionantes que afetam a saúde coletiva, atribuindo aos profissionais e gestores do sistema a responsabilidade pela viabilização desse direito (VASCONCELOS & PASCHE, 2006).

PRINCÍPIOS DE ORGANIZAÇÃO

Os princípios de organização do SUS visam imprimir racionalidade a seu funcionamento, e os mais importantes são a **descentralização** com comando único, a **regionalização** e **hierarquização** dos serviços, **participação comunitária** e a **integração das ações e recursos** com base no planejamento ascendente (VASCONCELOS & PASCHE, 2006).

Regionalização e hierarquização

Primeiramente, os serviços são organizados em níveis de complexidade tecnológica crescente, dispostos em uma área geográfica delimitada e com a definição da população a ser atendida. Esse princípio do SUS é importante porque resulta na capacidade de os serviços oferecerem a determinada população todas as modalidades de assistência. Isso significa garantir acesso a todo tipo de tecnologia disponível e que esteja ao limite do sistema, tornando possível assim maior solução dos problemas de saúde (BRASIL, 1990).

Consequentemente, o princípio de regionalização tem por objetivo garantir a distribuição dos recursos assistenciais de maneira mais racionalizada e equânime, com base na distribuição da população, promovendo a integração das ações e das redes, de modo que venha a garantir o acesso oportuno, a continuidade do cuidado e a economia de escala.

Já com a hierarquização, o sistema busca se ordenar de acordo com níveis de atenção e, desse modo, estabelecer os fluxos assistenciais entre os serviços, desde os serviços básicos até os mais complexos. Assim, os serviços de nível primário de atenção funcionam como principal meio de acesso da população à rede e devem estar qualificados para atender e resolver os principais problemas que demandam os serviços de saúde. Os problemas que não puderem ser resolvidos nesse nível

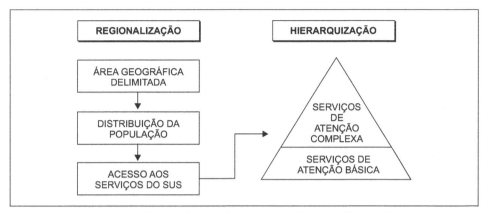

Figura 3.2 Princípios de organização: regionalização e hierarquização.

de atenção são referenciados para os serviços de maior complexidade tecnológica (BRASIL, 1990).

Os princípios de regionalização e hierarquização da rede são muito importantes, uma vez que tornam possível um conhecimento ampliado dos problemas de saúde da população da área delimitada, favorecendo ações de vigilância epidemiológica, sanitária, controle de vetores, educação em saúde, além de ações de atenção ambulatorial e hospitalar em todos os níveis de complexidade. (BRASIL, 1990). Entretanto, vale destacar que algumas críticas têm sido feitas a esses modelos hierarquizados, apontando para a necessidade de superar a ideia de pirâmide por modelos mais flexíveis com variadas portas de entrada e fluxos reversos entre esses vários serviços (Figura 3.2) (VASCONCELOS; PASCHE, 2006).

Resolubilidade

Este princípio se baseia na capacidade de o SUS resolver seus problemas, ou seja, trata-se da exigência de que, quando um indivíduo busca o atendimento ou quando surge um problema de impacto coletivo sobre a saúde, o serviço correspondente esteja capacitado para enfrentá-lo e resolvê-lo até o nível de sua competência (BRASIL, 1990).

Descentralização

A descentralização é considerada um dos princípios mais importantes do sistema, o qual está pautado na redistribuição das responsabilidades quanto às ações e serviços de saúde entre os vários níveis de governo (Federal, Estadual e Municipal) (BRASIL, 1990).

A descentralização do SUS é considerada uma das experiências mais bem-sucedidas de descentralização no campo da gestão pública no Brasil pelas características e dimensões em que foi operada em um tempo relativamente curto e em um contexto federativo marcado pelos conflitos nas relações entre as esferas de governo (VASCONCELOS, 2005; VASCONCELOS & PASCHE, 2006).

Com relação ao âmbito administrativo, de acordo com a Lei 8.080, a União, os estados, o Distrito Federal e os municípios devem exercer tarefas como a definição das instâncias e mecanismos de controle, a avaliação e fiscalização das ações e serviços de saúde, a administração de recursos orçamentários e financeiros, em cada ano, bem como o acompanhamento, a avaliação e a divulgação do nível de saúde da população e das condições ambientais, entre outras. A Lei 8.080 aponta que esses níveis de governo são responsáveis tanto pela execução de serviços de vigilância epidemiológica e vigilância sanitária, assim como pela alimentação, nutrição, saneamento básico e pela saúde do trabalhador.

Contudo, é importante ressaltar que os problemas e/ou decisões de abrangência nacional são de responsabilidade federal, com consequente redefinição das atribuições dos vários níveis de governo com um nítido esforço do poder municipal – municipalização da saúde – que fica com maior responsabilidade sobre a promoção das ações de saúde (acesso à rede de serviços e integralidade da atenção) diretamente voltadas a seus cidadãos (BRASIL, 1990).

Integração

Como o próprio nome define, este princípio busca integrar as ações e os serviços do sistema, de modo a garantir a continuidade do cuidado aos usuários. Essa integração inclui a integração de recursos, meios e pessoal na gestão do SUS, sendo preconizada nas leis e normas como condição básica para assegurar eficácia e eficiência ao sistema. Para a prática desse princípio, é fundamental o uso das ferramentas do planejamento em saúde, com a finalidade de reconhecer a diversidade e as desigualdades locorregionais, sem perder de vista a integração sistêmica (VASCONCELOS & PASCHE, 2006).

Participação dos cidadãos

Este princípio está baseado na garantia constitucional de que a população, por intermédio de suas entidades representativas, deve participar no processo de formulação das políticas de saúde e no controle de sua execução, em todos os níveis, desde o federal até o local (BRASIL, 1990). Nesse sentido, a participação

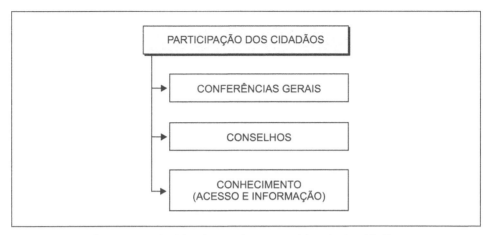

Figura 3.3 Princípios de organização: participação dos cidadãos.

popular no âmbito do SUS acontece, principalmente, nos conselhos e conferências de saúde (Figura 3.3).

Os conselhos de saúde, estabelecidos em níveis federal, estadual e municipal, são instâncias de participação popular de caráter deliberativo sobre os rumos das políticas de saúde nas três esferas do governo. Os conselhos de saúde também vêm convergindo como instâncias de ação política para transformar e reconstruir, democraticamente, o espaço público e as relações entre a sociedade civil e o Estado (MARTINS et al., 2008; OLIVEIRA, 2004).

Esses conselhos são considerados uma estratégia institucional, que tem por objetivo não somente abrir as portas do setor saúde à participação da sociedade civil organizada, mas reforçar a dinâmica social, no sentido de sua organização em associações de interesse, facilitando a disseminação da cultura participativa própria de uma comunidade cívica, que encontra na justiça, na equidade, na solidariedade, na confiança e na tolerância seus princípios fundamentais (LABRA, 2005; MARTINS et al., 2008).

No entanto, o desempenho dos conselhos de saúde está condicionado pela organização da sociedade civil em cada contexto e pode ou não exercer as prerrogativas que lhe são atribuídas em lei. Em muitos municípios, ocorre manipulação política em sua composição e em seu funcionamento, comprometendo sua representatividade (VASCONCELOS & PASCHE, 2006).

As conferências de saúde também são realizadas nos três níveis de governo (federal, estadual e municipal). Além da realização das conferências de saúde, a participação popular também tem sido garantida em conferências sobre temas específicos da política de saúde, tais como: Saúde Mental, Saúde Bucal, Saúde do Trabalhador, Assistência Farmacêutica, Ciência e Tecnologia em Saúde, Saúde Indígena e Gestão do Trabalho e da Educação na Saúde (VASCONCELOS & PASCHE, 2006).

Participação do setor privado

Neste princípio, a Constituição de 1988 definiu que, quando por insuficiência do setor público, for necessária a contratação de serviços privados, isso deve se dar sob as seguintes condições:

1ª a celebração de contrato, conforme as normas de direito público, ou seja, interesse público prevalecendo sobre o particular;

2ª a instituição privada deverá estar de acordo com os princípios básicos e normas do SUS – princípios da universalidade, equidade e integralidade como se o serviço privado fosse público, uma vez que, quando contratado, passa a atuar em nome deste;

3ª a integração dos serviços privados deverá se dar na mesma lógica de organização do Sistema Único de Saúde, em termos de posição definida na rede regionalizada e hierarquizada dos serviços. Assim, em cada região, deverá estar claramente definido, considerando-se os serviços públicos e privados contratados, quem vai fazer o que, em que nível e em que lugar.

Por fim, ainda é estabelecido pela Constituição que, entre os serviços privados, devem ter preferência os serviços não lucrativos. A ideia é tornar possível que cada gestor planeje primeiro o setor público e, na sequência, complete a rede assistencial com o setor privado, com os mesmos concertos de regionalização, hierarquização e universalização (BRASIL, 1990).

GESTÃO

Os gestores do SUS são entidades cuja responsabilidade consiste em fazer com que o sistema seja implantado e funcione de modo adequado dentro dos princípios anteriormente explicados. Existem gestores nas três esferas do governo, ou seja, nos níveis municipal, estadual e federal. Nos municípios, os gestores são as secretarias municipais de saúde ou as prefeituras, pelas quais são responsáveis os respectivos secretários municipais e prefeitos. Já nos estados, os gestores são os secretários estaduais de saúde e, no nível federal, o Ministério da Saúde (BRASIL, 1990).

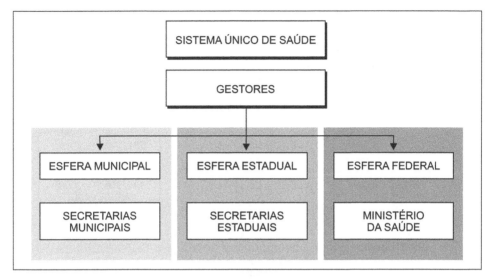

Figura 3.4 A gestão do SUS.

Logo, a responsabilidade sobre as ações e serviços em cada esfera de governo é do titular da secretaria respectiva e do Ministério da Saúde no nível federal (Figura 3.4).

Com relação às responsabilidades de cada nível do governo, aos gestores do nível municipal cabe programar, executar e avaliar as ações de promoção, proteção e recuperação da saúde, o que significa, portanto, que o município deve ser o primeiro e principal responsável pelas ações de saúde para sua população. Já o secretário estadual de saúde, como gestor estadual, tem a responsabilidade de coordenar as ações de saúde de seu estado, objetivando a consolidação das necessidades apontadas por cada município, por meio de planos municipais, ajustados entre si (BRASIL, 1990). Além disso, o estado ainda deve corrigir distorções existentes e induzir os municípios ao desenvolvimento de ações, ficando ainda responsável pela execução das ações que os municípios não forem capazes e/ou não lhes caiba executar.

No nível federal, o gestor é o Ministério da Saúde, e seu objetivo é liderar o conjunto de ações de promoção, proteção e recuperação da saúde, identificando riscos e necessidades nas diferentes regiões para melhora da qualidade de vida da população brasileira, contribuindo para o desenvolvimento. Em outras palavras, o Ministério da Saúde é responsável pela formulação, coordenação e controle da política nacional de saúde e exerce funções importantes no planejamento, financiamento, cooperação e controle do SUS (BRASIL, 1990).

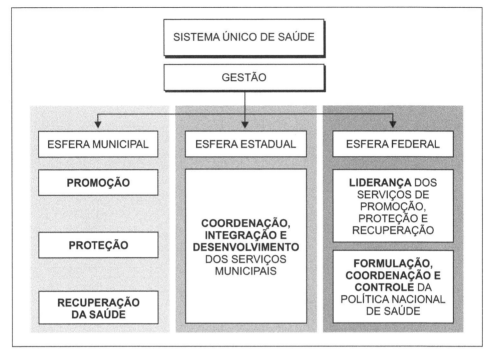

Figura 3.5 Gestão do SUS: responsabilidades.

Por último, vale a pena lembrar que nas três esferas devem participar, também, representantes da população, os quais garantirão, por meio das entidades representativas, envolvimento responsável no processo de reformulação das políticas de saúde e no controle de sua execução (Figura 3.5).

Quanto aos investimentos e ao custeio do SUS, estes são planejados de acordo com os recursos das três esferas de governo. Segundo a Lei 8.080, na esfera federal, os recursos financeiros para o SUS provêm do orçamento da Seguridade Social, de outros orçamentos da União, além de outras fontes administradas pelo Ministério da Saúde, por meio do Fundo Nacional de Saúde.

Esses recursos são então divididos em duas partes, uma das quais é retida para investimento e custeio das ações federais e a outra é repassada às secretarias de saúde estaduais e municipais, de acordo com a análise sobre critérios importantes que envolvem o perfil demográfico da região e o perfil epidemiológico da população a ser coberta.

Nesse processo, a criação dos fundos de saúde (nacional, estadual e municipal) é muito importante, uma vez que assegura que os recursos da saúde sejam geridos pelo setor saúde, e não pelas secretarias de fazenda, em caixa único, estadual ou municipal, sobre o qual a saúde tem pouco acesso (BRASIL, 1990).

POLÍTICAS, PROGRAMAS E AÇÕES DE SAÚDE DENTRO DO SUS

O SUS tem como objetivo principal formular e implementar a política nacional de saúde, destinada a promover condições de vida saudáveis e prevenir riscos, doenças e agravos à saúde da população, além de assegurar o acesso equitativo ao conjunto dos serviços assistenciais com objetivo de garantir atenção integral à saúde (VASCONCELOS & PASCHE, 2006).

A atuação do SUS abrange um conjunto de serviços, políticas, programas e ações, alguns dos quais serão exemplificados a seguir:

Programa Nacional de Imunização

Em 1973 foi formulado o Programa Nacional de Imunizações (PNI), por determinação do Ministério da Saúde, com o objetivo de coordenar as ações de imunizações que se caracterizavam, até então, pela descontinuidade, pelo caráter episódico e pela reduzida área de cobertura. Em 1975, o PNI foi institucionalizado, como resultado do somatório de fatores, de âmbito nacional e internacional, que convergiam para estimular e expandir a utilização de agentes imunizantes, buscando a integridade das ações de imunizações realizadas no país. O PNI passou a coordenar, então, as atividades de imunizações desenvolvidas rotineiramente na rede de serviços, e para tanto traçou diretrizes pautadas na experiência da Fundação de Serviços de Saúde Pública (FSESP), com a prestação de serviços integrais de saúde através de sua rede própria. A legislação específica sobre imunizações e vigilância epidemiológica (Lei 6.259, de 30 de outubro de 1975, e Decreto 78.231, de 30 de dezembro de 1976) enfatizou as atividades permanentes de vacinação e contribuiu para fortalecer institucionalmente o programa (BRASIL, 2012a).

A erradicação da varíola, em 1973, e da poliomielite, em 1994, garantiu ao Brasil o certificado de erradicação da doença pela Organização Mundial da Saúde. A utilização de vacinas contra essas duas doenças projetou o país como pioneiro no planejamento e desenvolvimento de campanhas de vacinação em massa (RADIS, 2011).

Ao longo do tempo, a atuação do PNI, ao consolidar uma estratégia de âmbito nacional, apresentou outros avanços consideráveis. As metas mais recentes contemplam a erradicação do sarampo e a eliminação do tétano neonatal. Além disso, várias doenças imunopreveníveis estão controladas em alguns estados, como difteria, coqueluche e tétano acidental, hepatite B, meningites, febre amarela, formas graves de tuberculose, rubéola e caxumba, bem como mantém-se erradicada a poliomielite (BRASIL, 2012a).

A vacina contra a gripe faz parte do calendário vacinal das crianças, além de ser oferecida aos idosos (Figura 3.6). Os idosos também são imunizados contra tétano e difteria em todos os postos de saúde do país. As mulheres em idade fértil, entre 12 a 49 anos, têm o direito de receber a dupla bacteriana, que inclui o tétano e a difteria.

O PNI, a cargo da Secretaria de Vigilância em Saúde, que faz parte do SUS, é considerado, atualmente, uma referência mundial pela Organização Panamericana da Saúde (RADIS, 2011). Até o momento, estão disponíveis gratuitamente à população 13 vacinas, com proteção contra 19 doenças e êxito comprovado internacionalmente no que diz respeito à cobertura e ao controle ou à eliminação de doenças.

Para garantia dos resultados favoráveis alcançados pelo PNI, foram desenvolvidas várias ações pelo setor saúde, incluindo importantes investimentos na

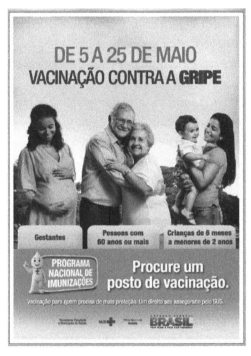

Figura 3.6 Cartaz ilustrativo da vacinação contra a gripe promovida pelo Ministério da Saúde em 2012.

autossuficiência, na disponibilidade de imunobiológicos na rede de serviços e na busca das metas de cobertura vacinal na rotina e em campanhas de vacinação. Também pode ser destacado que a melhora da qualidade da rede de frio, o aperfeiçoamento da força de trabalho e a promoção de estudos e pesquisas impulsionaram os avanços alcançados até o presente momento (BRASIL, 2008).

Programa Nacional de DST e AIDS

Desde 1996, com a regulamentação da Lei 9.313, o Brasil garantiu acesso universal e gratuito aos antirretrovirais. Desse modo, o país atingiu uma das metas dos Objetivos do Milênio – garantir o acesso universal ao tratamento de HIV/AIDS para todas as pessoas necessitadas – antes mesmo de serem estabelecidos pela Organização das Nações Unidas (ONU), em 2000 (RADIS, 2011).

Os estudos têm demonstrado o impacto positivo das políticas de prevenção, assistência e tratamento implementadas nas últimas décadas na redução da infecção por HIV e na redução da morbidade e mortalidade por AIDS no país (BRASIL, 2008). Na prática, as ações do SUS começam na prevenção por meio, principalmente, da divulgação de informação e disponibilização de preservativos (camisinhas) masculinos e femininos para a população em geral (Figura 3.7).

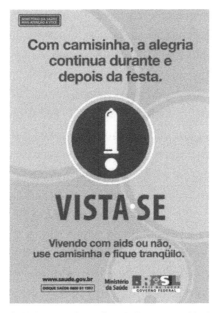

Figura 3.7 Cartaz produzido pelo Ministério da Saúde com o objetivo de informar a população sobre a importância do uso de preservativos para evitar a transmissão pelo HIV.

Os testes para diagnóstico da infecção pelo HIV são realizados gratuitamente pelo SUS nas unidades da rede pública e nos Centros de Testagem e Aconselhamento espalhados pelo país. Esses exames podem ser feitos inclusive de maneira anônima. Nesses centros, além da coleta e execução dos testes, há um processo de aconselhamento, antes e depois do teste, para facilitar a correta interpretação do resultado pelo paciente. Também é possível saber onde fazer o teste pelo Disque Saúde (136) (BRASIL, 2012b).

Quando os resultados são positivos, os pacientes são encaminhados para tratamento nos serviços de referência, onde devem receber tratamento integral, que envolve cuidados de enfermagem, apoio psicológico, atendimentos em infectologia, ginecologia, pediatria e odontologia, controle e distribuição de antirretrovirais, orientações farmacêuticas, realização de exames de monitoramento, distribuição de insumos de prevenção e atividades educativas (RADIS, 2011).

Além disso, o Brasil tem se destacado nas ações relativas à AIDS por articular a redução de preços de medicamentos e fortalecer a indústria nacional para produção de drogas, exames diagnósticos e outros insumos (RADIS, 2011).

Programa Saúde da Família

O Programa Saúde da Família (PSF) tem por objetivo reafirmar efetivamente os princípios do SUS mediante a expansão da atenção básica, a consolidação da municipalização/descentralização da gestão, o planejamento em saúde e a condução da integralidade por meio da regionalização e hierarquização da atenção.

O PSF propõe a reorganização da prática assistencial a partir de novas bases em substituição ao modelo tradicional de assistência. É por isso que o PSF tem sido denominado Estratégia Saúde da Família (ESF), pois pretende reorganizar a assistência à saúde no país, constituindo um novo "modelo" de organização da atenção básica, em que o eixo centralizador direciona-se para a vigilância e o cuidado das famílias e comunidades, com vistas à promoção/prevenção e cura das doenças, de maneira acolhedora, responsável e humanizada.

A proposta da ESF está baseada na integralidade e hierarquização da atenção, territorialização e cadastramento da população. A ESF baseia-se no trabalho em equipe de saúde multiprofissional, enfrentando o desafio de promover a reorientação das práticas e ações de saúde de modo integral, contínuo e equitativo (Figura 3.8) (BRASIL, 2008).

As equipes multiprofissionais de saúde são responsáveis pelo acompanhamento de um número definido de famílias, localizadas em uma área geográfica

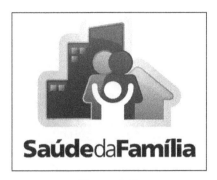

Figura 3.8.

delimitada. As equipes atuam com ações de promoção da saúde, prevenção, recuperação, reabilitação de doenças e agravos mais frequentes, e na manutenção da saúde dessa comunidade. A responsabilidade pelo acompanhamento das famílias impõe às equipes saúde da família a necessidade de ultrapassar os limites classicamente definidos para a atenção básica no Brasil, especialmente no contexto do SUS (BRASIL, 2012c).

Política Nacional de Assistência Farmacêutica

A Política Nacional de Assistência Farmacêutica (PNAF) do SUS atua basicamente em três frentes. A primeira se desenvolve na atenção básica, pela distribuição de um conjunto de medicamentos listados pelo Ministério da Saúde, a partir da Relação Nacional de Medicamentos Essenciais (Rename). Esses medicamentos são considerados essenciais porque são indicados para controle e tratamento dos principais problemas de saúde que afetam a população brasileira com base em dados epidemiológicos.

A segunda frente do PNAF está voltada para o atendimento de doenças de caráter transmissível e de alto impacto na saúde da população, cujos programas são dirigidos nacionalmente pelo Ministério da Saúde, entre eles DST/AIDS, tuberculose, hanseníase e malária, imunobiológicos e insumos de coagulopatias e hemoderivados (RADIS, 2011).

Já a terceira frente da PNAF atua na avaliação da necessidade de ampliação do acesso e incorporação de novos medicamentos, tendo como referência pedidos encaminhados pelas Secretarias de Saúde e ações judiciais movidas por usuários (RADIS, 2011). Além disso, a PNAF também tem por objetivo induzir o desenvolvimento tecnológico na área de fármacos e medicamentos, bem como incentivar a produção pública de medicamentos.

52 | Fundamentos em Saúde Bucal Coletiva

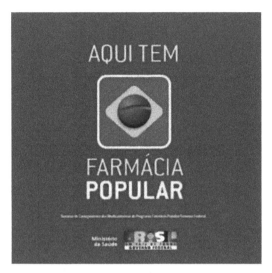

Figura 3.9.

Com o objetivo de ampliar o acesso aos medicamentos para as doenças mais comuns na população brasileira, o Programa "Aqui Tem Farmácia Popular" (Figura 3.9), por exemplo, conta com uma rede própria de Farmácias Populares e a parceria com farmácias e drogarias da rede privada. Atualmente, o Programa "Aqui Tem Farmácia Popular" é responsável pela distribuição de uma série de medicamentos para hipertensão, diabetes, asma, rinite, mal de Parkinson, osteoporose e glaucoma, além de fraldas geriátricas.

Políticas de saúde direcionadas às crianças brasileiras

Na área de Saúde da Criança, várias ações têm sido desenvolvidas pelo SUS. Além do diagnóstico epidemiológico das condições de saúde da população infantil, as linhas prioritárias de cuidado no campo da saúde da criança dentro do SUS incluem: (1) incentivo e qualificação da vigilância do crescimento e desenvolvimento; (2) atenção à saúde do recém-nascido; (3) promoção, proteção e apoio ao aleitamento materno; (4) vigilância da mortalidade infantil e fetal; (5) prevenção de violências e promoção da cultura da paz (BRASIL, 2008).

Vale salientar que o Brasil é um dos poucos países que contam com uma política nacional de promoção, proteção e apoio ao aleitamento materno. As campanhas são veiculadas principalmente na forma de cartazes (Figura 3.10).

Entre as políticas, programas e ações que dispõem de instrumentos normativos ou legislação específicos com repercussões na saúde da criança, vale destacar a

Introdução ao Sistema Único de Saúde | 53

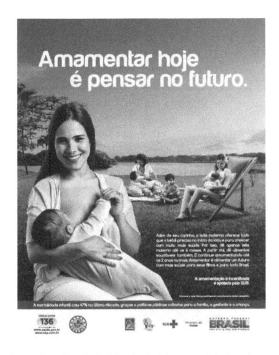

Figura 3.10 Cartaz lançado pelo Ministério da Saúde com objetivo de promover o aleitamento materno.

implantação do Alojamento Conjunto, a Humanização do Pré-natal e Nascimento, a Iniciativa Hospital Amigo da Criança, os Bancos de Leite Humano, as normas para comercialização de alimentos infantis, a Triagem Neonatal, a distribuição da Caderneta de Saúde da Criança a todas as crianças nascidas em território brasileiro e a Rede Amamenta Brasil (BRASIL, 2008).

Políticas de atenção à saúde da mulher

As ações governamentais voltadas para a saúde da mulher tiveram início como ações pontuais. Com o passar do tempo, essas ações foram sistematizadas por meio de um programa vertical e passaram a compor uma política nacional, acompanhando a evolução do próprio SUS. Foi por meio do SUS que a mulher passou a ter acesso a uma grande variedade de serviços que expressam a busca pela integralidade da atenção à sua saúde (Figura 3.11) (BRASIL, 2008).

A elaboração, execução e avaliação das ações inicialmente ficaram restritas à gravidez e à fase puerperal (pós-parto), e mais recentemente as ações voltadas

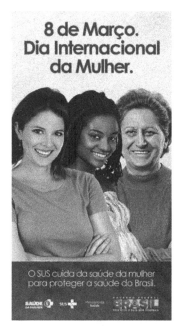

Figura 3.11.

para a saúde da mulher passaram a ser norteadas pela perspectiva de gênero, raça, geração, orientação e identidade sexual, contemplando a participação da sociedade civil organizada e de diferentes setores governamentais (BRASIL, 2008).

A política de atenção à saúde da mulher busca consolidar os avanços no campo dos direitos sexuais e reprodutivos, com ênfase na melhoria da atenção obstétrica, na atenção ao abortamento inseguro, na vigilância epidemiológica da morte materna, no planejamento familiar, no combate à violência doméstica e sexual, na prevenção das doenças sexualmente transmissíveis, no tratamento de mulheres vivendo com HIV/AIDS, das portadoras de doenças cronicodegenerativas e de câncer ginecológico.

A política buscou preencher antigas lacunas ao introduzir segmentos da população feminina historicamente excluídos das políticas públicas, como mulheres em situação de prisão, mulheres negras, índias, trabalhadoras do campo e da cidade, na terceira idade, lésbicas e bissexuais (BRASIL, 2008).

Política Nacional de Saúde Bucal – Programa Brasil Sorridente

A Política Nacional de Saúde Bucal, conhecida como Programa Brasil Sorridente, tem o objetivo de ampliar o acesso à atenção odontológica e melhorar

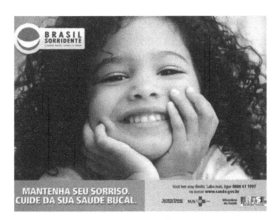

Figura 3.12.

as condições de saúde bucal da população brasileira. As diretrizes da política apontam para uma reorganização da atenção em saúde bucal em todos os níveis de atenção, ancorado em uma concepção de saúde não centrada somente na assistência aos doentes, mas, sobretudo, na promoção da boa qualidade de vida e intervenção nos fatores que a colocam em risco (Figura 3.12) (BRASIL, 2004a).

Entre as principais ações definidas pela política, pode ser citada a implantação, em todos os estados brasileiros, dos Centros de Especialidades Odontológicas (CEO), os quais são responsáveis pela execução de atendimentos especializados que não podem ser executados nas unidades básicas. Além disso, a distribuição de insumos para a realização de procedimentos clínicos restauradores e preventivos, bem como para a promoção da saúde junto à comunidade, desenvolvida pelas equipes de Saúde Bucal dentro do Programa Saúde da Família, faz parte das estratégias apontadas pela política.

Entre as ações estratégicas definidas pela política destaca-se o financiamento, pelo Ministério da Saúde, para implantação de sistemas de fluoretação de águas de abastecimento público em centenas de municípios brasileiros. Além disso, os Levantamentos das Condições de Saúde Bucal da População Brasileira, realizados em 2003 e 2010 (SB Brasil 2003 e 2010), planejados e executados por órgãos do SUS, nos âmbitos federal, estadual e municipal, e de universidades brasileiras, têm se constituído em recurso de valor estratégico para o conhecimento acerca dos agravos bucais que afetam a população brasileira. Os dados desses levantamentos têm contribuído para orientar os rumos da Política Nacional de Saúde Bucal e avançar na construção de um modelo de atenção pautado na Vigilância à Saúde (RONCALLI, 2011).

A implantação da política de saúde bucal no país vem aumentando a oferta de atenção nessa área, tanto na atenção básica, em que vários profissionais do setor têm sido incorporados na ESF, como também nos Centros de Especialidades Odontológicas (CEO) (BRASIL, 2006; VASCONCELOS & PASCHE, 2007).

Políticas de atenção à saúde do trabalhador

Inicialmente, pode-se dizer que a Saúde do Trabalhador consistiu em uma resposta institucional aos movimentos sociais que, entre a metade dos anos 1970 e os anos 1990, reivindicavam que as questões de saúde relacionadas com o trabalho fizessem parte do direito universal à saúde, sendo mais tarde incluídas políticas específicas na saúde pública (Figura 3.13) (BRASIL, 2004b).

No contexto do SUS surgiu então o Renast, cumprindo o papel de unir e criar interações entre os serviços de saúde do trabalhador, a rede de saúde pública do país e os demais segmentos da sociedade que são responsáveis pela questão da saúde dos trabalhadores (LEÃO & VASCONCELLOS, 2011).

Os CEREST (Centros de Referência em Saúde do Trabalhador) também constituem peças importantes no desenvolvimento de políticas e bons resultados com relação à saúde do trabalhador, com o objetivo de efetuar ações de promoção, prevenção, vigilância, assistência e reabilitação em saúde dos trabalhadores urbanos e rurais, independentemente do vínculo empregatício e do tipo de inserção no mercado de trabalho.

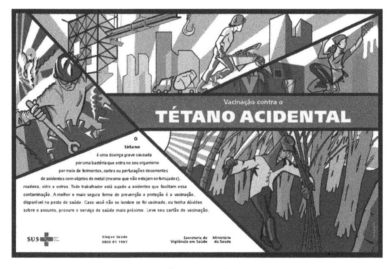

Figura 3.13.

Com o desenvolvimento desses serviços, verificou-se um expressivo avanço na consolidação da saúde do trabalhador, na perspectiva da saúde pública, com ênfase na prevenção, e também na promoção da saúde, diferente do modelo médico-assistencial vigente antes do SUS (BRASIL, 2008).

Em vigor desde 2004, a Política Nacional de Saúde do Trabalhador do Ministério da Saúde objetiva, principalmente, a redução dos acidentes e doenças relacionados com o trabalho (Figura 3.13), mediante a execução de ações de promoção, reabilitação e vigilância na área de saúde, de modo que ainda garanta a atenção integral à saúde, a articulação intra e intersetorial, a estruturação da rede de informações em saúde do trabalhador, o apoio a estudos e pesquisas, a capacitação de recursos humanos e a participação da comunidade na gestão dessas ações (BRASIL, 2004b)

Atualmente, uma das principais estratégias adotadas que visam à consolidação da atenção à saúde do trabalhador no SUS vem sendo a formação de profissionais. Isso tem se dado tanto por meio do fomento de cursos de especialização em saúde do trabalhador como do oferecimento de cursos curtos de extensão e capacitação (BRASIL, 2008).

Política Nacional de Urgências e Emergências

O SUS inclui em seus serviços, desde 2003, o atendimento de socorro à população na rede pública, dentro da Política Nacional de Urgências e Emergências, sendo o Serviço de Atendimento Móvel de Urgência (SAMU) a face mais visível dessa política (Figura 3.14).

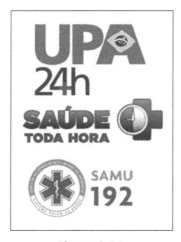

Figura 3.14.

A política que ampara o SAMU segue os mesmos princípios doutrinários do SUS já mencionados neste capítulo – universalidade, equidade, integralidade, descentralização, participação social e humanização – e inclui, além do atendimento móvel, a organização das ações de urgência nos prontos-atendimentos, nas unidades básicas de saúde e nas equipes da ESF, assim como nas grandes urgências e nos prontos-socorros dos hospitais. Nesse sentido, o SUS oferece suporte hospitalar para os atendimentos de urgência e prevê estruturas para o atendimento pós-hospitalar (RADIS, 2011).

As Unidades de Pronto-Atendimento (UPA 24 horas) surgiram com o objetivo de diminuir as filas nos prontos-socorros dos hospitais e evitar que casos de menor complexidade sejam encaminhados para as unidades hospitalares. As UPA prestam atendimento de urgência nas especialidades de pediatria, clínica geral, ortopedia e odontologia. Radiologia, eletrocardiografia, exames laboratoriais e leitos de observação são alguns dos serviços oferecidos por essas unidades de saúde.

Por fim, apesar do pouco tempo passado desde a publicação da legislação que definiu a Política Nacional de Atenção às Urgências e instituiu o SAMU no âmbito do SUS, há 5 anos, os resultados impressionam e são altamente satisfatórios, representando uma grande conquista para o país (BRASIL, 2008).

Serviços de alta complexidade

De acordo com o Ministério da Saúde, as ações de alta complexidade abrangem um conjunto de procedimentos que, no contexto do SUS, envolve alta tecnologia e alto custo, objetivando propiciar à população acesso a serviços qualificados, integrando-os aos demais níveis de atenção à saúde (atenção básica e de média complexidade) (BRASIL, 2009a).

Entre os itens da lista de procedimentos de alta complexidade encontram-se transplantes, diálise, radioterapia, quimioterapia, cirurgia cardiovascular, neurocirurgia, assistência aos portadores de obesidade e reprodução assistida (RADIS, 2011).

No caso específico dos transplantes (Sistema Nacional de Transplantes), o SUS é responsável pela realização de cerca de 95% dos procedimentos, cujas diretrizes nacionais determinam gratuidade da doação, beneficência em relação aos receptores e não maleficência em relação aos doadores vivos (RADIS, 2011).

Vigilância sanitária

A vigilância sanitária consiste em um conjunto de ações legais, técnicas, educacionais, de pesquisa e de fiscalização que exerce o controle sanitário de serviços e produtos para o consumo que apresentam potencial de risco à saúde e ao meio ambiente, visando à proteção e à promoção da saúde da população (BRASIL, 2009b).

O campo de atuação da vigilância sanitária do SUS é amplo e está relacionado com o dia a dia dos cidadãos, pois atua em hospitais, clínicas, creches, espaços culturais, orfanatos, presídios, salões de beleza, supermercados e vários outros.

O Sistema Nacional de Vigilância Sanitária é coordenado pela Agência Nacional de Vigilância Sanitária (ANVISA) e tem impacto direto sobre a saúde da população, já que a ANVISA é responsável, em nível nacional, pela definição das normas do que é colocado à disposição do cidadão no mercado brasileiro (Figura 3.15).

Em todos os estados brasileiros existem unidades específicas – coordenações, departamentos ou similares – que executam, implementam e orientam as ações de vigilância sanitária. O mesmo ocorre em muitos municípios brasileiros (BRASIL, 2009b).

A observação e a avaliação de riscos se revestem de fundamental importância, diante do processo de intensa transformação do perfil produtivo e de consumo de bens e serviços destinados a promover e proteger a saúde. Sendo assim, as ações baseadas na precaução e prevenção em saúde despontam como prioritárias para o Sistema de Vigilância Sanitária (NASCIMENTO, 2010).

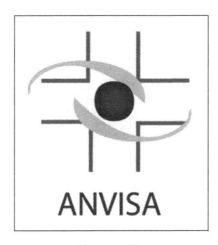

Figura 3.15.

Existem diferenças entre os conceitos de precaução e prevenção. A prevenção está associada a riscos conhecidos e já bem identificados, enquanto o conceito de precaução está relacionado com riscos desconhecidos e que ainda precisam ser mais bem conhecidos e/ou identificados pela sociedade. Nesse sentido, o conceito de precaução contém uma amplitude maior do que o da prevenção (NASCIMENTO, 2010).

Além disso, em parceria com a população, além de autorizar e fiscalizar, a vigilância atua em trabalhos educativos relativos ao consumo de produtos e serviços que podem representar risco para a saúde, de modo que a ideia é fazer com que a população atue com a vigilância sanitária, fiscalizando, recusando produtos e serviços inadequados ao consumo e denunciando práticas ilegais (RADIS, 2011).

Política Nacional de Humanização – Humaniza SUS

Lançada em 2003, a Política Nacional de Humanização (PNH) tem por objetivo colocar em prática os princípios do SUS no cotidiano dos serviços de saúde, produzindo mudanças nos modos de gerir e cuidar (Figura 3.16) (BRASIL, 2012).

A PNH estimula a comunicação entre os gestores, trabalhadores e usuários, pois considera que a integração desses três atores do SUS provoca movimentos de perturbação e inquietação, servindo como um "motor" de mudanças, e que também precisam ser incluídos como recursos para a produção de saúde (BRASIL, 2012). Sendo assim, a Política de Humanização parte do acúmulo de experiências pessoais de uma grande quantidade de sujeitos coletivos espalhados por muitas localidades do país (PASCHE, 2009).

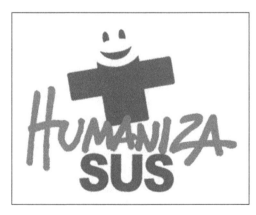

Figura 3.16.

Para isso, a PNH conta com princípios articulados e indissociáveis, que incluem (PASCHE, 2009; BRASIL, 2012):

- **Transversalidade:** transversalização de saberes, poderes e afetos que resulta na transformação das relações de trabalho a partir da ampliação do grau de contato e da comunicação entre as pessoas e grupos, tirando-os do isolamento e das relações de poder hierarquizadas.
- **Indissociabilidade entre atenção e gestão:** esse princípio implica a inseparabilidade entre modos de gestão e de atenção, compreendendo que são mutuamente influenciados e determinados. Por isso, trabalhadores e usuários devem buscar conhecer como funciona a gestão dos serviços e da rede de saúde, assim como participar ativamente do processo de tomada de decisão nas organizações de saúde e nas ações de saúde coletiva. Ao mesmo tempo, o cuidado e a assistência em saúde não se restringem às responsabilidades da equipe de saúde. O usuário e sua rede sociofamiliar devem também se corresponsabilizar pelo próprio cuidado nos tratamentos, assumindo posição protagonista com relação à própria saúde e à daqueles que lhes são caros.
- **Protagonismo, corresponsabilidade e autonomia dos sujeitos e coletivos:** esse princípio aposta na autonomia e no protagonismo dos sujeitos que, guiados por orientações éticas – também construções históricas –, são capazes de acionar a vontade e o desejo de mudança, construindo redes de corresponsabilização. Para isso, se reconhece que os usuários não são só pacientes e os trabalhadores não só cumprem ordens: as mudanças acontecem com o reconhecimento do papel de cada um. Assim, um SUS humanizado reconhece cada pessoa como legítima cidadã de direitos e valoriza e incentiva sua atuação na produção de saúde.

A PNH organiza um conjunto de conceitos e ferramentas para a superação de problemas e contradições que ainda permanecem como marcas dos serviços e práticas de saúde no Brasil. Assim, a Política de Humanização não deve ser considerada apenas um valor, algo sobre o qual se inspirariam e se sustentariam práticas, mas deve informar sobre a produção de mudanças concretas (BARROS & PASSOS, 2005) que reafirmam a humanização como um valor. Ou seja, a humanização se assenta na dobra valor-prática social (PASCHE, 2009).

CONSIDERAÇÕES FINAIS

Ao longo dos anos, o SUS vem apresentando vários avanços, entre os quais podem ser destacados alguns apontados por este capítulo: a ampliação do acesso da população, principalmente no nível da atenção básica, na atenção à saúde bucal, no atendimento às urgências, bem como a ampliação do acesso aos medicamentos de uso ambulatorial e da cobertura das ações de vigilância à saúde.

Além das políticas e programas apresentados no presente capítulo, vale salientar aqueles voltados para formação e educação permanente dos trabalhadores da saúde, que têm buscado articular os serviços de saúde com as instituições formadoras, de maneira a contribuir para a consolidação do SUS. A título de exemplo, pode ser citado o PET-SAÚDE (Programa de Educação pelo Trabalho para a Saúde), considerado uma das estratégias do Programa Nacional de Reorientação da Formação Profissional em Saúde (PRÓ-SAÚDE), em implementação desde 2005 no país (BRASIL, 2007b).

Apesar dos avanços, o quadro sanitário brasileiro ainda tem sido marcado pelas filas para o atendimento nas unidades de saúde, pela grande demanda aos serviços de emergência, pela demora no agendamento de exames e pelas dificuldades de acesso aos procedimentos de maior complexidade. Isso significa que, do ponto de vista da praticidade, o desafio tem sido alcançar a meta de garantir a saúde para todos os cidadãos de maneira igualitária.

No campo da saúde bucal, os desafios para a efetivação dos princípios do SUS também não são desprezíveis; entretanto, importantes investimentos públicos têm sido realizados nesse campo, como a ampliação da oferta de serviços básicos e especializados, a ampliação do número de equipes de saúde bucal dentro da ESF e a implantação de sistemas de fluoretação de água de abastecimento em vários municípios do país. Embora os incentivos financeiros no campo da saúde bucal tenham aumentado ao longo da primeira década dos anos 2000, o SUS como um todo ainda é subfinanciado, e isso representa um importante obstáculo a ser vencido.

Entretanto, a efetivação dos princípios do SUS não depende somente de um financiamento adequado, mas está atrelada à politização da questão da saúde (geral e bucal), à mudança no modelo de formação profissional e de atenção à saúde e à integração de políticas públicas que se voltem não somente para o desenvolvimento econômico do país, mas que também estejam comprometidas com a melhora do bem-estar da população.

Referências bibliográficas

ARAÚJO, M.R.N.; ASSUNÇÃO, R.S. A atuação do agente comunitário de saúde na promoção da saúde e na prevenção de doenças. Rev Brasileira de Enfermagem, Brasília, Jan/Fev 2004; 57(1):19-25.

BARROS, R.B.; PASSOS, E. Humanização na saúde: um novo modismo? Interface – Comunicação, Saúde, Educação, 2005; 9(17):389-94.

BRASIL. Constituição (1988). Constituição da República Federativa do Brasil. Brasília, DF: Senado Federal, 1988. 124p.

BRASIL. Lei nº 8.080, de 19 de setembro de 1990. Dispõe sobre as condições para a promoção, proteção e recuperação da saúde, a organização e o funcionamento dos serviços correspondentes e dá outras providências. Diário Oficial [da] República Federativa do Brasil, Brasília, DF, v. 128, n.182, p. 18.055-18.055, 20 set. 1990.

BRASIL. Ministério da Saúde. Secretaria Nacional de Assistência à Saúde. ABC do SUS: Doutrinas e princípios. Brasília, 1990. 10p.

BRASIL. Ministério da Saúde. Secretaria de Atenção à Saúde. Departamento de Atenção Básica. Coordenação Nacional de Saúde Bucal. Diretrizes da Política Nacional de Saúde Bucal. Brasília, 2004a.

BRASIL. Ministério da Saúde. Secretaria de Atenção à Saúde. Departamento de Ações Programáticas Estratégicas. Área Técnica de Saúde do(a) Trabalhador(a) - COSAT. Política Nacional de Saúde do(a) Trabalhador(a). Brasília, Jan. 2004b.

BRASIL. Ministério da Saúde. Atenção Básica e a Saúde da Família. Disponível em: <http://dab.saude.gov.br/atencaobasica.php#numeros>. Acesso em: março 2006.

BRASIL. Ministério da Saúde. Conselho Nacional de Secretários de Saúde. Legislação estruturante do SUS. Brasília: CONASS, 2007a.

Brasil. Portaria Interministerial nº 3.019, de 26 de novembro de 2007. Dispõe sobre o Programa Nacional de Reorientação da Formação Profissional em Saúde – Pró-Saúde para os cursos de graduação da área da saúde. Brasília; 2007b.

BRASIL. Ministério da Saúde. Departamento de Atenção Básica. Disponível em: <http://dab.saude.gov.br/atencaobasica.php>. Acesso em: 07 ago. 2012.

BRASIL. Ministério da Saúde. Departamento de DST/AIDS/Hepatites Virais. Disponível em: <http://www.aids.gov.br>. Acesso em: 07 ago. 2012.

BRASIL. Ministério da Saúde. Portal da Saúde. Disponível em: <http://portal.saude.gov.br/portal/saude/visualizar_texto.cfm?idtxt=30426&janela=1> Acesso em: 20 jul. 2012.

BRASIL. Ministério da Saúde. Conselho Nacional das Secretarias Municipais de Saúde. O SUS de A a Z: garantindo saúde nos municípios. 3.ed. Brasília: Editora do Ministério da Saúde, 2009a.

BRASIL. Ministério da Saúde. Secretaria de Vigilância em Saúde. Departamento de Análise de Situação de Saúde. Saúde Brasil 2008: 20 anos de Sistema Único de Saúde (SUS) no Brasil. Brasília, 2009b.

BRASIL. Ministério da Saúde. Sistema de Informação do Programa Nacional de Imunizações. Disponível em: <http://pni.datasus.gov.br>. Acesso em: 07 ago. 2012.

BRASIL. Ministério da Saúde. Portal da Saúde. Política Nacional de Humanização. Disponível em: http://portal.saude.gov.br/portal/saude/cidadao/area.cfm?id_area=1342 Acesso em: 22 nov. 2012.

BUSS, P.M. Promoção de saúde e qualidade de vida. Rev Ciência & Saúde Coletiva, Rio de Janeiro, Jan/Mar 2000; 5(1):163-77.

CAMARGO JR, K.R. Um ensaio sobre a (In) Definição de integralidade. In: PINHEIRO, R.; MATTOS, R.A. (Org.). Construção da integralidade: cotidiano, saberes e práticas em saúde. Rio de Janeiro: IMS-UERJ, 2003. Apud MACHADO, M.F.A.S. et al. Integralidade, formação de saúde, educação em saúde e as propostas do SUS - uma revisão conceitual. Ciência & Saúde Coletiva, Rio de Janeiro, 2007; 12(2):335-42.

CÔRTES, S.V. Sistema Único de Saúde: espaços decisórios e a arena política de saúde. Cad Saúde Pública, Rio de Janeiro, Jul 2009; 25(7):1626-33.

DE LAVOR, A.; DOMINGUEZ, B.; MACHADO, K. O SUS que não se vê. Radis: Comunicação em Saúde, Abr 2011; 104:9-17.

LABRA, M.E. Capital social y consejos de salud en Brasil: um círculo virtuoso? Cad. Saúde Pública, Rio de Janeiro, 2002; 18:47-55.

_____. Conselhos de Saúde: dilemas, avanços e desafios. In: LIMA, N. T (Org.). Saúde e Democracia. Rio de Janeiro: Fiocruz, 2005: 353-84.

LEÃO, L.H.C.; VASCONCELLOS, L.C.F. Rede nacional de atenção integral à saúde do trabalhador (Renast): reflexões sobre a estrutura da rede. Epidemiol Serv Saúde, Brasília, Jan/Mar 2011; 20(1):85-100.

MACHADO, M.F.A.S. et al. Integralidade, formação de saúde, educação em saúde e as propostas do SUS - uma revisão conceitual. Ciência & Saúde Coletiva 2007; 12(2):335-42.

MAIO, M.C.; LIMA, N.T. Fórum. O desafio SUS: 20 anos do Sistema Único de Saúde. Introdução. Cad Saúde Pública, Rio de Janeiro, Jul 2009; 25(7):1611-3.

MARTINS et al. Conselhos de saúde e a participação social no Brasil: matizes da utopia. Rev Saúde Coletiva, Rio de Janeiro, 2008; 18(1):105-21.

MENDES, E.V. Uma agenda para a saúde. São Paulo: Ed. Hucitec, 1999. Apud MACHADO, M.F.A.S. et al. Integralidade, formação de saúde, educação em saúde e as propostas do SUS - uma revisão conceitual. Ciência & Saúde Coletiva, Rio de Janeiro, 2007; 12(2):335-42.

NASCIMENTO, E.M. A evolução da vigilância sanitária no Brasil. Disponível em: <http://www.artigonal.com/medicina-artigos/a-evolucao-da-vigilancia-sanitaria-no-brasil-2294739.html> Acesso em: 09 ago. 2012.

OLIVEIRA, V.C. Comunicação, informação e participação popular nos conselhos de saúde. Saúde e Sociedade, São Paulo, Mai/Ago 2004; 13(2):56-69.

PASCHE, D.F. Política Nacional de Humanização como aposta na produção coletiva de mudanças nos modos de gerir e cuidar. Interface - Comunicação, Saúde, Educação, 2009; 13(supl.1):701-8.

RADIS COMUNICAÇÃO EM SAÚDE. O SUS que não se vê. n. 104, p. 9-17, 2011.

RONCALLI, A.G. Projeto SB Brasil 2010 - pesquisa nacional de saúde bucal revela importante redução da cárie dentária no país. Cad Saúde Pública, Rio de Janeiro, Jan 2011; 27(1).

VASCONCELOS, C.M. Paradoxos da mudança no SUS. 2005. 229p. Tese (Doutorado em Saúde Coletiva) - Faculdade de Ciências Médicas, Universidade Estadual de Campinas, Campinas, 2005.

VASCONCELOS, C.M.; PASCHE, D.F. O Sistema Único de Saúde. In: CAMPOS, G.W.S. et al (Org.). Tratado de Saúde Coletiva. São Paulo: Hucitec; Rio de Janeiro: Ed. Fiocruz, 2006: 531-62.

VIEIRA, F.S. Avanços e desafios do planejamento no Sistema Único de Saúde. Ciência & Saúde Coletiva, 2009; 14(supl.1):1565-77, 2009.

4 | Modelos Assistenciais em Saúde e Saúde Bucal

Andréa Neiva da Silva
Marcos Antônio Albuquerque de Senna
Renata Costa Jorge
Cesar Luiz Silva Junior

INTRODUÇÃO

O processo de construção do Sistema Único de Saúde (SUS) no Brasil tem se dado mediante a implementação de uma série de estratégias de mudança no financiamento, na gestão e na organização da produção de serviços de saúde. Nesse contexto, merecem destaque as transformações dos modelos assistenciais em saúde impulsionadas pelo desenho político-institucional e organizacional do SUS. Antes de nos aprofundarmos nas questões relativas aos modelos assistenciais, é necessária a definição do que vem a ser modelo assistencial em saúde.

Segundo Silva Júnior & Alves (2007),

> Modelo assistencial em saúde diz respeito ao modo como são organizadas, em uma dada sociedade, as ações de atenção à saúde, envolvendo aspectos tecnológicos e assistenciais. Ou seja, é uma forma de organização e articulação entre os diversos recursos físicos, tecnológicos e humanos disponíveis para enfrentar e resolver os problemas de saúde de uma coletividade.

No âmbito da saúde bucal, Narvai (1992) faz uma distinção entre modelos assistenciais e modelos de atenção à saúde. O autor aponta que modelos assistenciais referem-se ao "conjunto de procedimentos clínico-cirúrgicos dirigidos a consumidores individuais". Já modelos de atenção à saúde bucal referem-se ao "conjunto de ações que, incluindo a assistência odontológica individual, não se esgota nela, podendo inclusive agregar ações externas ao setor saúde".

Entretanto, a distinção entre modelos assistenciais e modelos de atenção à saúde não é usada pela maioria dos autores que se dedicam ao estudo desta temática. Logo, modelos de atenção, assistenciais ou técnico-assistenciais em saúde são denominações frequentes na literatura para designar o modo como os serviços de saúde estão organizados para responder aos problemas e às necessidades de saúde de indivíduos e populações.

É importante ressaltar que a maneira como os modelos assistenciais se organizam histórica e culturalmente para enfrentar os problemas de saúde de uma coletividade está vinculada a determinado paradigma[1] que se sustenta por meio de um certo projeto político. Desse modo, os modelos assistenciais estão sempre apoiados em uma dimensão assistencial e tecnológica e expressam um determinado projeto de política, articulado, portanto, com determinadas forças e disputas sociais (MERHY, CECÍLIO & NOGUEIRA, 1992).

O modelo assistencial biomédico, por exemplo, hegemônico no País, está apoiado no chamado paradigma biomédico e expressa um projeto político-ideológico que está vinculado à manutenção dos interesses das classes hegemônicas da sociedade capitalista. Logo, o projeto político-ideológico que se vincula ao modelo biomédico está assentado em uma noção de saúde baseada, exclusivamente, na ausência da doença, demandando alto custo para o enfrentamento dos problemas de saúde. É por isso que o modelo biomédico está centrado no atendimento hospitalar e tem no uso de equipamentos, tecnologias e consumo de medicamentos as principais respostas para o enfrentamento dos problemas de saúde, de maneira a atender os interesses capitalistas das classes dominantes.

Desde os anos 1990 o Brasil vem buscando modificar esse modelo tradicional de assistência à saúde, tendo em vista que não tem sido suficiente para melhorar

---

[1]Paradigma refere-se a sistemas de valores e crenças básicos de uma época e de uma comunidade científica específica que, durante algum tempo, fornecem problemas e soluções modelares para os praticantes de uma ciência (KUHN, 1970). No caso do campo da saúde, o paradigma biomédico, por exemplo, enquanto sistema de valores e crenças aceitos pela comunidade científica, define para os profissionais de saúde o que é considerado doença a partir de um ponto de vista estritamente biológico e, portanto, limitado. Além disso, o paradigma biomédico também define que a intervenção, o uso de equipamentos, tecnologia e a atenção especializada são as formas indicadas para a resolução dos problemas que afetam a saúde humana.

o perfil de saúde da população brasileira. É nesse contexto que surge a Estratégia Saúde da Família (ESF) com vistas a substituir o modelo biomédico de assistência à saúde. Claramente, o que podemos perceber no campo da saúde é uma verdadeira disputa de paradigmas.

De um lado, o paradigma biomédico, também denominado paradigma da medicina/odontologia científica ou flexneriana, que confere sustentação teórica ao modelo hegemônico de assistência à saúde. De outro, o paradigma contemporâneo de promoção da saúde, que busca sustentar modelos de assistência à saúde comprometidos com valores que permeiam a construção do SUS, como universalidade, equidade, democracia, justiça social e solidariedade, entre outros. É evidente que esses valores são bem distintos dos interesses capitalistas defendidos pelo paradigma biomédico.

O atual cenário sanitário brasileiro é caracterizado, portanto, por uma transição paradigmática, ou seja, uma verdadeira disputa política e ideológica, na medida em que cada um desses modelos de assistência à saúde traz em seu bojo um determinado projeto de sociedade e um certo conjunto de crenças e ideias que jaz por trás de cada projeto.

A ESF, considerada, atualmente, um importante posto de trabalho para o cirurgião-dentista, tem o compromisso de transformar o modelo hegemônico de assistência à saúde. Logo, torna-se relevante compreender a organização do trabalho em saúde segundo a lógica da ESF. Dados do Ministério da Saúde apontam que o país conta com mais de 20.000 equipes de saúde bucal atuando no território brasileiro dentro da ESF (BRASIL, 2011).

Todavia, a compreensão do momento atual implica, necessariamente, uma breve, porém essencial, reflexão histórica a respeito da maneira como os modelos assistenciais em saúde e saúde bucal estruturaram-se ao longo do tempo em território nacional. Nesse sentido, depois de caracterizarmos os principais modelos assistenciais existentes no Brasil, será feita uma breve abordagem histórica desses modelos no âmbito da saúde e saúde bucal, com especial destaque para o modelo biomédico, ainda hegemônico nos serviços de atenção à saúde/ saúde bucal.

Diante dos limites desse modelo biomédico no enfrentamento dos amplos determinantes da saúde, discutiremos, na sequência, as propostas inovadoras que se seguiram à criação do SUS, com destaque para a ESF que, por sua vez, tem buscado modificar, de maneira contundente, as práticas em saúde (geral e bucal) e o modo de organização das ações do setor.

MODELOS ASSISTENCIAIS EM SAÚDE VIGENTES NO BRASIL

Convivem no Brasil, de maneira complementar ou contraditória, alguns modelos assistenciais em saúde. São eles: o modelo assistencial "sanitarista", o médico-assistencial privatista e os modelos assistenciais alternativos (PAIM,1999).

O primeiro modelo, o assistencial "sanitarista", é fundamentado, principalmente, nas campanhas sanitaristas de caráter temporário. Esse modelo corresponde à saúde pública tradicional. As ações sanitárias têm como foco os meios de transmissão e os fatores de risco às doenças transmissíveis. Essas ações atravessam os serviços de saúde de modo individualizado e fragmentado e estão voltadas para o atendimento de necessidades específicas de determinados grupos. Como exemplo de ações dessa natureza podem ser citados: as campanhas (vacinação, combate às epidemias, reidratação oral etc.) e os programas especiais (controle da tuberculose, da hanseníase, saúde da criança, saúde da mulher, saúde mental, DST-AIDS etc.) e ações de vigilância epidemiológica e sanitária.

Já o modelo médico-assistencial privatista é hegemônico no país e está voltado para a "demanda espontânea", ou seja, a procura pelo serviço é realizada espontaneamente pelo indivíduo, geralmente, quando ele se percebe doente. Logo, o serviço organiza-se de maneira a curar ou reabilitar os indivíduos, na medida em que a busca pelo serviço é motivada pela doença. Esse modelo é caracterizado como excludente, pois, em função de seu caráter privado, não é acessível a toda a população.

No Brasil, esse modelo médico-assistencial privatista teve início na década de 1920, com o surgimento da Assistência Médica Previdenciária, sob a influência da Medicina Liberal. O público-alvo se restringia aos trabalhadores urbanos e industriais. O Estado atuava como financiador dos serviços, o setor privado como o prestador e o setor privado internacional como fornecedor de equipamentos biomédicos.

Algumas características do modelo médico-assistencial privatista merecem destaque (PAIM, 1999):

1. O foco da atenção reside na doença individual;
2. Grande ênfase é conferida à especialização;
3. As ações em saúde são predominantemente curativas;
4. Descompromisso com o impacto da assistência sobre o nível de saúde da população;

Modelos Assistenciais em Saúde e Saúde Bucal | **69**

5. Desumanização do atendimento em função da tecnificação do cuidado à saúde; e
6. Incapacidade de alterar significativamente os níveis de saúde da população.

Os fundamentos dessa forma de organizar a assistência médica encontram-se na chamada medicina científica ou flexneriana, que será discutida mais adiante.

O Quadro 4.1 apresenta as principais características dos modelos sanitarista e médico-assistencial privatista.

Os chamados modelos assistenciais alternativos, ou contra-hegemônicos, incluem uma nova lógica de compreensão da saúde, tendo como metas a interferência sobre seus determinantes sociais, a integralidade da atenção e a concretização das propostas estabelecidas na Constituição de 1988.

Antes da apresentação desses novos modelos assistenciais, daremos destaque ao modelo biomédico ainda hegemônico no Brasil. Nesse sentido, faremos uma breve síntese da evolução dos modelos assistenciais para que possamos compreender as razões que levam o modelo biomédico a continuar hegemônico no âmbito das práticas de saúde nacionais, apesar de seus limites para o enfrentamento dos fatores não biológicos implicados no desenvolvimento das doenças, inclusive bucais.

Quadro 4.1

Características principais dos modelos assistencial sanitarista e médico-assistencial privatista

Modelo assistencial sanitarista	Modelo médico-assistencial privatista
Administração única e vertical	Hegemônico no país.
Campanhas (vacinação, combate às epidemias, câncer bucal) e programas especiais (controle do tabagismo, da tuberculose, saúde da criança, DST-AIDS etc.).	Serviços organizados em função da demanda espontânea.
Não contemplam a totalidade.	Predominantemente curativo.
Controle de certos agravos ou atenção voltada para determinados grupos supostamente em risco de adoecer ou morrer.	Ações centradas no ato médico-clínico e fortemente tecnológico-dependente.
Não enfatiza a integralidade da atenção.	Não é comprometido com o impacto sobre o nível de saúde da população.
Não estimula a participação da comunidade nem a descentralização na organização dos serviços.	Presente em serviços públicos de saúde que não se organizaram para atender as necessidades de uma população definida.

MODELOS DE ASSISTÊNCIA À SAÚDE NO BRASIL: BREVE ABORDAGEM HISTÓRICA

A evolução da medicina previdenciária

O modelo econômico agroexportador brasileiro do início do século XX impulsionou a adoção, por parte do sistema de saúde, de uma política de saneamento dos espaços de circulação das mercadorias exportáveis e a erradicação ou controle das doenças que poderiam afetar a exportação cafeeira. Esse modelo visava ao combate às doenças de massa e ficou conhecido como *Sanitarismo Campanhista*.

Com relação à prestação de assistência à saúde, desde a época colonial, quem respondia pela saúde da população, mesmo que de modo excludente, não universal e precário, eram as Santas Casas de Misericórdia. Aos poucos foram criados alguns hospitais, porém sempre com caráter de atendimento não universal e sem pretender organizar a demanda (procura) pelos serviços de saúde.

A partir dos anos 1920, com a promulgação da Lei Elloy Chaves, os trabalhadores brasileiros se organizaram de modo a criar um fundo de aposentadorias e pensões, que possibilitasse o acesso aos serviços médicos privados. Esses fundos, denominados Caixas de Aposentadorias e Pensões (CAP), eram administrados e financiados por empresários e trabalhadores (BERTOLLI FILHO, 1999). Além da prestação de serviços previdenciários, as CAP prestavam assistência médica.

Na década de 1930, com a evolução dessa organização, foram fundados os Institutos de Aposentadoria e Pensão (IAP), unindo as CAP por categorias profissionais. Nesse sentido, a assistência à saúde era financiada especialmente por recursos de contribuições da massa assalariada. Ou seja, somente os contribuintes da previdência social tinham acesso aos serviços de saúde por meio dos IAP. Por esse motivo, o modelo assistencial vigente na época é denominado modelo de assistência médica previdenciária.

No apogeu do modelo desenvolvimentista (década de 1950/1960), a medicina previdenciária tornou-se cada vez mais importante para o Estado, culminando, em 1966, com a unificação dos institutos (IAP) e a criação do INPS (Instituto Nacional de Previdência Social), já no período de ditadura militar. Assim, o Estado assumiu o papel de gerenciador do seguro social. Assim como nos IAP, os beneficiários do INPS deveriam ter carteira assinada e contribuir mensalmente com parte de seu salário para terem direito à previdência social e à assistência à saúde. Logo, esse modelo não atendia a toda a população. Os não contribuintes eram marginalizados e dependiam, por exemplo, das Santas Casas de Misericórdia para receber atendimento médico.

A prestação de serviços médicos dava-se por meio do chamado "complexo previdenciário", que era composto de: (a) redes de hospitais e unidades de saúde de propriedade da previdência social; e (b) o sistema contratado, que era dividido em duas partes: o sistema contratado credenciado com sistema de pagamento por unidades de serviço e o sistema contratado conveniado com sistema de pré-pagamento (OLIVEIRA & SOUZA, 1997).

Foi durante os anos 1970 que ocorreu a consolidação do modelo médico assistencial privatista. Suas principais características são as seguintes: (1) ações de saúde de caráter basicamente curativista; (2) foco na medicalização e nos tratamentos centrados no médico especialista; e (3) atendimento médico centrado nos grandes hospitais equipados com alta tecnologia.

A medicina previdenciária é considerada um modelo biomédico de assistência à saúde, na medida em que foi influenciada pela concepção flexneriana de atenção à saúde. A seguir, serão discutidas as influências que a medicina científica/flexneriana exerceu sobre o modelo médico-previdenciário.

O modelo biomédico e sua influência na medicina previdenciária

O surgimento do modelo biomédico/flexneriano, ou medicina científica, baseou-se nas recomendações do chamado Relatório Flexner, publicado nos EUA em 1910. Esse relatório foi elaborado por Abraham Flexner, pesquisador social e educador norte-americano de origem judaica, comissionado pela Carnegie Foundation. O relatório em questão desencadeou profunda reforma no ensino médico na América do Norte. Com o passar do tempo, essa reforma curricular estendeu-se para outros campos de conhecimento, consolidando o arranjo curricular que hoje predomina na rede universitária dos países industrializados.

No campo da saúde, médicos e dentistas passaram a ser formados em instituições de ensino superior nos marcos do modelo conhecido como flexneriano. Entretanto, o Relatório Flexner não somente orientou a formação médica, como também exerceu enorme influência na configuração dos modelos de assistência à saúde (geral e bucal) norte-americanos e de vários países do mundo. Análogo ao Relatório Flexner, foi elaborado para o campo da odontologia, em 1926, o chamado Relatório Gies (MOYSÉS, 2007). Esse relatório foi responsável por orientar a formação do cirurgião-dentista, bem como a organização da assistência à saúde bucal, nos mesmos moldes propostos pelo Relatório Flexner.

Segundo as perspectivas flexneriana e giesiana, a saúde é considerada como a ausência de doenças, sendo a cura o único fator de relevância para o restabelecimento da saúde individual. Tanto a medicina científica/flexneriana como a odontologia científica/flexneriana apresentam as seguintes características (MENDES, 1984):

1. São mecanicistas, pois veem o corpo humano como uma máquina;
2. São biologicistas, na medida em que compreendem a doença exclusivamente a partir de seu caráter biológico, excluindo os determinantes sociais ou econômicos do processo de adoecimento;
3. São individualistas, porque consideram o indivíduo como objeto, alienando-o de sua vida e dos aspectos sociais, sendo assim a doença é vista como restrita a práticas individuais;
4. Conferem grande ênfase à especialização, na medida em que aprofundam o conhecimento científico na direção de partes específicas do corpo humano, exercendo marcantes influências na formação profissional e nas respectivas práticas de saúde. No caso da odontologia, a divisão dessa área do conhecimento em especialidades tem dificultado a aquisição de uma visão integral e humanística do indivíduo;
5. Excluem as práticas alternativas, pois a medicina/odontologia científica impõem-se em relação às outras práticas de assistência à saúde;
6. Tecnificam o ato médico/odontológico: necessidade de técnicas e equipamentos para a investigação diagnóstica, produzindo uma nova forma de mediação ente o homem e a doenças;
7. Ênfase na medicina/odontologia curativa: o processo fisiopatológico é considerado a única base do conhecimento para diagnóstico e terapêutica;
8. Concentração de recursos: devido à dependência crescente de tecnologia, ocorre uma concentração das práticas médicas em hospitais como centros de diagnóstico e tratamento e clínicas odontológicas que fazem uso de forte tecnologia.

No campo da odontologia, a concepção mecanicista, com redução da doença a sua dimensão biológica, levou a maior ênfase no processo curativo-reparador, o que gerou uma prática de alto custo, baixa cobertura, com pouco impacto epidemiológico e marcantes desigualdades no acesso aos serviços odontológicos (MOYSÉS, 2004).

Esse modelo de ensino e prática médica e odontológica foi implantado no Brasil a partir da Reforma Universitária de 1968, promovida pelo regime militar. Logo, durante o período do regime ditatorial no Brasil, houve uma grande expansão do modelo biomédico, com enfoque no tratamento privado e no consumo de equipamentos e medicamentos.

Tanto os hospitais como as universidades estavam organizados segundo essa lógica biológica e especializada, incorporando o conceito reducionista de saúde, na medida em que relacionava apenas o caráter biológico da doença como fator causal da ausência de saúde. No aspecto tecnológico, havia o predomínio de tecnologias duras (dependentes do uso de equipamento) e o não aproveitamento das tecnologias leves (relação profissional-paciente), além da crescente medicalização da população (SILVA JUNIOR & ALVES, 2007). A visão da saúde como produto do mercado, aliada à perspectiva curativista e à crescente especialização, estimulava o uso acrítico da tecnologia pelos profissionais e serviços de saúde (CORBO, MOROSINI & PONTES, 2007).

Esse modelo biomédico foi, portanto, reproduzido no âmbito da assistência médico-previdenciária brasileira até os anos 1980, operando sem qualquer compromisso e crédito na relevância dos aspectos sociais como fatores que interferissem no processo saúde-doença. Além disso, havia uma total falta de compromisso com as necessidades de saúde da população, com a participação popular, o vínculo e a humanização dos serviços de saúde. Como em todo modelo assistencial em saúde, havia uma sustentação socioeconômica e político-ideológica nesse modo de organização da atenção à saúde no país. A chamada "indústria da saúde" surgia enquanto atividade econômica voltada para a assistência médica e para o lucro em potencial do mercado por ela constituído.

A crise do modelo biomédico e a criação do Sistema Único de Saúde

As primeiras críticas ao modelo biomédico de organização dos serviços de saúde foram feitas por Bertrand Dawson que, em 1920, publicou o chamado Relatório Dawson. O referido relatório apresentava o chamado Modelo de Medicina Comunitária, que se baseava em outros fatores mais relevantes no processo saúde-doença além do aspecto biológico, apontando para uma nova lógica de organização da assistência à saúde. Apesar de seus propósitos promissores, o Relatório Dawson acabou sendo menos reconhecido e utilizado na prática do que o modelo hegemônico de Flexner.

Foi somente a partir da década de 1970 que o modelo biomédico entrou em crise por diversas razões, entre as quais é possível destacar: desigualdade nas condições de saúde da população e na oferta de serviços de saúde, alto custo dos serviços, uso indiscriminado de tecnologia médica e baixa resolubilidade. Além disso, essa época foi marcada pelo início da discussão sobre propostas que objetivassem reorganizar a maneira de operação dos sistemas de saúde a partir de novas concepções do processo saúde-doença, com menores custos e maior eficiência (FAUSTO & MATTA, 2007).

A publicação do Relatório Lalonde, em 1974, representou importante marco nesse processo. O referido relatório iluminou a construção de propostas alternativas ao modelo de assistência hegemônico, na medida em que lançou o conceito de campo da saúde. O relatório chamava a atenção para a necessidade de considerar o estilo de vida, a biologia humana e o ambiente elementos essenciais para a análise dos problemas e das necessidades de saúde de determinada população (LALONDE, 1974).

A discussão continuou em pauta e, em 1978, a Conferência Internacional sobre Cuidados Primários de Saúde, em Alma-Ata, no Cazaquistão, discutiu os princípios da atenção primária à saúde, propondo um novo direcionamento para os modelos assistenciais. A Declaração de Alma-Ata, documento produzido por ocasião desse evento, contribuiu sobremaneira para a ampliação do conceito de saúde, além de apontar para a necessidade da configuração de sistemas de saúde do tipo universal, ou seja, capazes de atender a toda a população. Além disso, o documento concebia a saúde como um direito humano fundamental.

No Brasil, o movimento da Reforma Sanitária nos anos 1970 impulsionou o desenvolvimento de novos modelos assistenciais pautados segundo a lógica da atenção primária à saúde. O movimento sanitário, que incluía estudantes, profissionais de saúde, docentes e grupos de oposição ao governo militar, objetivava a universalização da assistência à saúde, aliada ao processo de redemocratização do país.

Esse movimento social consolidou-se na VIII Conferência Nacional de Saúde, em 1986, onde milhares de representantes de todos os segmentos da sociedade civil discutiram um novo modelo de saúde para o Brasil. O resultado desse processo refletiu-se na Constituição de 1988, a qual considerou a saúde um direito do cidadão e um dever do Estado, criando o SUS (BRASIL, 1988).

Nesse contexto histórico, merece destaque a I Conferência Internacional sobre Promoção da Saúde, ocorrida em 1986. A partir dessa conferência, a saúde passou a ser compreendida de modo mais amplo, estando estreitamente relacio-

Modelos Assistenciais em Saúde e Saúde Bucal | **75**

nada com educação, alimentação, recursos econômicos, ecossistema estável, recursos sustentáveis, justiça social e equidade (WHO, 1986).

O documento formulado por ocasião desse evento, conhecido como Carta de Ottawa (1986), influenciou a política de saúde de todo o mundo, inclusive a brasileira, apontando para uma renovação dos modelos de assistência à saúde. Além de trazer a ideia de determinantes sociais da saúde, a Carta de Ottawa (WHO, 1986) aponta para um conceito ampliado de promoção da saúde, para além da educação em saúde. O documento conceitua a saúde como "o maior recurso para o desenvolvimento social, econômico e pessoal, assim como uma importante dimensão da qualidade de vida" (WHO, 1986), distanciando-se claramente da concepção de saúde que sustenta o modelo biomédico hegemônico.

Um evento de grande importância no contexto da transformação dos modelos de assistência à saúde no país foi a VIII Conferência Nacional de Saúde (VIII CNS). Essa conferência sublinhou a saúde como direito de cidadania e como fruto das condições de vida e propôs uma modificação radical do sistema nacional de saúde, salientando a importância da participação popular na política de saúde. Nesse sentido, o projeto da Reforma Sanitária Brasileira foi legitimado e sistematizado na VIII CNS e formalizado, posteriormente, na Assembleia Constituinte. A criação do SUS pela Constituição em 1988 foi fruto desse processo político-histórico e vem provocando importantes transformações nas práticas de saúde e na reorientação dos modelos tecnoassistenciais, ainda que a passos lentos.

O Quadro 4.2 resgata alguns marcos históricos importantes que influenciaram a renovação dos modelos assistenciais em saúde no Brasil.

Quadro 4.2	
Marcos históricos que influenciaram o redesenho dos modelos assistenciais em saúde no Brasil	
1974	Informe Lalonde: uma nova perspectiva sobre a saúde dos canadenses/A new Perspective on the Health of Canadians
1978	Conferência Internacional de Alma-Ata, estabelecendo a doutrina da Atenção Primária, fundamentando várias propostas e programas na área da saúde.
1986	Primeira Conferência Internacional sobre Promoção da Saúde (Carta Ottawa, 1986).
1986	VIII Conferência Nacional de Saúde – surgem as propostas de reestruturação do sistema de saúde brasileiro.
1988	Constituição: propostas da reforma sanitária concretizadas no plano jurídico-institucional; criação do SUS.

O Quadro 4.2 aponta que, no contexto brasileiro, a criação do SUS em 1988 impulsionou a transformação do modelo de atenção à saúde no país. Nesse sentido, várias propostas de mudança no modo de organização das práticas de saúde vêm sendo elaboradas e experimentadas no âmbito do SUS, nos últimos anos. A seguir, serão apresentadas algumas propostas que se destacam nesse contexto.

Novos modelos assistenciais

Dentro da necessidade de renovação dos modelos assistenciais impulsionada pela criação do SUS, merecem destaque algumas experiências inovadoras de gestão e reorganização de serviços e de processos de trabalho em saúde. Essas experiências se diferenciam em função dos contextos, dos fundamentos teórico--conceituais adotados e das estratégias de mudança das práticas preexistentes nas unidades de saúde e nos sistemas locais. Entre essas experiências inovadoras destacam-se: (1) o modelo em defesa da vida; (2) as ações programáticas em saúde; e (3) os Sistemas Locais de Saúde. Segue uma breve descrição de cada uma dessas abordagens:

Modelo em Defesa da Vida

A proposta em Defesa da Vida originou-se em Campinas no final da década de 1980, sustentada por um grupo de profissionais engajados no Movimento de Reforma Sanitária, que tinha atuação no Centro Brasileiro de Estudos de Saúde (Cebes) e que criou o Laboratório de Planejamento e Administração em Saúde (Lapa) na Unicamp.

A publicação pelo Lapa de sua proposta de Modelo Tecnoassistencial ocorreu durante a IX Conferência Nacional de Saúde, em 1992 (ANDRADE, BARRETO & BEZERRA, 2006).

As principais características desse modelo são (MERHY, 1994):

- Foco no processo de trabalho em saúde.
- Privilegia o acolhimento, o vínculo e a autonomia dos sujeitos.
- Gestão democrática.
- Saúde como direito de cidadania.
- Serviço público de saúde voltado para a defesa da vida individual e coletiva.

Além disso, é importante destacar que esse modelo acelerou o surgimento de várias iniciativas em diversas cidades brasileiras, que buscaram construir alternativas de superação do modelo herdado após o processo de municipalização da saúde (ANDRADE, BARRETO & BEZERRA, 2006).

Ação Programática em Saúde

Esse modelo é baseado em discursos elaborados por professores do Departamento de Medicina Preventiva da Universidade de São Paulo (USP) e que tiveram como espaço de reflexão prática o Centro de Saúde Escola Samuel B. Pessoa (MENDES GONÇALVES, 1994; ANDRADE BARRETO, & BEZERRA, 2006).

As principais características desse modelo são:

- Atividades eventuais conforme a demanda espontânea de quem procurasse o serviço ou atividades de rotina para demanda organizada.
- Programas definidos por ciclos de vida, por doenças especiais ou por importância sanitária.
- Definição das finalidades e objetivos gerais assentados em categorias coletivas.
- Hierarquização interna de atividades.
- Articulação das atividades por equipes multiprofissionais.
- Padronização de fluxogramas de atividades e de condutas terapêuticas principais.
- Sistema de informação que possibilite avaliação na própria unidade.
- Gerência da unidade por médicos sanitaristas.
- Regionalização e hierarquização das unidades.

Sistemas Locais de Saúde (Silos)

Essa proposta de modelo tecnoassistencial é, entre todas as propostas, a que provavelmente foi discutida nacionalmente, durante o processo de início de operacionalização do SUS. Isso se deve ao fato de ter sido bastante difundida pela representação da OPAS/OMS no Brasil e operacionalizada, principalmente, nos estados do Ceará e da Bahia (MENDES, 1994).

A proposta de Silos apresenta-se mediante formulações-chave, como território e problema. Segundo Mendes (1994):

> O enfoque por problemas pressupõe a interdisciplinaridade, ou seja, a interposição de disciplinas do conhecimento, buscando-se integração conceitual e metodológica entre elas. Há uma contraposição à abordagem multidisciplinar, que fragmenta o conhecimento nas especialidades envolvidas, não permitindo uma visão complexa dos problemas.

Assim, de acordo com os Silos, o planejamento local das ações tem como base a análise da situação de saúde e a definição da situação desejada. Desenham-se estratégias e um modelo de operação para estruturar a oferta de serviços e atender à demanda epidemiologicamente identificada e, ao mesmo tempo, captar usuários provenientes da demanda espontânea (ANDRADE, BARRETO & BEZERRA, 2006).

De maneira geral, esses três modelos apresentam alguns aspectos em comum, entre os quais podem ser citados (SILVA JÚNIOR & ALVES, 2007):

- Os usuários dos serviços de saúde são compreendidos em seus aspectos biológicos, psíquicos e sociais.
- Propõe-se a articulação das ações de promoção da saúde, prevenção dos agravos, cura e recuperação de indivíduos ou coletividades e a vigilância à saúde.
- Defendem a gestão democratizada no âmbito dos serviços de saúde, tendo em vista a horizontalização dos organogramas e a construção de espaços coletivos de gestão, apontadas como alternativas para possibilitar maior participação dos trabalhadores e da população.

A necessidade de mudança das práticas e da maneira de organização da assistência impulsionada pela criação do SUS não ficou restrita à saúde geral. Isso significa que todas as práticas em saúde, inclusive a saúde bucal, precisam se renovar diante dos desafios impostos pelo SUS.

No âmbito da saúde bucal, sabe-se que o modelo tradicional (hegemônico) de atenção à saúde bucal é bastante dissonante dos princípios e diretrizes propostos pelo SUS. A seguir, será feita uma síntese da evolução dos modelos assistenciais em saúde bucal que precederam a institucionalização do SUS, com intuito de demonstrar seus limites e a necessidade de renovação para, na sequência, destacar algumas propostas de organização da atenção à saúde bucal que procuraram se aproximar do ideário defendido pelo SUS.

A evolução dos modelos assistenciais em saúde bucal no Brasil

A primeira referência à programação em saúde bucal no Brasil surgiu nos anos 1950, sob influência norte-americana, através do Serviço Especial de Saúde Pública – SESP. Estabeleceu-se, assim, uma estratégia em saúde bucal que permaneceria hegemônica até meados da década de 1980 – o Sistema Incremental em escolares (OLIVEIRA et al., 1999).

Esse modelo caracterizou-se por prestar assistência aos escolares de zonas urbanas por meio de programas voltados para as doenças cárie e periodontal. A assistência aos demais grupos populacionais ocorria em unidades de saúde, incluindo as conveniadas com o Sistema Previdenciário (INAMPS), as Secretarias Estaduais de Saúde e entidades filantrópicas (ZANETTI, 1993).

O Sistema Incremental consistia em um método de trabalho que objetivava, na teoria, "o completo atendimento dental de uma população dada, eliminando suas necessidades acumuladas e posteriormente mantendo-a sobre controle, segundo critérios de prioridades quanto a idades e problemas". A organização sistemática desse método abrangia ações verticais executadas por meio do *programa curativo* e ações horizontais efetuadas por meio de um *programa preventivo;* paralelamente a esses programas, como fonte de apoio, haveria um *programa educativo* baseado na transmissão de informação sobre higienização bucal e a aplicação de flúor tópico (PINTO, 1992; NICKEL, LIMA & DA SILVA, 2008).

Esse modelo sofreu críticas em vários aspectos, entre os quais o fato de ter sido incorporado ao sistema brasileiro de maneira acrítica, sem os cuidados e considerações necessários ao contexto da sociedade brasileira (ZANETTI et al., 1996). Além disso, apesar de o Sistema Incremental se apresentar de modo sistemático e organizado na teoria, na prática o que ocorreu foi a não resolutividade das ações, pois, segundo Zanetti et al. (1996), o centro da atenção nesse modelo era a prática curativista, sendo as práticas preventivas e promocionais de caráter marginal.

O Sistema Incremental refletia, na prática, o modelo flexneriano de assistência à saúde bucal, ao conferir grande ênfase aos determinantes biológicos das doenças bucais, ao curativismo e ao mecanicismo das ações odontológicas. Com relação à abrangência, tratava-se de um modelo excludente, na medida em que priorizava escolares de 7 a 14 anos de áreas urbanas, com algumas variações (NARVAI, 2002).

Apesar de bastante excludente sob o ponto de vista do acesso, esse modelo assistencial à saúde bucal é tido como um marco na programação do serviço público odontológico porque rompeu a hegemonia da livre demanda dos consultórios. E mesmo que tenha sido caracterizado como misto (preventivo-curativo), enfatizando a ação restauradora e deixando em segundo plano as ações educativas e preventivas, esse modelo tentava resolver em curto espaço de tempo problemas acumulados em uma pequena parcela populacional (NICKEL, LIMA & DA SILVA, 2008). O atendimento aos escolares por intermédio do Sistema Incremental orientou a criação de sistemas de atenção à saúde bucal em grande parte dos municípios brasileiros (OLIVEIRA et al., 1999).

A partir do atendimento aos escolares, a odontologia foi sendo inserida no setor público. Para a população adulta menos favorecida socioeconomicamente e, portanto, sem acesso ao consultório odontológico privado, a atenção odontológica restringia-se à extração em massa dos dentes apodrecidos desses indivíduos, reproduzindo a chamada odontologia flexneriana ou científica.

A odontologia flexneriana, hegemônica até hoje no sistema de saúde brasileiro, configurou no setor público uma assistência à saúde bucal com foco no indivíduo e restrita ao ambiente clínico-cirúrgico. Os fundamentos dessa odontologia assentam-se na concepção de que as doenças bucais têm causa essencialmente biológica e, portanto, demandam atenção clínica individualizada. Dentre os limites da odontologia flexneriana podemos apontar: a concepção mecanicista e a redução das doenças bucais à sua dimensão biológica, o que determinou uma grande ênfase em ações clínicas curativas e reparadoras, gerando uma prática de alto custo, baixa cobertura, com pouco impacto epidemiológico e desigualdades no acesso aos serviços de saúde bucal. Apesar dos limites dessa prática odontológica, ela ainda exerce forte influência tanto no setor privado quanto nos serviços públicos de saúde bucal.

Nos anos 1970, em plena crise do modelo biomédico, o Sistema Incremental passou a ser considerado um modelo superado, tanto do ponto de vista de sua eficácia como de sua abrangência e cobertura. O Sistema Incremental, por se desenvolver sob a lógica flexneriana e, portanto, curativa-restauradora, ocasionou um aumento no número de dentes restaurados, mas não foi capaz de melhorar o nível de saúde bucal dos escolares.

Diante dos limites apresentados pelo Sistema Incremental, foi necessário pensar na reorganização do modelo de assistência à saúde bucal brasileiro de modo a atender às demandas de maneira eficaz. Já nos anos 1970 surgiram algumas alternativas, como a odontologia simplificada e a odontologia integral. Entretanto, ambas não chegaram a se consolidar, a não ser em algumas experiências pontuais, não havendo, portanto, uma ruptura com a lógica programática do Sistema Incremental. Assim sendo, a programação continuou centrada nos escolares e desvinculada dos serviços públicos de saúde.

Somente com o advento do SUS, nos anos 1990, surgiram modelos inovadores de assistência à saúde bucal, pois a criação do SUS renovou as concepções de saúde (geral e bucal) e, consequentemente, as práticas e a organização das ações em saúde. Nesse sentido, a necessidade de mudança da lógica de organização da assistência odontológica pública no Brasil ficou evidente a partir dos anos 1990, o que significava superar a atenção à saúde bucal voltada quase que exclusivamente para escolares.

O MODELO DE ATENÇÃO À SAÚDE PROPOSTO PELO SUS COM FOCO NA ATENÇÃO BÁSICA

Apesar de o modelo biomédico ainda ser hegemônico no campo da formação profissional e da assistência à saúde (geral e bucal), mesmo que seus limites tenham sido apontados desde o início da década de 1970, foi somente no início dos anos 1990, a partir da implantação do SUS, que surgiram propostas inovadoras mais relevantes no campo da saúde com vistas a romper com a lógica flexneriana no Brasil.

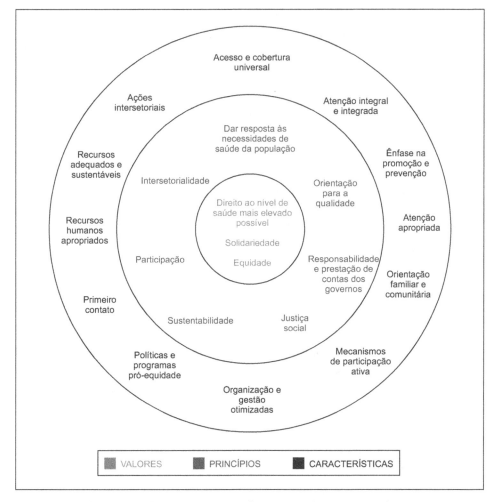

Figura 4.1 Valores, princípios e características da Atenção Primária em Saúde.
Fonte: Organização Panamericana de Saúde. Renovación de la Atención Primaria de Salud em Las Américas. Documento de Posición de la Organização Panamericana de la Salud/OMS, agosto, 2005, p.8, mimeo.

A pauta política do Ministério da Saúde durante os anos 1990 esteve voltada para a viabilização de uma proposta que buscasse transformar o modelo hegemônico de assistência à saúde. Em linha com essa perspectiva, em 1996 o Ministério da Saúde definiu a Estratégia Saúde da Família (ESF) como uma estratégia de transformação do modelo assistencial, de modo a substituir as práticas tradicionais de assistência à saúde no país (SILVA JÚNIOR & ALVES, 2007).

A ESF incorpora e reafirma os princípios básicos do SUS – universalização, descentralização, integralidade e participação da comunidade – e está estruturada a partir da Unidade de Saúde da Família – uma unidade pública de saúde com equipe multiprofissional que assume a responsabilidade por determinada população, a ela vinculada, onde desenvolve ações de promoção de saúde, prevenção, tratamento e reabilitação de agravos (BRASIL, 2001). O acolhimento, a responsabilização e a humanização são princípios fundamentais dessa estratégia.

A ESF parte de um conceito ampliado de saúde e, portanto, considera que:

> A saúde é a resultante das condições de alimentação, habitação, educação, renda, meio ambiente, trabalho, transporte, emprego, lazer, liberdade, acesso e posse da terra e acesso aos serviços de saúde. Sendo assim, é principalmente resultado das formas de organização social de produção, as quais podem gerar grandes desigualdades nos níveis de vida. (BRASIL, 1986)

A ESF tem como eixo fundamental o marco da promoção da saúde contemporânea, a integralidade, a territorialização e a continuidade das ações em saúde. A ESF pretende estruturar um sistema organizacional com vistas a atender as necessidades de saúde da população a partir de uma nova maneira de se pensar e compreender o processo saúde-doença. A ESF, enquanto modelo assistencial proposto, tem abrangência a partir do núcleo familiar e se baseia na *atenção básica à saúde*.

De maneira bem distinta do modelo hegemônico, o campo de atuação da atenção básica é assim definido pelo Ministério da Saúde (2005):

> Constitui o primeiro nível de Atenção à Saúde, de acordo com o modelo adotado pelo SUS. Engloba um conjunto de ações, de caráter individual ou coletivo, que envolve a promoção de saúde, a prevenção de doenças, o diagnóstico, o tratamento e a reabilitação dos pacientes. Nesse nível de

atenção à saúde, o atendimento aos usuários deve seguir uma cadeia progressiva, garantindo o acesso aos cuidados e às tecnologias necessárias e adequadas de prevenção e enfrentamento das doenças, para prolongamento da vida. A atenção básica é desenvolvida por meio de práticas gerenciais e sanitárias democráticas e participativas. O trabalho é realizado por equipes que assumem responsabilidade pela saúde da população de territórios delimitados. Utiliza tecnologias de elevada complexidade e baixa densidade, objetivando prevenir e solucionar os problemas de saúde de maiores frequência e relevância das populações. Deve considerar o usuário em sua singularidade, complexidade, inteireza e inserção sociocultural, buscando a promoção de sua saúde, a prevenção e o que possa comprometer suas possibilidades de viver de modo saudável. A atenção básica é o ponto de contato preferencial dos usuários com o SUS, seu primeiro contato realizado pelas especialidades básicas da saúde.

Os princípios e valores da atenção básica/primária, segundo a Organização Pan-Americana de Saúde, estão representados na Figura 4.1.

No Brasil, a ESF, que tem como foco a atenção básica à saúde, visa reduzir a demanda por serviços hospitalares e ambulatoriais a partir do enfoque na atenção básica à saúde. A Figura 4.2 aponta as principais características da ESF. As diferenças entre o modelo de atenção à saúde proposto pela ESF e o modelo tradicional (flexneriano) estão expostas no Quadro 4.3.

No âmbito da saúde bucal, a ESF também se configura como estratégia de mudança do modelo de atenção à saúde bucal no âmbito do SUS. A seguir, será abordada a evolução dos modelos assistenciais em saúde bucal após a institucionalização do SUS, culminando com a inserção do cirurgião-dentista na ESF.

A ESF COMO ESTRATÉGIA DE MUDANÇA DO MODELO DE ATENÇÃO À SAÚDE BUCAL NO SUS

Algumas experiências municipais destacaram-se a partir do início dos anos 1990, pois buscaram desenvolver modelos assistenciais em saúde bucal condizentes com os princípios do SUS e, também, por terem alcançado resultados significativos na redução das principais doenças bucais (cárie e doença periodontal) em um período de tempo razoavelmente curto.

84 | Fundamentos em Saúde Bucal Coletiva

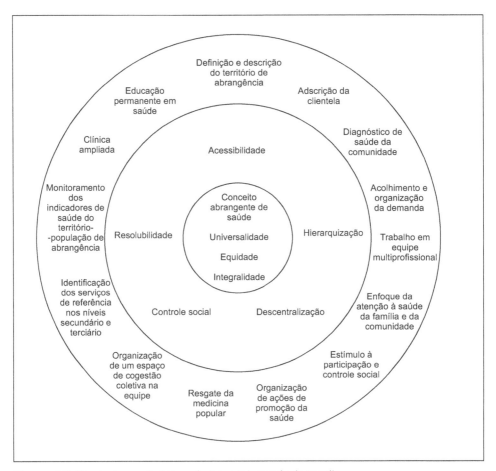

Figura 4.2 Principais características da Estratégia Saúde da Família.
Fonte: Andrade, Barreto & Bezerra (2006).

Duas tendências destacaram-se por terem sido reproduzidas em diversos sistemas municipais. São elas (OLIVEIRA et al., 1999):

1. O Sistema Inversão da Atenção, que resgatou a necessidade de uma abordagem preventivo-promocional no combate às doenças bucais sob os princípios do SUS;
2. A atenção precoce em saúde bucal (Odontologia para Bebês), a qual dava ênfase ao controle da cárie na dentição decídua, incluindo, portanto, a clientela de 0 a 5 anos de idade em programas de saúde bucal.

Apesar de representarem um passo importante na direção da adoção de uma perspectiva preventivo-promocional, tanto o Sistema de Inversão da Atenção

Quadro 4.3

Características do Modelo Hegemônico e da Estratégia Saúde da Família

Modelo hegemônico	Estratégia saúde da família
Saúde como ausência de doença	Saúde é produzida socialmente
Baseado em práticas frequentemente clientelistas, em que a prestação de serviços de saúde era realizada como favor e não como um direito do cidadão	Prestação de serviços de saúde como direito de cidadania
Atenção centrada no indivíduo	Atenção centrada no coletivo
Centrado em ações curativistas	Centrado na atenção integral à saúde, incluindo ações de promoção, proteção, cura e recuperação
Hospital como serviço de saúde dominante	Hierarquização da rede de atendimento, ou seja, garantindo níveis de atenção primária, secundária e terciária articulados entre si
Serviços de saúde concentrados nos centros urbanos dos municípios	Serviços de saúde distribuídos em todo território dos municípios, permitindo acesso de toda a população
Predomínio da intervenção do profissional médico	Predomínio da intervenção de uma equipe interdisciplinar
Planejamento e programação desconsiderando o perfil epidemiológico da população	Planejamento e programação com base em dados epidemiológicos e priorizando famílias ou grupos com maior risco de adoecer e morrer
Funcionamento baseado na demanda espontânea	Funcionamento dos serviços baseado na organização da demanda e no acolhimento dos problemas da população adscrita

Fonte: adaptado de Andrade, Barreto & Bezerra (2006).

como a Odontologia para Bebês não estavam em consonância com os princípios do SUS, quais sejam, a integralidade das ações, a universalidade e a equidade (OLIVEIRA et al., 1999).

A inclusão da odontologia no Programa Saúde da Família aconteceu oficialmente no ano 2000, por meio da Portaria Ministerial Número 1444 (PT/MS 1444/00). O Ministério da Saúde estabelecia, portanto, o incentivo de saúde bucal para o financiamento de ações e para a inserção de profissionais de saúde bucal no programa. Estruturou-se, a partir de então, um modelo de atenção

Fundamentos em Saúde Bucal Coletiva

em saúde bucal que passa a ter como foco o núcleo familiar (MINISTÉRIO DA SAÚDE, 2000).

Assim, segundo a lógica da ESF, os profissionais vinculados à saúde bucal (cirurgião-dentista, auxiliar de saúde bucal e técnico de saúde bucal) fazem parte da chamada Equipe de Saúde Bucal (ESB) da modalidade 2. Já a ESB da modalidade 1 incluiria somente um cirurgião-dentista e um auxiliar de saúde bucal (BRASIL, 2001).

Esse modelo de atenção à saúde bucal com foco na família teve origem no município de Curitiba (PR), em 1995. O financiamento federal para as ações de saúde bucal levou vários municípios a buscarem formas de inclusão de profissionais de saúde bucal na ESF. Essa participação da odontologia tem se dado de diversas maneiras, desde o treinamento dos agentes comunitários de saúde, no sentido de incluírem instruções relativas à saúde bucal em suas atividades, até a própria inclusão do cirurgião-dentista na equipe da ESF (RONCALLI, 2000).

A ESF, portanto, configura-se como uma estratégia de reformulação do processo de trabalho em saúde bucal no contexto do SUS. Suas premissas básicas são a proteção, a prevenção e a promoção da saúde, além do atendimento domiciliar, a definição da área de abrangência e o trabalho em equipe multiprofissional.

Segundo dados do Ministério da Saúde, a ESF existe em mais de 5.280 municípios brasileiros, com 33.200 equipes de Saúde da Família implantadas. Naqueles municípios em que está adequadamente implantada, com profissionais capacitados e integrada ao sistema municipal de saúde, a ESF tem condições de dar solução efetiva a mais de 85% dos casos de saúde da população atendida. O Quadro 4.4 aponta os números da ESF no ano de 2013.

Quadro 4.4

Números referentes à implantação da Estratégia Saúde da Família no ano de 2013

Total de municípios com Estratégia Saúde da Família	5.280
Total de equipes de saúde da família	33.200
Total de agentes comunitários de saúde	254.910
Total de municípios com Equipe de Saúde Bucal (ESB)	4.876
Total de ESB na modalidade I	19.879
Total de ESB na modalidade II	2.019
Estimativa da população coberta	104.952.152

Fonte: Brasil, 2013.

A inserção do cirurgião-dentista na ESF, além de buscar reorganizar a atenção básica em saúde bucal, tem estimulado a compreensão dos profissionais e da população acerca da lógica desse sistema que pretende garantir proteção, promoção e recuperação da saúde à luz de um conceito ampliado de saúde.

A ESF introduz uma lógica assistencial que rompe com a prática histórica da odontologia essencialmente centrada no alívio da dor e no trabalho no consultório. O SUS fornece as bases ideológicas e programáticas para a reestruturação da prática odontológica, demandando modificações sensíveis na abordagem do processo saúde-doença bucal.

CONSIDERAÇÕES FINAIS

Colocar em prática as ideias e proposições inovadoras no campo da saúde trazidas pelo SUS não é tarefa fácil, na medida em que impõe importantes desafios tanto na formação profissional em saúde como na organização dos serviços.

No tocante à formação do cirurgião-dentista, o principal desafio consiste em romper com uma formação profissional flexneriana, ou seja, mecanicista, biologicista e centrada em procedimentos curativo-restauradores. A publicação das Diretrizes Curriculares Nacionais (DCN) para o Curso de Odontologia, homologadas pelo Ministério da Educação em 2001, objetivam, justamente, esse redirecionamento da formação dos cirurgiões-dentistas, coerentes com os princípios que regem o SUS. Essas diretrizes têm impulsionado, recentemente, importantes mudanças nos currículos das faculdades brasileiras de Odontologia (BRASIL, 2002).

As DCN propõem a desvinculação do perfil tecnicista e individualista que acompanha a profissão desde sua origem, reorientando a formação para o desenvolvimento da capacidade técnica, aliada à sensibilização dos acadêmicos para a resolução dos problemas que afetam a sociedade. Além disso, é apontada pela DCN a necessidade de os acadêmicos compreenderem a realidade social, cultural e econômica de seu meio, dirigindo sua atuação para a transformação da realidade em benefício da sociedade (BRASIL, 2002).

Se considerarmos o interesse crescente dos cirurgiões-dentistas recém-formados na busca pela inserção no SUS, ainda que determinado pelas dificuldades de mercado, torna-se evidente a necessidade de desenvolvimento de outras habilidades durante a formação profissional, além daquelas referentes à clínica.

Vale salientar, entretanto, que a vinculação o cirurgião-dentista ao SUS pode vir a significar muito mais do que a garantia de um vínculo trabalhista, na medida em que esse profissional passa a compreender seu papel na construção de um modelo assistencial universal, equânime e solidário.

Com relação à mudança na organização da atenção à saúde há, também, um longo caminho a ser percorrido para que se possa afirmar que as medidas de fortalecimento da atenção básica adotadas pelo governo federal foram capazes de reorientar o modelo assistencial nos serviços de saúde do país com qualidade, de maneira a garantir a satisfação do usuário com os serviços prestados pela rede pública.

Com relação à organização dos serviços, entre os principais desafios impostos pela ESF destacam-se aqueles apontados por Andrade, Barreto & Bezerra (2006): (1) necessidade de desenvolvimento de um conjunto de medidas de qualidade que promoveria um processo mais disseminado e consistente de monitoramento e avaliação dos serviços de saúde no nível local; (2) garantia de mecanismos formais de participação popular em busca de uma ESF mais responsiva às necessidades locais; e (3) implementação de políticas de comunicação social que garantiriam forte apoio popular ao SUS e à ESF, oferecendo à população o conhecimento das grandes virtudes e avanços do Sistema Público Brasileiro, apesar dos problemas existentes.

Referências bibliográficas

ANDRADE, L.O.M.; BARRETO, I.C.H.C.; BEZERRA, R.C. O Sistema Único de Saúde. In: CAMPOS, G. W. S. et al. (Org.). Tratado de saúde coletiva. São Paulo: Hucitec; Rio de Janeiro: Ed. Fiocruz, 2006:783-836.

BERTOLLI FILHO, C. História da Saúde Pública no Brasil. 3. ed. São Paulo: Ática, 1999. 72p.

BRASIL. Constituição (1988). Constituição da República Federativa do Brasil. Brasília, DF: Senado Federal, 1988. 124p.

BRASIL. MINISTÉRIO DA EDUCAÇÃO. Conselho Nacional de Educação. Câmara de Educação Superior. Diretrizes Curriculares Nacionais do Curso de Graduação em Odontologia, 2002. Resolução CNE/CES 3, de 19 de Fevereiro de 2002.

BRASIL. MINISTÉRIO DA SAÚDE. Conselho Nacional de Secretários Municipais de Saúde. O SUS de A a Z – garantindo saúde nos municípios. Brasília (DF), 2005 p. 35-36.

BRASIL. MINISTÉRIO DA SAÚDE. Departamento de Atenção Básica. Evolução do credenciamento e implantação da Estratégia Saúde da Família. Disponível em: http://dab.saude.gov.br/cnsb/historico_cobertura_sf.php Acesso em 01/04/2013.

BRASIL. MINISTÉRIO DA SAÚDE. Departamento de Atenção Básica, 2011. Números de Equipes de Saúde Bucal Implantadas. Disponível em <dab.saude.gov.br/abnumeros.php>.

BRASIL. MINISTÉRIO DA SAÚDE. Departamento de Atenção Básica. Guia Prático do Programa de Saúde da Família. Brasília, DF, 2001, 128 p.

BRASIL. MINISTÉRIO DA SAÚDE. Portaria nº 1.444, de 28 de dezembro de 2000. Estabelece incentivo financeiro para a reorganização da atenção à saúde bucal prestada nos municípios por meio do Programa de Saúde da Família. Publicada no Diário Oficial da União de 29/12/2000.

BRASIL. MINISTÉRIO DA SAÚDE. VIII Conferência Nacional de Saúde. Brasília: Ministério da Saúde, 1986.

CORBO, A.D.; MOROSINI, M.V.G.C.; PONTES, A.L.M. Saúde da Família: construção de uma estratégia de atenção à saúde. In: Educação profissional e docência em saúde: a formação e o trabalho do agente comunitário de saúde – Modelos de atenção e a Saúde da Família. Editora EPSJV – Fiocruz, 2007, p. 69-106.

FAUSTO, M.C.R.; MATTA, G.C. Atenção primária à saúde: histórico e perspectivas. In: Educação profissional e docência em saúde: a formação e o trabalho do agente comunitário de saúde – Modelos de atenção e a Saúde da Família. Editora EPSJV – Fiocruz, 2007, p.43-67.

KUHN, T. The structure of scientific revolutions. Chicago, University of Chicago Press, 1970.

LALONDE M. A new perspective on the Health of Canadians: a working document. Ottawa: Health and Welfare Canada, 1974.

MENDES GONÇALVES, R.B. Tecnologia e organização social das práticas de saúde: características do processo de trabalho na rede estadual de centros de saúde de São Paulo. São Paulo: Hucitec - Abrasco, 1994.

MENDES, E.V. (ed.). Distrito sanitário: o processo social de mudança das práticas sanitárias do Sistema Único de Saúde. São Paulo: Hucitec, 1994.

MENDES, E.V. A evolução histórica da prática médica: suas implicações no ensino e na tecnologia médicas. Belo Horizonte: PUC-MG/FINEP, 1984.

MERHY, E.E. Em busca da qualidade dos serviços de saúde: os serviços de porta aberta para a saúde e o modelo tecnoassistencial em defesa da vida. In: CECILIO, L.C.O. Inventando a mudança na saúde. São Paulo, Hucitec, 1994:117-60.

MERHY, E.E., CECÍLIO, L.C.O., NOGUEIRA, R.C. Por um modelo tecnoassistencial da política de saúde em defesa da vida: contribuição para as Conferências de Saúde. Cadernos da 9ª Conferência Nacional de Saúde, Descentralizando e Democratizando o Conhecimento. Brasília, v.1, 1992.

MOYSÉS, S.J. Saúde bucal. In: GIOVANELLA, L. et al. (Org.). Políticas e sistemas de saúde. Rio de Janeiro: Fiocruz, 2007.

MOYSÉS, S.J. SUS Políticas de saúde e formação de recursos humanos em Odontologia. Revista da ABENO 2004; 4(1):30-7.

NARVAI, P.C. Odontologia e saúde bucal coletiva. 2. ed. São Paulo: Santos Ed., 2002. 120p.

NARVAI, P.C. Saúde bucal: assistência ou atenção? São Paulo: Rede CEDROS, 1992.

NICKEL, D.A.; LIMA, F.G.; DA SILVA, B.B. Modelos assistenciais em saúde bucal no Brasil. Cad. Saúde Pública, Rio de Janeiro, 2008; 24(2):241-6.

OLIVEIRA, A.G.R.C. et al. Modelos assistenciais em saúde bucal no Brasil: tendências e perspectivas. Rev. Ação Coletiva, 1999; 2(1).

OLIVEIRA, A.G.R.C.; SOUZA, E.C.F. A saúde no Brasil: trajetórias de uma política assistencial. In: Odontologia preventiva e social: textos selecionados. Universidade Federal do Rio Grande do Norte. Departamento de Odontologia. Natal: EDUFRN, 1997:114-25.

Organización Panamericana de la Salud. Los sistemas locales de salud: conceptos, métodos, experiencias. Washington: Opas, 1990. Renovación de la Atención Primaria de Salud en las Américas. Documento de posición de la Organización Panamericana de la Salud/OMS, agosto, 2005, mimeo.

PAIM, J.S. A Reforma Sanitária e os modelos assistenciais. In: ROUQUAYROL, M.Z. Epidemiologia & saúde. 5. ed. Rio de Janeiro: MEDSI, 1999: 473-87.

PINTO, V.G. Saúde bucal coletiva. 4. ed. São Paulo: Santos, 2000.

RONCALLI, A.G. A organização da demanda em serviços públicos de odontologia. Tese de Doutorado. Araçatuba: Faculdade de Odontologia, Universidade Estadual Paulista, 2000.

SILVA JUNIOR, A.G.; ALVES, C.A. Modelos assistenciais em saúde: desafios e perspectivas. In: Educação profissional e docência em saúde: a formação e o trabalho do agente comunitário de saúde – Modelos de atenção e a Saúde da Família. Editora EPSJV – Fiocruz, 2007. p.27-41.

WORLD HEALTH ORGANIZATION. The Ottawa Charter for Health Promotion. In Health Promotion. Vol. 1, Geneva: World Health Organization; 1986.

ZANETTI, C.H.G. As marcas do mal estar social no Sistema Nacional de Saúde: o caso das políticas de saúde bucal no Brasil dos anos 80. Dissertação (Mestrado em Saúde Pública) – Escola Nacional de Saúde Pública, Fiocruz, Ministério da Saúde, Rio de Janeiro. 1993.

ZANETTI, C.H.G. et al. Em busca de um paradigma de programação local em saúde bucal mais resolutivo no SUS. Ver. Divulg. Saúde Debate 1996; Londrina, v.13, p.18-35.

5 Saúde Bucal Coletiva

Andréa Neiva da Silva
Marcos Antônio Albuquerque de Senna
Ingrid Mesquita Faria

INTRODUÇÃO

A inserção da Odontologia no setor público aconteceu de forma lenta e, inicialmente, limitou-se a serviços precários, principalmente voltados para escolares. Até os anos 1990, a prática odontológica pública consistia essencialmente na extração em massas dos dentes apodrecidos da população mais pobre, reproduzindo a chamada odontologia flexneriana.

Os fundamentos da odontologia flexneriana assentam-se na noção de que as doenças bucais têm causa essencialmente biológica e, portanto, demandam exclusivamente atenção clínica individualizada. Entre as principais limitações dessa odontologia podemos citar a concepção mecanicista e a redução da doença a sua dimensão biológica, o que determinou uma grande ênfase em ações clínicas curativas e reparadoras, gerando uma prática de alto custo, baixa cobertura, com pouco impacto epidemiológico e desigualdades no acesso aos serviços de saúde bucal. Essa prática odontológica, também conhecida como Odontologia de mercado, ainda exerce importante influência tanto no setor privado quanto nos serviços públicos de saúde bucal.

A necessidade de uma ruptura com a odontologia de mercado determinou no âmbito do setor público brasileiro, o surgimento de diversas "odontologias" que se seguiram ao longo do tempo (sanitária, preventiva, social, simplificada, integral e saúde bucal coletiva). O presente capítulo confere destaque à Saúde Bucal Coletiva (SBC), movimento impulsionado pelo processo de construção do Sistema Único de Saúde e que pretende estimular mudanças nas práticas odontológicas no âmbito dos serviços públicos de saúde bucal. O capítulo pretende contribuir para uma reflexão a respeito de como a saúde bucal tem sido pensada ao longo do tempo, apontando os desafios enfrentados pela Saúde Bucal Coletiva na busca pela renovação das práticas do setor.

SAÚDE BUCAL COLETIVA: EVOLUÇÃO HISTÓRICA E DEFINIÇÕES

Para a compreensão do que vem a ser Saúde Bucal Coletiva é fundamental uma breve retrospectiva histórica dos movimentos que a antecederam, de modo a ajudar o leitor a perceber as contribuições que cada uma dessas "odontologias" forneceu a esse campo teórico e de práticas que hoje se convencionou chamar Saúde Bucal Coletiva.

Após a Segunda Guerra Mundial, a impossibilidade de acesso ao consultório odontológico privado determinou o surgimento de uma modalidade estatal de produção de serviços odontológicos. A partir desse momento, a odontologia de mercado deixou de ser a única modalidade assistencial no segmento do setor saúde (NARVAI, 2002).

No Brasil, em 1952, a criação do SESP – Serviço Especial de Saúde Pública – deu início aos primeiros programas de odontologia sanitária. Nesse projeto, o alvo era a população em idade escolar, pois se acreditava que esta seria a população mais vulnerável e, além disso, era considerada a população mais sensível às intervenções de saúde pública. Entretanto, a expansão dos serviços odontológicos não promoveu melhorias nas condições de saúde bucal dos escolares, na medida em que acabaram por reproduzir a prática da odontologia de mercado.

A odontologia sanitária utilizou-se do sistema incremental para diagnosticar e tratar os problemas de saúde bucal da comunidade. Chaves (1960) conceitua a odontologia sanitária como aquela responsável pelo diagnóstico e tratamento dos problemas de saúde oral, que inclui dentes e outras estruturas da cavidade oral, sendo responsabilidade do dentista no âmbito da comunidade. A odontologia sanitária buscava uma prática odontológica que rompesse com a odontologia de mercado, mas suas propostas fracassaram ao longo tempo, ficando limitada aos programas odontológicos escolares. Diante do esgotamento da odontologia sanitária, surge no início dos anos 1960, a chamada odontologia preventiva, considerada por Narvai (2002) "filha da medicina preventiva". A odontologia preventiva baseava-se no modelo da história natural das doenças proposto por Leavell & Clark (1965). Houve na época um debate intenso sobre a criação de uma disciplina específica voltada para a odontologia preventiva, a qual foi implantada nos currículos das faculdades norte-americanas e, posteriormente, na América Latina. Desse modo, a odontologia preventiva promoveu grande impacto em todo o mundo, inclusive no território brasileiro, diante dos limites demonstrados pela odontologia sanitária.

Entretanto, a criação de uma disciplina exclusiva para a odontologia preventiva causou uma fragmentação ainda maior no processo de ensino-aprendizagem, visto que a prevenção em saúde deve ter como sinônimo a integração de ações, recursos e esforços. A prevenção, segundo Leavell & Clark (1965), garante que o dentista pratique a odontologia preventiva sempre evitando um "mal maior". Desse modo, a odontologia preventiva ficou limitada a intervenções na história natural da doença, desconsiderando o papel dos determinantes sociais na explicação do processo saúde-doença bucal.

A designação "odontologia social" surgiu nos anos 1970 com vistas a substituir a chamada odontologia sanitária, não guardando, entretanto, alterações relevantes, a não ser o fato de terem sido empregadas em contextos diferentes; há quem considere a expressão odontologia social mais abrangente do que odontologia sanitária (NARVAI, 2002).

A odontologia social e preventiva, termo surgido também nos anos 1970, buscou estruturar o sistema de prestação de serviços à comunidade e criar condições para que os métodos preventivos pudessem ser colocados em prática. A separação das áreas preventiva e social justificou-se por motivos didáticos, mas, na prática, ambas almejavam construir um mesmo corpo de conhecimento, que buscava a identificação dos problemas de saúde bucal e apresentava métodos que impedissem a ocorrência desses problemas no âmbito coletivo (PINTO, 1989).

A odontologia social pode ser considerada uma resposta à crise da odontologia tradicional e se baseou no conceito de que a saúde não é vista apenas como ausência de doença, mas sim como um resultado de um conjunto de fatores sociais, psicológicos e biológicos. A utilização do termo social foi entendida por muitos como algo precário, sem qualidade, dirigido aos pobres e carentes. Com isso, a odontologia social foi rechaçada pelo senso comum odontológico, segundo o qual o social é visto como algo distante e voltado exclusivamente para a população de baixa renda (NARVAI, 2002).

Fundamentos em Saúde Bucal Coletiva

A partir da década de 1970, o paradigma flexneriano começou a ser questionado mundialmente com base na constatação de sua ineficácia, ineficiência e desigualdade de acesso aos serviços de saúde (geral e bucal). Assim, surgiram modelos alternativos ao modelo hegemônico no campo da saúde bucal.

A chamada odontologia simplificada é um bom exemplo disso. A expressão odontologia simplificada apareceu no discurso odontológico brasileiro nos anos 1970, embora essa prática já estivesse há mais tempo em vigor em outros países da América Latina. A odontologia simplificada criticava a odontologia científica (flexneriana) e se reivindicava como uma alternativa a partir de outro paradigma (NARVAI, 2002).

De acordo com Narvai (2002), a odontologia simplificada surgiu como um apêndice da odontologia tradicional, uma odontologia complementar, destinada às classes sociais marginalizadas, concretizada pela simplificação dos elementos da prática profissional, em especial no que se refere aos recursos humanos, equipamentos e materiais. Dessa maneira, preconizava a simplificação de instrumentos e materiais, objetivando a racionalização dos custos de modo a garantir a ampliação da cobertura. Entretanto, a odontologia simplificada sofreu distorções que levaram à queda na qualidade dos trabalhos clínicos realizados e, embora seu discurso se fundamentasse na prevenção, na prática continuava priorizando o atendimento curativo.

Nos anos 1980, com a chegada de novas tecnologias preventivas derivadas do pensamento escandinavo, surgiu uma possibilidade de evolução: a odontologia integral (ZANETTI et al., 1996). A odontologia integral buscou uma concepção renovada da odontologia, incorporando o saber e o fazer em nível coletivo, contrapondo-se à prática então dominante no sistema capitalista (MENDES & MARCOS, 1984). A respeito da odontologia integral, Mendes & Marcos (1984) identificam três elementos básicos:

- Atitude preventiva, essencial à preservação da saúde.
- Simplificação e adequação de atos, técnicas, equipamentos, materiais, métodos etc.
- Desmonopolização do saber e do fazer pela educação e instrução e repasse do conhecimento a sociedade.

Mendes & Marcos (1984) afirmam que a odontologia integral propunha a universalização da assistência odontológica, não sendo, portanto, uma prática destinada a populações marginalizadas, mas sim um novo modelo que pretendeu substituir a prática hegemônica. A odontologia integral, contudo, ficou restrita aos serviços odontológicos privados, e o desmonopólio do saber e do fazer continuou apenas entre os componentes da própria equipe de saúde bucal.

Vale salientar que tanto a odontologia simplificada como a odontologia integral não chegaram a se consolidar, a não ser em algumas experiências pontuais, não havendo, portanto, uma ruptura da lógica programática do Sistema Incremental. Logo, até meados dos anos 1990, a programação em saúde bucal ficou centrada em escolares e desvinculada dos serviços públicos de saúde.

A Figura 5.1 sintetiza as principais características dessas diversas práticas odontológicas (sanitária, preventiva, social, simplificada, integral) que buscaram se estruturar no âmbito do setor público dos anos 1950 até a atualidade (Saúde Bucal Coletiva).

Foi em 1986 que a nova institucionalidade do setor saúde começou a ser desenhada, por ocasião da VIII Conferência Nacional de Saúde, quando a saúde foi consagrada como direito universal e como dever do Estado, tendo como fundamento a noção de cidadania. Como parte do amplo processo que marcou a VIII

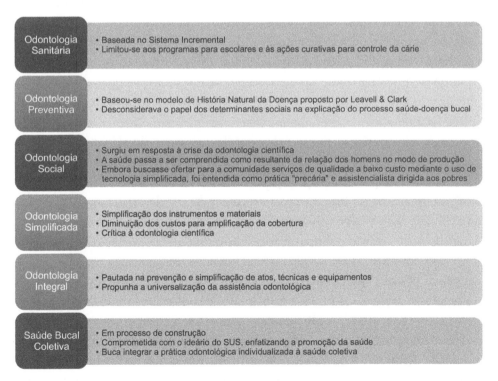

Figura 5.1 Principais características das práticas odontológicas desenvolvidas no âmbito dos serviços de saúde pública do Brasil dos anos 1950 a atualidade.

Conferência, aconteceu a I Conferência Nacional de Saúde Bucal. Esta conferência afirmou a saúde bucal como "parte integrante e inseparável da saúde geral do indivíduo, diretamente relacionada com as condições de alimentação, moradia, trabalho, renda, meio ambiente, transporte, lazer, liberdade, acesso e posse da terra, acesso aos serviços de saúde e à informação" (BRASIL, 1986).

Nesse contexto, o cumprimento dos princípios e das diretrizes do SUS passou a se constituir no grande desafio da odontologia, na medida em que demandava uma ruptura com o modelo biomédico de assistência à saúde bucal. Isso significa, portanto, superar uma prática odontológica fundamentada exclusivamente nos aspectos biológicos e individuais, que desconsidera em seu fazer a determinação social das doenças bucais. A ineficácia, a ineficiência e a baixa cobertura desse modelo de prática já apontavam para a necessidade de renovação das políticas e práticas em saúde bucal.

Em 1993, a saúde bucal, como um direito de cidadania, foi o tema central da II Conferência Nacional de Saúde Bucal. Em uma conjuntura nacional marcada pela perspectiva de ampla revisão da Constituição de 1988, essa conferência reconheceu a saúde bucal como "direito de cidadania", indicando a necessidade de "um novo modelo de atenção em saúde bucal" e dos recursos humanos necessários para isso. Além disso, defendeu a descentralização das ações "com garantia de universalidade do acesso e equidade da assistência odontológica, interligados a outras medidas de promoção de saúde de grande impacto social" (BRASIL, 1993).

Logo, foi com o avanço nos processos de instituição do SUS, nos anos 1990, que o modelo hegemônico de atendimento a escolares passou a sofrer grande perda de sustentação política, pois, ao preconizar o trabalho restrito a escolares urbanos, caminhava no sentido oposto ao recomendado pelos princípios e diretrizes do SUS. Tornou-se imperativo, então, propor novas práticas para a odontologia diante do novo cenário político-histórico do Brasil.

Nesse contexto, a SBC surgiu no final dos anos 1990 com a perspectiva de implementar nos serviços públicos os saberes oriundos do pensamento escandinavo (odontologia integral), à luz dos princípios e das diretrizes do SUS (CORDON, 1996; ZANETTI, 1993). A SBC ainda é uma estratégia em construção, centrada nos princípios do SUS e com ênfase na promoção da saúde, sem uma matriz programática definida. Observa-se, pela primeira vez, o uso do termo saúde bucal no lugar de odontologia. Segundo Narvai (2006), o uso da expressão *saúde bucal* carrega a ideia de que a saúde da boca equivale a um conjunto de condições não somente biológicas, mas também psicológicas e sociais que possibilitam ao indivíduo exercer as funções próprias da boca (mastigação, deglutição, fonação) e se relacionar socialmente.

A SBC fundamenta-se na noção de que processos sociais, psicológicos e biológicos atuam na produção das condições de saúde bucal no nível populacional, em linha com a teoria da determinação social das doenças. Logo, as ações a serem desenvolvidas pelos serviços de saúde bucal devem ir muito além da prática clínica individual, limitada às quatro paredes do consultório odontológico, implicando, portanto, a execução de ações dentro e fora do setor saúde. Nesse sentido, assim como a saúde coletiva, a SBC demanda ações do Estado e da sociedade na produção de ambientes e populações saudáveis.

A palavra *coletiva,* na expressão Saúde Bucal Coletiva, tem o mesmo sentido utilizado para definir saúde coletiva. Consequentemente, se a saúde coletiva é definida como um campo de conhecimento e de práticas em saúde envolvendo diversas disciplinas articuladas entre si por meio de ações multiprofissionais, intersetoriais e transdisciplinares (PAIM, 2003), a SBC deve estar em consonância com essa perspectiva. Isso significa que um profissional de saúde bucal deve ter uma atuação ampliada e, sobretudo, articulada com os demais profissionais de saúde e com distintos setores da sociedade, configurando, assim, uma competência profissional que transcende às clássicas ações clínicas odontológicas limitadas à cavidade bucal e às estruturas adjacentes.

Narvai & Frazão (2005) afirmam que a SBC visa integrar a prática odontológica individualizada à saúde coletiva, oferecendo resposta às necessidades de saúde bucal e geral da população. A SBC, portanto, busca estabelecer-se como uma prática reflexiva capaz de recuperar o trabalho odontológico em suas dimensões política, social, comunitária, preventiva e integral, consideradas dimensões indispensáveis às práticas no campo da saúde em sociedades democráticas e solidárias, onde o processo saúde-doença é de interesse público, de responsabilidade do Estado, mas também do conjunto da sociedade (NARVAI, 2002).

CONSIDERAÇÕES FINAIS

A SBC está em plena consonância com os princípios e diretrizes do Sistema Único de Saúde e, portanto, implica um compromisso com a construção de uma sociedade mais justa e democrática. Para tanto, a SBC demanda a construção de modelos de atenção à saúde bucal que, necessariamente, devem contemplar ações dentro e fora do setor saúde, direcionadas não somente à boca, mas, sobretudo, focadas nos amplos fatores determinantes da saúde bucal. A política nacional de saúde bucal, cujas diretrizes operacionais enfatizam a legitimidade político-institucional, o controle social e a intersetorialidade, pode ser considerada um importante pilar de sustentação para a efetivação das propostas suscitadas pela SBC.

Entretanto, um dos grandes desafios consiste em superar o modelo assistencial ainda hegemônico voltado para o atendimento individual, com foco nos aspectos biológicos das doenças, e construir um modelo de atenção em saúde bucal que seja integral, participativo e democrático. Algumas alternativas nesse sentido vêm surgindo em diversos municípios do País, de acordo com as realidades locais, buscando configurar um sistema de prestação de serviços universal e equitativo.

A presença da equipe de saúde bucal na Estratégia Saúde da Família representa um cenário que pode vir a favorecer o desenvolvimento de práticas renovadas em saúde bucal, principalmente se o cirurgião-dentista atuar, de fato, como membro de uma equipe multiprofissional e for capaz de desenvolver uma abordagem trans-disciplinar dos problemas que afetam a cavidade bucal. Entretanto, são necessários investimentos na formação acadêmica desses profissionais, alinhada com a política de saúde vigente, pois somente a mudança do modelo de formação profissional pode ser capaz de impulsionar as mudanças promissoras apontadas pela SBC.

Referências bibliográficas

BRASIL. Relatório final da 8ª Conferência Nacional de Saúde e 1ª Conferência Nacional de Saúde Bucal, Brasília-DF, 1986.

_____. Relatório final da 2ª Conferência Nacional de Saúde Bucal, Brasília-DF, 1993.

CHAVES, M.M. Manual de odontologia sanitária. Tomo I. São Paulo. Massao Ohno-USP, 1960.

CORDÓN, J.A. Dificuldades, contradições e avanços na inserção da odontologia no SUS. Divulga-ção em Saúde para Debate, n. 13, 1996.

LEAVELL, H.R. & CLARK, G.R. Preventive medicine for the doctor in his community. An epide-miologic approach. 3. ed., New York: McGraw-Hill, 1965.

MENDES, E.V. & MARCOS, B. Odontologia integral: bases teóricas e suas implicações no ensino e na pesquisa odontológica. Belo Horizonte-PUC-MG/FINEP, 1984. 66p.

NARVAI, P.C. Saúde bucal coletiva: caminhos da odontologia sanitária à bucalidade. Rev Saúde Pública, São Paulo, 2006; 40,(N Esp.):141-7.

NARVAI, P.C & FRAZÃO, P. Saúde bucal coletiva. In: RONIR, R.L.; COSTA, A.J.L.; NADANOVSKY, P. Epidemiologia e bioestatística na pesquisa odontológica. São Paulo: Atheneu, 2005: 21-48.

NARVAI, P.C. & FRAZÃO, P. Epidemiologia, política e saúde bucal coletiva. In: ANTUNES, J.L.F.; PERES, M.A. (Org.). Epidemiologia da saúde bucal. Rio de Janeiro: Guanabara Koogan, 2006.

PAIM, J.S. Saúde da família: espaço de reflexão e de práticas contra hegemônicas? In: PAIM, J.S. Saúde, política e reforma sanitária. Salvador: CEPS/ISC, 2002: 233-300.

PINTO, V.G. Saúde bucal: odontologia social e preventiva. 1ª ed. São Paulo: Santos, 1989.

ZANETTI, C.H.G. et al. Em busca de um paradigma de programação local em saúde bucal mais resolutivo no SUS. Divulg Saúde Debate, Londrina, 1996; v13, p.18-35.

ZANETTI, C.H.G. As marcas do mal-estar social no Sistema Nacional de Saúde: o caso das políticas de saúde bucal no Brasil dos anos 80. Dissertação (Mestrado em Saúde Pública), Escola Nacional de Saúde Pública, Fiocruz, Ministério da Saúde, Rio de Janeiro, 1993.

6 | Educação em Saúde

Andréa Neiva da Silva
Marcos Antônio Albuquerque de Senna
Renata Costa Jorge

INTRODUÇÃO

A educação em saúde é um eixo importante da Saúde Coletiva, da Odontologia e das demais áreas da saúde. Constitui-se em um campo de conhecimento e práticas que tem por objetivo a promoção da saúde e a prevenção de doenças. Entretanto, a literatura aponta que não existe um significado único para a expressão educação em saúde (CARDOSO DE MELO, 2007), de modo que educação em saúde pode significar a simples transmissão de informações sobre saúde aliada à imposição de comportamentos saudáveis, como também pode significar um importante instrumento para o empoderamento[1] de indivíduos e coletivos.

As ações educativas em saúde desenvolvidas a partir da perspectiva empoderadora estão comprometidas com a transformação social, na medida em que se tem por objetivo o desenvolvimento da consciência individual e coletiva dos aspectos que condicionam e determinam o processo saúde-doença (CARVALHO, 2004).

---

[1]Empoderamento ou "empowerment" está relacionado com o controle sobre a própria vida e inclui a aquisição de competências individuais, a análise crítica do meio social e político, bem como o desenvolvimento de recursos coletivos para ação social e política em prol da saúde (CARVALHO, 2004). Ações educativas em saúde que objetivam o empoderamento buscam estimular uma postura ativa dos indivíduos e coletivos no enfrentamento dos determinantes das desigualdades sociais em saúde. Significa, portanto, estimular junto aos educandos a ação social e política em defesa de melhores condições de vida e saúde.

Essa ideia da educação em saúde como ferramenta para a transformação das condições sociais está em consonância com os princípios do Sistema Único de Saúde (SUS), pois tem o potencial de contribuir para a integralidade e a participação social mediante o empoderamento de indivíduos e coletividades. Atualmente, a educação em saúde é inerente a todas as práticas desenvolvidas no âmbito do SUS, incluindo aquelas vinculadas à saúde bucal.

O presente capítulo discute a educação em saúde no contexto nacional, partindo de um breve histórico sobre a evolução dessas práticas educativas no âmbito dos serviços de saúde. Com o objetivo de apontar as distintas maneiras de conceber e atuar no campo da educação em saúde, dois principais modelos de educação em saúde são demonstrados no decorrer do texto: o modelo tradicional e o modelo participativo. Finalmente, discute-se a importância das ações educativas em saúde/saúde bucal no âmbito da Estratégia Saúde da Família (ESF), apontando a necessidade de superação das tradicionais práticas educativas embasadas no modelo biomédico hegemônico.

BREVE HISTÓRICO DA EDUCAÇÃO EM SAÚDE NO BRASIL

As ações educativas em saúde ancoradas no modelo flexneriano de prática médica e odontológica restringiram-se, durante muitas décadas, à prestação de auxílio a população leiga mediante a imposição de métodos para livrá-la de doenças. Nesse sentido, os profissionais da saúde eram considerados os detentores dos conhecimentos técnicos e científicos e a população, mera expectadora desse processo.

Para o Estado, essa metodologia biologicista, moralista e higienista era eficaz, pois, desse modo, o controle social sobre as classes menos favorecidas estava sendo efetivo. No Brasil, esse discurso foi seguido nas escolas, nos hospitais, nos presídios e em outros espaços detentores de massas populacionais que deveriam ser civilizadas e controladas (COSTA, 1987).

No início dos século XX, as epidemias de varíola, peste, febre amarela e tuberculose, entre outras, nos grandes centros urbanos brasileiros acarretavam sérios transtornos para a economia agroexportadora. A polícia sanitária, liderada por Oswaldo Cruz, empregou recursos como a vacinação compulsória e a vigilância sobre atitudes e moralidade dos pobres com a finalidade de controlar a disseminação dessas doenças. Essas ações voltavam-se principalmente para as classes subalternas e caracterizavam-se pelo autoritarismo, na medida em que impunham normas, medidas de saneamento e urbanização com o respaldo da cientificidade. Foi nesse período que se desenvolveram as primeiras práticas sistemáticas de educação em saúde no país (ROSSO & COLLET, 1999).

Essas práticas eram orientadas por um discurso voltado exclusivamente para a causa biológica das doenças, reduzindo a determinação do processo saúde-doença à dimensão individual e desconsiderando o papel das políticas sociais e das condições de vida e trabalho sobre o estado de saúde de indivíduos e coletividades. As práticas educativas em saúde desenvolvidas nesse período partiam do pressuposto de que os problemas de saúde eram decorrentes da não observância pelos indivíduos das normas de higiene. Nesse sentido, o acesso às informações sobre saúde e as consequentes mudanças de atitudes e comportamentos individuais seriam as soluções para o enfrentamento dos problemas de saúde. Esse discurso predominou no campo da educação em saúde durante as décadas seguintes, podendo ser ainda hoje encontrado como orientador de práticas educativas em saúde (ALVES, 2005).

Houve uma tentativa inicial de envolvimento e participação da população, juntamente com o Estado, no sentido de promover mudanças de metodologia de educação em saúde a partir da década de 1940, com a criação do Serviço Especial de Saúde Pública (SESP). Nessa época ficou estabelecido que a educação sanitária seria uma atividade básica a ser realizada por diversos profissionais, técnicos e auxiliares de saúde dentro de seus planos de trabalho (LEVY et al., 1997).

Em 1962, a V Conferência de Saúde e Educação Sanitária, realizada na Filadélfia, já destacava a importância dos serviços de educação sanitária no sentido de superar o abismo entre os descobrimentos científicos da medicina e sua aplicação na vida diária de indivíduos, famílias, escolas e distintos grupos da coletividade (LEVY et al., 1997). No entanto, ainda era hegemônica a ideia de que a educação em saúde deveria ter como principal objetivo a mudança de comportamento individual com o objetivo de prevenir e controlar o desenvolvimento das doenças.

Com o advento da medicina comunitária, em 1960, surgiram as concepções de que não seria mais o indivíduo o responsável por sua saúde e pela manutenção da própria, pois a responsabilidade pela saúde passava a ser da comunidade. Segundo essa lógica, as comunidades seriam responsáveis pela detecção, conscientização e resolução dos problemas de saúde. Mais uma vez, o Estado se eximia da culpa e não considerava os determinantes sociais do processo saúde-doença como elementos essenciais a serem enfrentados para a melhora das condições de saúde da população.

Durante o regime militar, o campo da educação em saúde no Brasil permaneceu inexpressivo em virtude da limitação dos espaços institucionais para sua realização (ALVES, 2005). Durante esse período houve franca expansão da medicina previdenciária no país, baseada na contratação pelo Estado de serviços médicos prestados pelo setor privado. Esses serviços eram prioritariamente curativos e reabilitadores, sendo as ações preventivas em saúde consideradas irrelevantes nesse modelo de assistência à saúde. Por se tratar de um período de ditadura, as práticas de educação em saúde vigentes na época correspondiam ao controle do Estado sobre os sujeitos.

O regime militar gerou muita resistência e insatisfação na população precipitando, ao longo da década de 1970, a organização de movimentos sociais que reuniram intelectuais e populares em defesa das propostas pedagógicas de Paulo Freire. Esses movimentos foram os primeiros a criticar as práticas educativas autoritárias e normatizadoras, apontando a necessidade de ruptura com essas práticas (SMEKE & OLIVEIRA, 2001).

Nesse contexto, desde os anos 1970 as práticas pedagógicas higienistas e biologicistas, ancoradas no modelo biomédico hegemônico, têm sido bastante questionadas. A compreensão do processo saúde-doença a partir de uma perspectiva ampliada que integra determinantes sociais, políticos, econômicos e culturais tem contribuído para o desenvolvimento de ações educativas inovadoras no campo da saúde geral e bucal.

MODELOS DE EDUCAÇÃO EM SAÚDE

A educação em saúde pode ser conceituada de distintas maneiras, dependendo diretamente de questões político-ideológicas. Nesse sentido, educação em saúde pode significar a transmissão de informações em saúde e divulgação de medidas "corretivas" baseadas em informações científicas dos profissionais da saúde. Nesse caso, ações educativas têm por objetivo produzir mudanças nos comportamentos pessoais e alterações nos estilos de vida. Trata-se da chamada abordagem comportamental ou behaviorista.

Por outro lado, a educação em saúde também pode ser conceituada enquanto instrumento para a transformação social, na medida em que busca aumentar o coeficiente de autonomia dos indivíduos e desenvolver a consciência sociossanitária, sendo, portanto, fundamental para a ação política coletiva em prol da saúde. Essa abordagem está em consonância com as propostas metodológicas mais contemporâneas, como, por exemplo, a pedagogia libertadora proposta pelo educador Paulo Freire.

Diante de concepções tão diferentes com relação à educação em saúde, é possível afirmar que existem dois grandes modelos de práticas de educação em saúde. Desse modo, enquanto um modelo assume o indivíduo como foco de sua prática, enfatizando as mudanças de hábitos e comportamentos individuais, o outro modelo tem por objetivo ampliar o poder da comunidade para que, mediante a ação coletiva, os problemas de saúde possam ser enfrentados. O primeiro modelo de educação em saúde, portanto, pode ser chamado de *modelo tradicional*, ainda hegemônico no país (ASSIS, 1998). O segundo modelo, emergente a partir da década de 1970 e caracterizado pelas críticas ao modelo tradicional hegemônico, é denominado *modelo crítico* (ASSIS, 1998) ou *modelo participativo*, tendo em vista o papel relevante que confere à participação comunitária.

O modelo de educação em saúde tradicional, e ainda hegemônico no Brasil, tem como foco a doença e a intervenção curativa e preventivista, primando pela mudança de atitudes e comportamentos individuais. Os usuários são tomados como indivíduos carentes de informação em saúde. Colocam-se, desse modo, dois patamares: o do profissional detentor do conhecimento e capaz de transmitir a informação e o do educando, que é um coadjuvante no processo, um mero reprodutor de ensinamentos sobre o "certo" e o "errado". Pressupõe-se que, dessa maneira, o usuário seja capaz de compreender e tomar decisões individuais sobre a manutenção de sua saúde, como se fosse o único responsável pela própria (SMEKE & OLIVEIRA, 2001; CHIESA & VERISSIMO, 2003; BRICEÑO-LÉON, 1996).

Durante muitos anos, as ações educativas em saúde bucal também seguiram (e ainda seguem) esse enfoque tradicional, com ênfase na instrução de higiene bucal (por exemplo, escovação e uso de fio dental) e nas orientações voltadas para limitar o consumo de sacarose. Esse enfoque biologicista, moralista e higienista tem por objetivo a mudança de comportamento dos indivíduos mediante a transmissão de informações por um profissional habilitado e detentor do conhecimento: o cirurgião-dentista.

O modelo tradicional pode até ser funcional sob a perspectiva da prevenção, à primeira vista, quando o educando compreende e apresenta uma mudança momentânea de comportamento, uma vez que foi "educado" e possui conhecimento e informação sobre determinado assunto. No entanto, segundo Smeke & Oliveira (2001), "a população não muda de comportamento em definitivo, mas apenas reage a um estímulo temporário. Com a supressão do estímulo, o comportamento tende à extinção".

Isso acontece porque a saúde não é um estado que se pode atingir apenas depois de educado. A saúde está diretamente relacionada com a realidade social, econômica, política e cultural em que se vive. Os estudos que apontam a relação entre os determinantes sociais e seus impactos sobre o processo saúde-doença têm favorecido essa compreensão mais ampliada sobre a saúde humana.

De modo geral, a educação em saúde tradicional não pretende detectar, dialogar, compreender, revolver e manter sua proposta educativa, e sim interferir no comportamento humano e culpar a comunidade pelo insucesso das atividades educativas.

A partir dos anos 1970, essas práticas pedagógicas tradicionais passaram a ser fortemente questionadas. As propostas pedagógicas de Paulo Freire situam-se entre os chamados modelos participativos e têm influenciado de maneira contundente as bases teóricas das ações educativas em saúde até então praticadas.

A metodologia problematizadora/libertadora proposta por Paulo Freire (1984) defende um modelo educativo no qual as pessoas são estimuladas a desenvolver uma consciência crítica pelo processo de análise coletiva de problemas na busca de soluções e estratégias conjuntas para a mudança da realidade. Essa pedagogia evidencia a formação de um indivíduo mais crítico e questionador (FREIRE, 1983).

Freire (1983) afirma que "a educação não é um processo de adaptação do indivíduo à sociedade. O homem deve transformar a realidade", ou seja, ele reafirma a ideologia de que não é o indivíduo que deve se modificar para se enquadrar à sociedade, mas que o homem deve transformar a realidade em que vive, juntamente com outros colaboradores, para ser a sociedade saudável.

Esse modelo inovador objetiva a promoção da saúde mediante a conscientização crítica sobre os aspectos da realidade pessoal e coletiva. Ele não visa à informação como referencial para a transmissão do conhecimento, mas à transformação do saber existente. A prática educativa, nessa perspectiva, visa ao desenvolvimento da autonomia e da responsabilidade dos indivíduos no cuidado com a saúde, porém não mais pela imposição de um saber técnico-científico detido pelo profissional de saúde, mas pelo desenvolvimento da compreensão da situação de saúde pelos indivíduos ou comunidade.

Pode-se afirmar que o modelo tradicional e o modelo participativo estão vinculados a pedagogias distintas. Nesse sentido, a chamada pedagogia tradicional ou de transmissão vincula-se ao chamado modelo hegemônico, e a pedagogia libertadora/problematizadora de Paulo Freire está ligada ao modelo participativo. O Quadro 6.1 apresenta as principais diferenças entre o modelo tradicional e o participativo.

Quadro 6.1

Principais diferenças entre os modelos tradicional e participativo de educação em saúde

Características	Modelo tradicional	Modelo participativo
Concepção de educação	Ato de depositar conhecimentos e valores em pessoas	Processo de empoderamento com vistas a transformar as condições estruturais que determinam as desigualdades sociais em saúde
Concepção de saúde	Ausência de doença	Saúde como produção social de determinação múltipla e complexa
Concepção de educando	Destituído de saber ou portador de saberes equivocados ou nocivos à saúde; objeto da prática educativa	Portador de saberes e práticas de saúde e cuidado adquiridos mediante experiências concretas de vida; sujeito da prática educativa
Concepção de educador	Detentor de saber técnico científico com *status* de verdade; nada tem a aprender da aproximação com o saber popular	Detentor de um saber técnico-científico que é inacabado; no cotidiano de suas ações reaprende através do diálogo com o saber popular
Enfoque da prática educativa em saúde	Centrado na doença; enfoque estritamente preventivista	Centrado no sujeito a que se destina a prática educativa; enfoque voltado para a promoção da saúde
Objetivos das ações educativas em saúde	Reduzir os riscos individuais; prevenção das doenças e agravos à saúde	Constituir sujeitos para a transformação das condições de saúde e melhoria da qualidade de vida
Metodologia	Comunicação unilateral e informativa: palestras, folhetos, cartazes etc.	Comunicação dialógica baseada na problematização e reflexão
Ponto de partida das ações educativas	Conhecimento científico; diagnósticos de necessidades realizada pelos profissionais de saúde mediante levantamentos epidemiológicos	Realidade objetiva e condições de existência dos sujeitos assistidos; coparticipação e corresponsabilidade no diagnóstico dos problemas que afetam a saúde

Fonte: adaptado de Alves (2004).

108 | Fundamentos em Saúde Bucal Coletiva

A seguir serão apontadas as principais características das pedagogias de transmissão e libertadora, as quais sustentam, respectivamente, os modelos tradicional e participativo de educação em saúde.

Pedagogia da transmissão

A pedagogia da transmissão corresponde à educação tradicional, na qual o educando adota uma postura passiva no processo de aprendizagem, apenas recebendo as informações, sem ter o direito de analisá-las ou criticá-las.

> A pedagogia da transmissão parte da premissa de que as ideias e conhecimentos são os pontos mais importantes da educação e, como consequência, a experiência fundamental que o aluno deve viver para alcançar seus objetivos é a de receber o que o professor ou o livro lhe oferece. O aluno é considerado uma página em branco, onde novas ideias e conhecimentos de origem exógena serão impressos (BORDENAVE, 1983).

Trata-se da pedagogia de ensino bancário, na qual o professor detém todo o conhecimento que será "depositado" nos educandos, ou seja, aprendizado de maneira passiva. Esse método dificulta o desenvolvimento da consciência crítica desse sujeito, pois parte do pressuposto de que o sujeito nada sabe e que é preciso preencher espaços vazios de sua mente, nela depositando os conhecimentos considerados importantes, sem que haja uma postura questionadora e crítica (SOUZA et al., 2005).

Essa lógica de pedagogia tradicional pode ser facilmente exemplificada na área escolar e também no interior das universidades, inclusive nas faculdades de Odontologia. Se tomarmos as concepções da metodologia bancária, o professor é o sujeito da ação, o detentor do conhecimento, que sabe a verdade absoluta, não deixa o aluno participar ou questionar a aula, segue uma metodologia antidialógica, impõe o depósito e a memorização do conteúdo (que será esquecido posteriormente), tornando-se um entendimento passageiro. O aluno é o objeto do processo e não o sujeito. É aquele que nada sabe, nada vê e não é ouvido.

Essa pedagogia é reproduzida pelo acadêmico (agora educador) junto aos pacientes (educandos) nas clínicas odontológicas no interior da própria faculdade. Quando formado, essa mesma pedagogia é reproduzida pelo cirurgião-dentista junto a seus pacientes, seja na clínica privada, seja no âmbito dos serviços públicos de saúde. Assim, quando a pedagogia da transmissão é aplicada pelos profissionais de saúde, inclusive os cirurgiões-dentistas, no desenvolvimento de práticas educativas em saúde junto aos pacientes/usuários desses serviços, costuma-se partir dos seguintes pressupostos (GAZZINELLI et al., 2005):

- Vários problemas de saúde são resultantes da precária situação educacional da população socioeconômica e culturalmente desfavorecida. Logo, basta informar e educar os indivíduos para que eles possam adotar comportamentos mais favoráveis à saúde (por exemplo, parar de fumar, escovar bem os dentes, adotar uma dieta saudável etc.).
- O uso de medidas "corretivas" e educativas embasadas em informações científicas e saberes provenientes do exterior é suficiente para que as pessoas possam adotar comportamentos saudáveis.
- Depois de "educadas", cabe às pessoas a responsabilidade de adotar um estilo de vida mais saudável e isolar os fatores biológicos causadores das doenças, inclusive bucais.
- Há sempre um agente externo diretamente causador da doença que deve ser combatido (por exemplo, o cigarro, o açúcar, o biofilme dental, o sal) e que não é colocado em relação aos determinantes sociais das doenças. Nesse sentido, não são as situações de desigualdade que precisam ser modificadas, mas os comportamentos dos sujeitos.

Consequentemente, os projetos de educação para a saúde pautados na pedagogia da transmissão tratam o público-alvo como objeto de transformação e não como sujeitos. Desconsidera-se, portanto, que o processo educativo lida com histórias de vida, com um conjunto de crenças e valores, com a própria subjetividade do indivíduo que demanda soluções socioculturalmente sustentadas (GAZZINELLI et al., 2005). Isso significa que a transmissão pura e simplesmente de um "punhado" de informações sobre como exercer o autocuidado não é suficiente e tampouco efetiva para a melhora da situação de saúde geral e bucal de indivíduos e grupos sociais.

Os estudos no campo da saúde bucal apontam que as intervenções educativas em saúde voltadas exclusivamente para a mudança de comportamento individual – ou seja, as ações educativas voltadas unicamente para a orientação de higiene bucal e controle da dieta, por exemplo – não têm sido capazes de produzir melhora sustentável no padrão de higiene bucal dos indivíduos (SCHOU & LOCKER, 1994; KAY & LOCKER, 1996; SPROD, ANDERSON & TREASURE, 1996). Isso decorre do fato de essas ações não estarem voltadas para o enfrentamento dos fatores sociais, ambientais e políticos que determinam e condicionam o aparecimento das doenças que acometem a cavidade bucal.

Pedagogia problematizadora

Em direção diametralmente oposta à da pedagogia da transmissão encontra-se a perspectiva de educação problematizadora proposta por Paulo Freire (1984). O autor preconiza práticas pedagógicas dialógicas comprometidas com a emancipação e a transformação social. Propõe, a partir de uma perspectiva problematizadora, a discussão das causas (sociais, históricas e culturais) dos problemas de saúde com o objetivo de mudar a vida pessoal e social, superando as situações que tornam as pessoas vulneráveis às doenças e agravos.

A solução dos problemas implica a participação ativa e o diálogo constante entre educandos e educadores. O educador já não é mais o que apenas educa, mas aquele que, enquanto educa, é educado. Ele mantém diálogo com o educando, que também educa. Assim, ambos se tornam sujeitos do processo e crescem juntos. Nessa perspectiva, já não valem os argumentos de autoridade (FREIRE, 1984).

Os educandos são vistos como agentes/coprodutores de um processo educativo. Possuem uma dupla dimensão no processo: são ao mesmo tempo objetos de trabalho dos agentes educativos e sujeitos de sua própria educação, tendo o educador problematizador o papel de proporcionar, com os educandos, as condições em que se dê a construção do conhecimento (TOLEDO, CHIESA & RODRIGUES, 2007).

Segundo Bordenave (1983), em um mundo de mudanças rápidas, o importante não são os conhecimentos ou ideias nem os comportamentos corretos e fáceis que são esperados, mas o aumento da capacidade do indivíduo – participante e agente da transformação social – para detectar os problemas reais e buscar soluções originais e criativas para estes.

Baseados no método do arco de Charles Maquerez, apresentado por Bordenave (1983), faremos alusão a seu diagrama, de modo a facilitar o entendimento proposto (Figura 6.1).

Esse esquema demonstra que o processo de aprendizado deve começar com o indivíduo observando criticamente sua realidade. Ele chegará a alguma ideia inicial ingênua. São identificados os pontos-chave do problema, os quais são discutidos/problematizados. Seguem-se algumas tentativas de resolução e sua aplicabilidade prática.

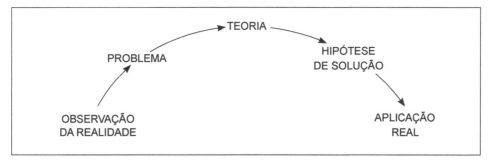

Figura 6.1 Método do arco de Charles Maquerez (Bordenave, 1983).

Como demonstrado, há todo um processo de criatividade, estímulo à reflexão e ação sobre a realidade e à capacidade de solucionar problemas de maneira participativa. Nada é obrigatório, nada está predeterminado nem pronto, não há uma única verdade, uma vez que o diálogo proporciona a troca de experiências, permitindo que só haja um patamar: o do aprendizado.

O uso da pedagogia problematizadora no processo de formação profissional é defendida pelas atuais Diretrizes Nacionais Curriculares para o Curso de Odontologia (DNCO) (BRASIL, 2002). Isso significa que a política de educação superior no Brasil defende o uso de metodologias de ensino problematizadoras no âmbito das faculdades de Odontologia, de maneira a contribuir para uma formação ética, humanista e política do cirurgião-dentista. As DNC objetivam sustentar as transformações das práticas de saúde bucal e a construção de novos modelos assistenciais no âmbito do Sistema Único de Saúde (SUS).

De acordo com as DNCO, as metodologias problematizadoras de ensino--aprendizagem no âmbito das faculdades de Odontologia devem estar centradas no estudante enquanto sujeito ativo na construção do conhecimento, sendo o professor um mediador e facilitador, orientador desse processo. Nesse sentido, o uso da pedagogia problematizadora na formação do cirurgião-dentista, além de oferecer espaço para a reflexão crítica em busca de solução para os reais problemas de saúde da população, pode vir a contribuir para a valorização do saber popular, a cultura, a defesa da autonomia e o estímulo ao autocuidado (BRASIL, 2002), em linha com os ideais defendidos pelo SUS.

O uso da pedagogia problematizadora pelos profissionais da saúde no desenvolvimento de ações educativas em saúde junto aos usuários desses serviços surge também como uma perspectiva bastante promissora. As estratégias educativas em saúde que fazem uso dessa pedagogia são denominadas dialógicas, pois estão baseadas no diálogo. Objetiva-se a construção de um saber sobre o processo saúde--doença-cuidado que capacite os indivíduos a decidir quais estratégias são mais apropriadas para promover, recuperar e manter sua saúde.

Assim, as ações educativas devem estar comprometidas com o empoderamento das pessoas, de maneira a torná-las capazes de intervir sobre a realidade que as mantém oprimidas e suscetíveis às doenças. Implica, necessariamente, desenvolver nas pessoas a consciência dos aspectos que condicionam e determinam o processo saúde-doença e dos recursos existentes para sua promoção, prevenção e recuperação.

Diferentemente da pedagogia da transmissão, o uso da pedagogia problematizadora tem sido associado a mudanças duradouras de hábitos e de comportamentos relacionados com a saúde, na medida em que se baseiam na construção de novos sentidos e significados individuais e coletivos sobre o processo saúde--doença-cuidado (CHIESA & VERISSIMO, 2003).

A pedagogia problematizadora aplicada pelos profissionais de saúde, inclusive os cirurgiões-dentistas, no desenvolvimento de práticas educativas em saúde junto aos pacientes/usuários desses serviços implica:

- Valorizar as variadas interpretações do fenômeno saúde/doença, pois todas as formas de conhecimento têm racionalidade e lógica internas. Nesse sentido, é importante compreender valores culturais, opiniões e crenças sobre saúde e sobre os comportamentos das pessoas em relação a seus problemas de saúde, inclusive bucais. Isso significa considerar que o sujeito é detentor de um valor diferente do educador, com possibilidades de trocas no processo educativo.
- Considerar que os comportamentos sociais vinculados à saúde são construídos ao longo da vida das pessoas e são influenciados pelos fragmentos das teorias científicas e dos saberes escolares, expressos, em parte, nas práticas sociais (GAZZINELLI et al., 2005).
- Estar comprometido com a emancipação e a transformação social. Isso significa investir no desenvolvimento da consciência sanitária das pessoas de maneira a favorecer a discussão das causas (sociais, históricas e culturais) dos problemas de saúde dos indivíduos. Objetiva-se, portanto, ajudar as pessoas a superar as situações que as tornam vulneráveis às doenças e agravos.

Propõe-se, portanto, o desenvolvimento de uma pedagogia voltada para o conhecimento das ideias, dos valores, dos sentimentos que constituem a base das decisões e ações individuais e coletivas relacionadas com a saúde. Logo, em vez de os profissionais de saúde adotarem uma postura autoritária que define os comportamentos que as pessoas devem adotar para que tenham saúde, a pedagogia problematizadora propõe que esses profissionais investiguem junto aos pacientes o modo como a doença é elaborada culturalmente por eles. Isso significa explorar como são as experiências dos sujeitos com a doença, levando-os a reconhecer a enfermidade como algo anômalo dentro do contexto físico, simbólico e histórico dos sujeitos. Nesse sentido, contribui-se para que a doença deixe de ser vista como algo natural e normal (GAZZINELLI et al., 2005).

A EDUCAÇÃO EM SAÚDE NA ESTRATÉGIA SAÚDE DA FAMÍLIA

A Estratégia Saúde da Família (ESF) pretende transformar o modelo de assistência à saúde no país. Nesse sentido, a ESF tem por objetivo substituir as tradicionais práticas de assistência à saúde fortemente ancoradas no chamado modelo biomédico hegemônico. O foco da ESF está em prestar atenção básica à saúde (geral e bucal), tendo como eixo fundamental o marco da promoção da saúde contemporânea e a integralidade. Incorporar os princípios da ESF nas práticas em saúde significa também superar as tradicionais práticas educativas embasadas no modelo biomédico hegemônico.

A ESF propõe um modelo de educação em saúde mais coerente com os princípios do SUS. A proposta da ESF reside no estabelecimento de vínculos e na criação de laços de corresponsabilidade com os usuários e a comunidade na identificação e resolução dos problemas de saúde (PEDROSA, 2003). Nesse sentido, a ESF demanda um modelo de educação em saúde alinhado com a pedagogia problematizadora de Paulo Freire.

O desenvolvimento de práticas educativas no âmbito da ESF, seja em espaços convencionais, a exemplo dos grupos educativos, seja em espaços informais, como a consulta médica na residência das famílias por ocasião da visita domiciliar, expressa a assimilação do princípio da integralidade pelas equipes de saúde da família. (ALVES, 2004).

As estratégias educativas no âmbito da ESF devem ter por objetivo o processo de empoderamento da comunidade e um maior controle sobre as condições de vida, tanto no âmbito individual como no coletivo. Logo, as ações educativas dentro dessa estratégia devem estar comprometidas com a construção da cidadania, a busca de autonomia, a socialização dos saberes, o incentivo à participação social e o desenvolvimento de conhecimentos, atitudes e comportamentos favoráveis ao cuidado da saúde (BESEN et al., 2007).

Nesse sentido, propõe-se o desenvolvimento de ações educativas em saúde que transcendam as tradicionais ações voltadas para as doenças e seus fatores de risco, de maneira a valorizar o contexto, o papel dos determinantes sociais sobre a saúde, a subjetividade do processo saúde-doença, bem como a inserção dos usuários como seres ativos, autônomos e participativos.

Entretanto, colocar em prática essas ações educativas representa um grande desafio para os profissionais da saúde, inclusive para os cirurgiões-dentistas, na medida em que esses profissionais têm uma formação universitária voltada prioritariamente para as doenças bucais, seus fatores de risco e suas respectivas causas biológicas. De modo que as ações educativas refletem esse modelo de formação profissional e, portanto, ainda tendem a estar voltadas para as doenças e para a mudança de comportamento dos indivíduos, a partir de uma relação vertical e impositiva.

Desse modo, o processo educativo tem distanciado as pessoas da oportunidade de identificar seus problemas, de refletir criticamente sobre suas causas e de buscar estratégias capazes de superar os obstáculos sociais, políticos e econômicos que as tornam vulneráveis às doenças, inclusive bucais.

As recentes mudanças curriculares nos cursos de graduação, incentivadas pelo Programa Nacional de Reorientação da Formação Profissional em Saúde (PRÓ-SAÚDE) (BRASIL, 2005), para os cursos de medicina, odontologia e enfermagem, entre outros, têm buscado favorecer o desenvolvimento de propostas pedagógicas inovadoras para o ensino superior, com importantes reflexões sobre as práticas em saúde, principalmente aquelas vinculadas à educação em saúde no âmbito da ESF.

CONSIDERAÇÕES FINAIS

A pedagogia problematizadora no âmbito da saúde (geral e bucal) está ancorada em princípios como emancipação, cidadania, democracia, equidade e respeito. Logo, está em plena consonância com o ideário do SUS. Além da prevenção das doenças, as ações educativas em saúde embasadas na pedagogia problematizadora devem objetivar as mudanças sociais necessárias para a melhora do quadro epidemiológico nacional.

No campo da saúde bucal, a proposta da pedagogia freireana de educação em saúde implica a superação das tracionais orientações sobre higiene bucal e controle da dieta, de maneira a desenvolver ações educativas emancipadoras, participativas, baseadas no diálogo e criativas, contribuindo, assim, para o desenvolvimento da autonomia dos indivíduos, no que diz respeito a sua condição de sujeito de direitos e de cuidador da própria saúde.

Entretanto, importantes investimentos na formação profissional são necessários para a transformação das práticas educativas em saúde bucal. Isso implica a formação de profissionais com visão crítica, reflexiva e ética. Dentro dessa lógica, o desenvolvimento de competências individuais relacionais e de comunicação oriundas das Ciências Humanas e Sociais, aliadas à formação humanística, constitui condição essencial para a formação dos profissionais da saúde. Caso contrário, continuaremos a reproduzir práticas educativas opressoras dentro de modelos de atenção em saúde/saúde bucal que se pretendem promotores da saúde, universais, equânimes e solidários.

Referências bibliográficas

ALVES, V.S. Um modelo de educação em saúde para o Programa Saúde da Família: pela integralidade da atenção e reorientação do modelo assistencial - Rev Comunic Saúde Educ 2005; 9(16):39-52.

ALVES, V.S. Educação em saúde e constituição de sujeitos: desafios ao cuidado no Programa Saúde da Família, dez 2004. 192p.Tese (Mestrado em Saúde Coletiva) – Universidade Federal da Bahia.

ASSIS, M. Educação em saúde e qualidade de vida: para além dos modelos, a busca da comunicação – Série estudos em saúde coletiva, no. 169. Rio de Janeiro: IMS/UERJ, 1998. 30p.

BESEN, C.B.; NETTO, M.S.; DA ROS, M.A; SILVA, F.W.; SILVA, C.G.; PIRES, M.F. A Estratégia Saúde da Família como Objeto de Educação em Saúde. Rev Saúde e Sociedade jan/abr 2007; 16(1):57-68. Disponível em: http://www.scielo.br/pdf/sausoc/v16n1/06.pdf

BORDENAVE, J.E.D. Alguns fatores pedagógicos. Revista Interamericana de Educação de Adultos 1983; 3(1-2) – PRDE-OEA.

BRICEÑO-LEON, R. Siete tesis sobre la educación sanitaria para la participación comunitaria. Cadernos de Saúde Pública jan/mar 1996; 12(1):7-30.

BRASIL. Resolução CFE/CES 3/2002. Institui diretrizes curriculares nacionais do curso de graduação em Odontologia. Diário Oficial da União, Brasília, 4 de março de 2002. Seção 1:10.

BRASIL. Ministério da Saúde. Pró-Saúde: programa nacional de reorientação da formação profissional em saúde. Brasília: Ministério da Saúde: Ministério da Educação; 2005.

CARDOSO DE MELO, J.A. Educação e as Práticas de Saúde. In: ESCOLA POLITÉCNICA DE SAÚDE JOAQUIM VENÂNCIO (Org.). Trabalho, Educação e Saúde: reflexões críticas de Joaquim Alberto Cardoso de Melo. Rio de Janeiro: EPSJV, 2007.

CARVALHO, S.R. Os múltiplos sentidos da categoria "empowerment" no projeto de Promoção à Saúde. Cad Saúde Pública 2004; 20:1088-95.

116 | Fundamentos em Saúde Bucal Coletiva

CHIESA, A.M; VERISSIMO, M.D.L.O.R. A educação em saúde na prática do PSF. Manual de Enfermagem. São Paulo: Instituto para o Desenvolvimento da Saúde (IDS), 2001.

COSTA, N.R. Estado, educação e saúde: a higiene da vida cotidiana. Cadernos Cedes: Educação e Saúde 4, São Paulo: Cortez, 1987.

FREIRE, P. Educação e mudança. 8ª ed. Rio de Janeiro: Paz e Terra, 1983.

FREIRE, P. Pedagogia do oprimido. 13ª ed. Rio de Janeiro: Paz e Terra, 1984.

GAZZINELLI, M.F; GAZZINELLI,A.; REIS, D.C.; PENNA, C.M.M. Educação em saúde: conhecimentos, representações sociais e experiências da doença. Cad. Saúde Pública, Rio de Janeiro, 2005; 21(1):200-6.

KAY, L.; LOCKER, D. Is dental health education effective? A systematic review of current evidence. Community Dent Oral Epidemiol 1996; 24:231-5.

LEVY, S.N; SILVA, J.J.C; CARDOSO, I.F.R; WERBERICH, P.M; MOREIRA, L.L.S; MONTIANI, H.; CARNEIRO, R.M. Educação em saúde: histórico, conceitos e propostas. Brasília: Ministério da Saúde, 1997.

PEDROSA, I.I. É preciso repensar a educação em saúde sob a perspectiva da participação social. Entrevista cedida à RADIS, São Paulo, set 2003; 13:24-5.

ROSSO, C.F.W.; COLLET, N. Os enfermeiros e a prática de educação em saúde em município do interior paranaense. Revista Eletrônica de Enfermagem out-dez 1999; 1(1).

SCHOU, L.; LOCKER, D. Oral Health: a review of the effectiveness of health education and health promotion. Amsterdam: Dutch Centre for Health Promotion and Health Education, 1994.

SMEKE, E.L.M.; OLIVEIRA, N.L.S. Educação em Saúde e concepções de sujeito. In: VASCONCELOS, E.M.(Org). A saúde nas palavras e nos gestos: reflexões da rede educação popular e saúde. São Paulo: Hucitec, 2001: 115-36.

SPROD, A; ANDERSON, R; TREASURE, E. Effective oral health promotion. Literature Review. Cardiff: Health Promotion Wales, University of Wales, 1996.

SOUZA, A.C.; COLOMÉ, I.C.S.; COSTA, L.E.D.; OLIVEIRA, D.L.L.C. A educação em saúde com grupos na comunidade: uma estratégia facilitadora da promoção da saúde. Rev Gaúcha Enferm, Porto Alegre, 2005; 26(2):147-53.

TOLEDO, M.M.; RODRIGUES, S.C.; CHIESA, A.M. Educação em saúde no enfrentamento da hipertensão arterial: uma nova ótica para um velho problema. Texto Contexto Enferm 2007; 16(2):233-8.

7 Contribuições da Epidemiologia para a Saúde Bucal

Andréa Neiva da Silva

Marcos Antônio Albuquerque de Senna

Thais Fernandes de Queiroz

Danielle Mendes da Silva Albuquerque

INTRODUÇÃO

A epidemiologia é considerada a ciência que estuda a "distribuição e os determinantes de eventos relacionados com a saúde em populações específicas e a aplicação desse estudo para seu controle" (LAST, 1995). Assim contribui para o melhor entendimento da saúde da população, partindo do conhecimento dos fatores que a determinam. Em outras palavras, a epidemiologia pode ser definida como "o estudo dos fatores que condicionam o surgimento e a distribuição de fenômenos ligados à saúde e à doença, bem como o uso deste estudo para melhorar as condições de saúde da população" (SCLIAR, 2003).

Existem dois pressupostos básicos da epidemiologia. O primeiro é o de que a ocorrência e distribuição dos eventos relacionados com a saúde não se dão por acaso. O segundo pressuposto é que existem fatores determinantes das doenças e agravos da saúde que, uma vez identificados, precisam ser eliminados, reduzidos ou neutralizados.

Durante alguns anos, prevaleceu a ideia de que a epidemiologia restringia-se ao estudo de epidemias e das doenças transmissíveis. Entretanto, sabe-se atualmente que a epidemiologia trata de qualquer evento relacionado com os determinantes de saúde (ou doença) de populações específicas. Portanto, suas aplicações não se limitam apenas ao estudo das epidemias, mas inclui também a investigação dos fatores determinantes de doenças, a descrição das condições de saúde da população, ações de vigilância à saúde/vigilância epidemiológica, sanitária e ambiental, bem como a avaliação do impacto das ações para alterar a situação de saúde da população, incluindo a avaliação da utilização dos serviços de saúde e dos custos da assistência.

No Brasil, o uso da epidemiologia nos serviços de saúde é previsto na Lei 8.080, de 1990 (BRASIL, 1990), que prevê que o SUS deve incluir: "a utilização da epidemiologia para o estabelecimento de prioridades, a alocação de recursos e a orientação programática." Nesse sentido, a epidemiologia tem papel de destaque no âmbito dos serviços de saúde.

O presente capítulo tem por objetivo identificar as contribuições da epidemiologia para a saúde bucal. Com finalidade didática, inicialmente serão assinaladas as diferenças e as relações entre e a epidemiologia e a clínica. Em seguida, serão discutidas as aplicações da ciência epidemiológica no âmbito dos serviços de atenção à saúde/saúde bucal. O capítulo também pretende destacar o papel que a epidemiologia tem desempenhado historicamente na geração de conhecimento sobre os fatores de risco e proteção das doenças bucais nos níveis individual e coletivo.

AS DIFERENÇAS ENTRE A CLÍNICA E A EPIDEMIOLOGIA

Para facilitar a compreensão do objeto de estudo da epidemiologia e, por consequência, as várias aplicações dessa área do conhecimento no campo da saúde é necessário entender as diferenças e as relações existentes entre a epidemiologia e a clínica.

A clínica e a epidemiologia encontram-se vinculadas desde os primórdios da prática médica moderna. No entanto, desde o início, é importante ressaltar o caráter suplementar da epidemiologia em relação ao saber clínico. Somente após a sistematização da noção de doença (séculos XVIII e XIX) é que a epidemiologia pôde então vir a se constituir enquanto disciplina científica (ALMEIDA FILHO, 1992).

Enquanto a clínica trata do sujeito considerando suas particularidades, a epidemiologia aborda o coletivo, buscando a generalidade. A clínica busca seus conhecimentos no campo da patologia e tem como foco a doença ou o sintoma em direção à suposta causa; portanto, o olhar clínico é sempre dirigido para o âmbito individual, sendo o caso idealmente considerado em sua singularidade.

Já a epidemiologia, como está relacionada com grupos humanos, busca seus conhecimentos nas Ciências Sociais, a fim de subsidiar teorias da sociedade com base para a compreensão de processos coletivos de saúde-doença (SUSSER, 1987). Nesse sentido, o foco da atenção da epidemiologia está voltado para o coletivo, e o raciocínio desse campo de conhecimento é construído em direção ao risco e ao efeito da doença em populações (ALMEIDA FILHO, 1992).

Assim, na prática, a clínica tem por objetivo intervir sobre a saúde individual e desenvolver tecnologias efetivas para o apoio às estratégias diagnósticas e terapêuticas. Em contrapartida, o compromisso fundamental da epidemiologia é com a produção do conhecimento que busque explicar a determinação do processo saúde-doença em geral.

Para isso, a epidemiologia se interessa explicitamente pela descrição dos padrões de distribuição da ocorrência em massa de doenças em populações. Fornece, ainda, subsídios para o desenvolvimento e o aperfeiçoamento das medidas preventivas e práticas de saúde coletiva.

Além disso, os instrumentos de investigação epidemiológica são construídos, quase sempre, a partir de padrões derivados da observação clínica, e ao mesmo tempo a validade e a confiabilidade dos procedimentos diagnósticos da clínica têm sido testadas por meio da metodologia epidemiológica (ALMEIDA FILHO, 1999).

A chamada epidemiologia clínica consiste na aplicação da metodologia epidemiológica a questões particulares da pesquisa clínica. Os estudos epidemiológicos dessa natureza têm propiciado o desenvolvimento da chamada Medicina Baseada em Evidência.

No campo da odontologia, são os estudos realizados no campo da epidemiologia clínica que tem propiciado a desenvolvimento de uma prática que busca aumentar a eficácia das ações clínicas, racionalizando o emprego de técnicas diagnósticas e terapêuticas fundamentadas em evidências de benefícios, riscos e custos. Essa prática clínica odontológica tem sido denominada Odontologia Baseada em Evidência.

Diante do exposto, observamos que a clínica e a epidemiologia são semelhantes em vários aspectos, e estão em constante interação, porém são separadas por fronteiras bastante precisas. O Quadro 7.1 elucida com maior clareza as diferenças básicas entre a clínica e a epidemiologia.

120 | Fundamentos em Saúde Bucal Coletiva

Quadro 7.1

Diferenças entre a clínica e a epidemiologia

Aspectos	Clínica	Epidemiologia
Objetivo	Curar a doença das pessoas individualmente através de intervenção/tecnologia	Produzir conhecimento para melhorar o nível de saúde da comunidade
Características do diagnóstico	Exaustivo/Complexo	Simplificado/Padronizado
Fontes de dados	Casos/Pequenos grupos	Amostras/Populações
Material de análise	Muitos dados coletados de poucos indivíduos	Poucos dados coletados de muitos indivíduos
Fonte de certeza	Repetição/Coerência	Significância estatística
Referência	Homogeneidade	Representatividade

Fonte: adaptado de Almeida Filho (1999).

O USO DA EPIDEMIOLOGIA PELOS SERVIÇOS DE SAÚDE

No campo da saúde coletiva são inúmeras as aplicações do conhecimento epidemiológico, particularmente as que estão articuladas ao planejamento, à implementação e à avaliação dos serviços de saúde. O principal pressuposto para a utilização da epidemiologia no âmbito da saúde coletiva é o de que as práticas baseadas em evidências científicas são mais efetivas do que as demais.

Desse modo, a epidemiologia, além de proporcionar uma gama maior de opções a serem seguidas, permite que as ações de saúde sejam geradas com bases tecnicamente bem fundamentadas. Além disso, a epidemiologia pode alertar sobre os motivos de fracasso ou do sucesso daquelas ações. Nesse sentido, ela serve para recomendar ou mesmo legitimar determinadas práticas ou políticas de saúde, bem como para lançar o necessário olhar crítico sobre outras. Portanto, a epidemiologia fornece importantes informações aos planejadores sobre alvos, impactos e benefícios (PATUSSI, COSTA & TOMITA, 2006). O Quadro 7.2 apresenta os principais usos da epidemiologia no âmbito dos serviços de saúde.

O diagnóstico de saúde proporcionado pela epidemiologia deve estar inserido nas estratégias globais de planejamento e avaliação nos serviços de saúde.

Quadro 7.2

Principais usos da epidemiologia nos serviços de saúde

1. Identificação dos fatores etiológicos das enfermidades
2. Descrição da distribuição, magnitude e monitoramento do processo saúde-doença nas populações
3. Planejamento, implementação e avaliação dos serviços de saúde
4. Fornecimento de informações aos planejadores sobre alvos, impactos e benefícios
5. Orientação para formulação das políticas de saúde
6. Definição de prioridades
7. Alerta sobre os motivos de fracasso ou de sucesso das políticas e programas de saúde
8. Construção e validação dos instrumentos de coleta de dados

Em outras palavras, isso quer dizer que não devem ser momentos estanques ou anteriores às ações de saúde, mas o chamado "enfoque epidemiológico" dos serviços deve ser uma prática transversal e cotidiana. A partir dessa visão estratégica de planejamento, a epidemiologia passa a ser encarada como uma perspectiva de trabalho, em numa abordagem mais ampla.

No caso brasileiro, os modelos assistenciais estabelecidos a partir do Sistema Único de Saúde (SUS) têm colocado a epidemiologia como eixo estruturante para suas estratégias de gestão. Vale destacar que a Política Nacional de Saúde Bucal destaca a importância de "utilizar a Epidemiologia e as informações sobre o território subsidiando o planejamento" e "centrar a atuação na Vigilância à Saúde, incorporando práticas contínuas de avaliação e acompanhamento dos danos, riscos e determinantes do processo saúde-doença". Esses pressupostos devem, portanto, ser colocados em prática a partir de diversas estratégias, entre as quais a realização de pesquisas epidemiológicas de base nacional (BRASIL, 2004).

Apesar do reconhecimento de sua importância nos serviços de saúde, o uso do instrumental epidemiológico ainda está aquém do esperado no SUS. Tanto os gestores nos diferentes níveis do sistema de saúde como os epidemiologistas são responsáveis por essa situação (PATUSSI, COSTA & TOMITA, 2006).

A EPIDEMIOLOGIA BUCAL E SUAS APLICAÇÕES

De maneira mais específica, a epidemiologia bucal está voltada para as doenças bucais e seus determinantes no nível coletivo. A epidemiologia em saúde bucal não constitui um campo de conhecimento propriamente dito, mas pelo fato de trazer o conjunto de métodos e técnicas da epidemiologia para o campo da saúde bucal, tem crescido e se aperfeiçoado ao longo das últimas décadas. Isso pode ser facilmente observado a partir da produção científica nessa área, expressa em publicações, na participação em congressos e mesmo nas iniciativas de articulação entre a pesquisa acadêmica e os serviços de saúde (RONCALLI, 2006).

As aplicações da epidemiologia na saúde bucal coletiva[1] são bastante diversas e baseiam-se nas aplicações da epidemiologia geral. Nesse sentido, a epidemiologia bucal tem por objetivo investigar as desigualdades sociais em saúde bucal, pesquisar os determinantes (individuais e ambientais) das doenças e agravos que acometem a cavidade bucal, além de realizar a vigilância em saúde (epidemiológica, sanitária e ambiental). Além disso, essa área do conhecimento contribui para a implementação de políticas de saúde bucal e para o planejamento das ações no setor. A epidemiologia bucal também tem papel de destaque na avaliação dos programas e das políticas dentro e fora do setor saúde.

É importante também destacar as contribuições da epidemiologia no âmbito da clínica odontológica. Desse modo, a epidemiologia contribui para o embasamento da clínica, cooperando para o desenvolvimento da Odontologia Baseada em Evidências. A Odontologia Baseada em Evidências (OBE) consiste na utilização consciente e criteriosa das melhores evidências científicas para a tomada de decisões acerca dos cuidados preventivos e terapêuticos destinados aos indivíduos e grupos populacionais (SACKETT et al., 1996).

Essas evidências científicas que embasam a OBE são produzidas a partir da aplicação do método epidemiológico nos estudos que buscam: (1) investigar novos métodos de diagnóstico das doenças bucais, (2) avaliar medidas terapêuticas e preventivas; e (3) elaborar protocolos clínicos e de medidas preventivas em saúde bucal.

Evidencia-se, portanto, que a epidemiologia em saúde bucal não tem somente aplicações sobre o coletivo, na medida em que essa ciência também embasa a clínica odontológica, cujo foco concentra-se no indivíduo. Logo, além de fornecer aos clínicos os meios para tornar a prática clínica mais efetiva, a OBE também fornece subsídios científicos para programas e ações de saúde pública.

---

[1]Saúde Bucal Coletiva é o nome de um movimento impulsionado no campo da saúde bucal pelo processo de construção do SUS e que pretende estimular mudanças nas práticas odontológicas no âmbito dos serviços públicos. Além dos cuidados clínicos, as práticas em saúde bucal coletiva pretendem atuar sobre os amplos determinantes do processo saúde-doença bucal.

AS CONTRIBUIÇÕES HISTÓRICAS DA EPIDEMIOLOGIA PARA A SAÚDE BUCAL

Para elucidar com mais clareza as contribuições da epidemiologia para a geração de conhecimento científico no âmbito da saúde bucal, é preciso citar os clássicos estudos epidemiológicos que comprovaram o efeito do flúor e do consumo de sacarose no desenvolvimento da cárie dental.

Os estudos científicos realizados por Frederick S. McKay na primeira década dos anos 1900, que buscaram identificar as causas que levaram aos defeitos de formação do esmalte dos dentes das crianças moradoras da área urbana de Colorado Springs (Estados Unidos), são considerados os trabalhos precursores dos estudos epidemiológicos que evidenciaram o efeito protetor do flúor sobre a cárie dental.

Os estudos realizados por McKay e Black apontaram que o motivo provável que levou as crianças que residiam na área urbana de Colorado Springs a terem manchamento nos dentes foi o fato de elas terem consumido água proveniente da fonte de abastecimento público da cidade durante o período de formação dentária, o que sugeria que alguma substância presente na água estava causando alterações no esmalte dessas crianças.

Uma observação importante feita por McKay e Black (1916), referia-se ao fato de que essas crianças com esmalte mosqueado e residentes nas áreas com abastecimento público regular de água apresentavam uma prevalência menor de cáries dentárias quando comparadas com crianças sem manchamento no esmalte e moradoras de localidades que não contavam com o abastecimento público de águas. Esse achado sugeria que a presença de algum elemento na água de abastecimento, além de provocar alterações estruturais no esmalte, também tinha relação direta com uma menor prevalência de cáries. Futuramente, seria descoberto que esse elemento era o flúor e que as crianças eram portadoras da chamada fluorose dentária endêmica.

Já em 1939 os Estados Unidos apresentavam casos de mosqueamento de esmalte em cerca de 370 áreas espalhadas em 26 diferentes estados do país. O clássico estudo de Dean & McKay em 1939 gerou importantes evidências que comprovaram que o flúor presente na água de abastecimento doméstico era a causa primária do surgimento de esmalte mosqueado.

O estudo conduzido pelos autores demonstrou que a mudança da fonte de captação de água de abastecimento de algumas cidades (Oakley, Idaho, Bauxite, Arkansas e Andover) para outras fontes que não ultrapassavam 1ppm foi responsável por cessar o aparecimento de novos casos de esmalte mosqueado entre as crianças. Esse estudo é considerado a mais conclusiva e direta prova do efeito do flúor na água de abastecimento sobre o surgimento de esmalte mosqueado.

O uso do método epidemiológico também pode ser observado nos vários estudos que sucederam às investigações de McKay, estabelecendo o efeito protetor do flúor sobre o esmalte dentário. Logo, não podemos deixar de destacar os estudos epidemiológicos observacionais desenvolvidos por H. Trendley Dean e outros dentistas norte-americanos na década de 1930 (DEAN, ELVOLVE & McKAY, 1938), corroborando os achados de McKay e demonstrando que a presença de flúor na água potável aumentava a prevalência de fluorose dentária e, paralelamente, levava à diminuição da prevalência de cárie.

Os estudos epidemiológicos realizados por Dean desencadearam uma série de pesquisas voltadas para a identificação da dosagem de flúor capaz de prevenir e controlar a cárie dentária sem o risco de provocar fluorose dentária. O próprio Dean realizou também estudos sobre a relação flúor-cárie-fluorose em várias cidades nos estados do Colorado, Illinois, Indiana e Ohio (DEAN, 1938).

A adição de flúor às águas de abastecimento público, como estratégia de saúde pública para prevenir a cárie dentária, teve início com três estudos-piloto realizados em 1945, nos EUA (Grand Rapids, Michigan; e Newburgh, Nova York) e no Canadá (Brantford, Ontário). Para cada uma dessas cidades foram definidas cidades-controle para avaliação dos resultados. Foram elas: Muskegon e Kingston (EUA) e Sarnia (Canadá). Cidades cujas águas eram naturalmente fluoretadas foram também incluídas na pesquisa (NARVAI, 2000).

Esses estudos epidemiológicos, conhecidos como de intervenção comunitária, confirmaram a segurança e a praticabilidade do procedimento bem como a eficácia da fluoretação artificial como método de massa para prevenção de cárie. No Brasil, estudos pioneiros realizados nos anos 1950 e 1960 corroboraram a eficácia preventiva da fluoretação das águas.

Além da redução da prevalência da cárie, o flúor presente na água de abastecimento age reduzindo a velocidade de progressão de novas lesões. Vários estudos nacionais e internacionais comprovaram a eficácia da medida. Estima-se que a eficácia da medida situa-se em torno de 60% de redução na ocorrência da cárie dentária. Por esse motivo, o método foi recomendado pela Organização Mundial de Saúde (OMS) e pelas principais instituições mundiais da área da saúde, expandindo-se para várias regiões e, no início do século XXI, vem beneficiando cerca de 400 milhões de pessoas em 53 países (NUNN; STEELE, 2003).

No Brasil, a adição de flúor às águas de abastecimento público teve início no município de Baixo Guandu (Espírito Santo). A lei federal 6050 formulada em

1974 determinou que todas as estações de tratamento de água no território brasileiro devem fluoretar as águas dos seus sistemas de abastecimento.

Outra relevante contribuição da epidemiologia para a geração de conhecimento científico no campo da saúde bucal pode ser exemplificada pelo estudo epidemiológico de intervenção em humanos realizado no início dos anos 1950 que comprovou a relação entre o consumo de sacarose e o incremento de lesões de cárie. O estudo foi realizado por Gustafsson e colaboradores em 1954 no hospital psiquiátrico de Vipeholm (Lund, Suécia) e teve duração de cinco anos. Participaram do estudo 436 pacientes, os quais foram expostos à sacarose contida em alimentos de distintas consistências (balas, caramelos, pães e bebidas) e em diferentes intervalos de tempo. O grupo controle do estudo consumiu uma dieta quase livre de açúcar e apresentou baixa incidência de cárie. Os grupos que consumiram açúcares na forma de bebidas e pães doces às refeições apresentaram pequeno aumento no número de lesões. Já os grupos que receberam balas comuns, caramelos e balas do tipo "toffee" entre e após as refeições apresentaram aumento significativo no número de superfícies cariadas. Os resultados do estudo mostraram que a sacarose ingerida entre as refeições e na forma pegajosa favorece sua permanência por um longo período de tempo na cavidade bucal, ampliando, assim, seu efeito cariogênico (GUSTAFSSON et al., 1954).

O clássico estudo de Vipeholm demonstrou que no desenvolvimento da cárie o mais importante são a frequência e a consistência da sacarose consumida entre as refeições, considerada potencialmente bastante cariogênica quando comparada com a sacarose consumida durante as refeições, pois levam os indivíduos, rapidamente, a uma condição de cárie aguda. Esse estudo foi bastante criticado do ponto de vista ético, por induzir lesões de cárie entre os participantes.

Diante do exposto, observa-se a inestimável contribuição da ciência epidemiológica para a geração de conhecimentos que atualmente fundamentam as ações de saúde pública com base no uso do fluoreto e no controle do consumo de sacarose para prevenção da cárie dental.

Além disso, os estudos epidemiológicos no campo da saúde bucal também estabeleceram importantes associações entre fatores de risco e doenças/agravos bucais, como, por exemplo: (1) biofilme dentário e desenvolvimento de gengivite; (2) tabagismo e gravidade da doença periodontal; (3) tabagismo, álcool e desenvolvimento de câncer de boca; (4) aleitamento artificial e maloclusão; (5) condições socioeconômicas e doenças e agravos bucais; (6) fatores psicossociais e doenças bucais. Esses estudos têm possibilitado a identificação dos principais fatores de risco envolvidos na produção de doenças bucais nos níveis individual e coletivo.

CONSIDERAÇÕES FINAIS

Conforme apontado nesse capítulo, as contribuições da epidemiologia para a geração de evidências científicas no campo da saúde bucal são de grande relevância, seja no âmbito da saúde pública, seja no âmbito da clínica odontológica.

No campo da saúde pública, merecem destaque os avanços no estudo dos determinantes individuais e ambientais da saúde bucal e suas importantes contribuições para o planejamento de políticas públicas no setor, embora esses avanços ainda sejam tímidos no âmbito do Sistema Único de Saúde.

Entretanto, o levantamento das condições de saúde bucal da população brasileira realizado com regularidade temporal, tal como os inquéritos de 2003 e 2010, apontam a intenção do Ministério da Saúde em consolidar esses estudos epidemiológicos enquanto estratégia central no eixo da vigilância à saúde bucal, com importante potencial para nortear a política de saúde bucal no território nacional.

Ainda no âmbito da saúde coletiva, podemos destacar a relevância dos estudos epidemiológicos que, ao longo do tempo, tem embasado cientificamente o desenvolvimento de ações coletivas em saúde bucal, ao comprovar a eficácia e efetividade de medidas preventivas como o uso do flúor nas suas diferentes formas, tornando possível o controle de uma doença ainda tão prevalente nas sociedades modernas.

Não menos importante tem sido as contribuições da Epidemiologia no âmbito da clínica odontológica para a avaliação de novos métodos de diagnóstico e de medidas terapêuticas para o enfrentamento das doenças que acometem a cavidade bucal.

O grande desafio imposto pelo Sistema Único de Saúde tem sido o de beneficiar toda a população dos avanços científicos gerados pelos estudos epidemiológicos, universalizando, por exemplo, o acesso da população a água fluoretada e ampliando o acesso a serviços públicos de qualidade.

Essa tarefa não tem sido fácil, pois demanda não somente maiores investimentos em infraestrutura de serviços públicos e em qualificação profissional técnica e científica, mas, principalmente, a defesa pela sociedade dos ideais político e ideológicos que embasaram o surgimento do SUS.

Referências bibliográficas

ALMEIDA FILHO, N. A clínica e a epidemiologia. Rio de Janeiro/Salvador: Editora APCE ABRASCO, 1992.

ALMEIDA FILHO, N. A clínica e a epidemiologia: laços, contratos e contradições. In: ROUQUAYROL, M.Z., ALMEIDA FILHO, N. Epidemiologia & Saúde. 5ª ed. Rio de Janeiro: MEDSI Editora Médica e Científica Ltda., 1999: 207-13.

BRASIL, MINISTÉRIO DA SAÚDE. Secretaria de Atenção à Saúde. Departamento de Atenção Básica. Coordenação Nacional de Saúde Bucal. Diretrizes da Política Nacional de Saúde Bucal. Brasília: DF, 2004c, 16p.

BRASIL. Lei 8080 de 19/09/1990. Brasil. Dispõe sobre as condições de formação, proteção e recuperação da saúde, da organização e funcionamento dos serviços correspondentes e dá outras providências. Diário Oficial da República Federativa do Brasil, 20 set 1990.

DEAN, H.T.; ELVOLVE, E.; MCKAY, F.S. Mottled enamel survey of Bauxite, Ark., 10 years after a change in the common water supply. In: McCLURE FJ, editor. Fluoride drinking waters. Bethesda: United States Public Health Service; 1938. p. 56-62.

DEAN HT. Endemic fluorosis and its relation to dental caries. Public Health Reports 1938; 53:1443-52.

DEAN, H.T.; McKAY, F.S. Production of mottled enamel halted by a change in common water supply. American Journal of Public Health and the Nations Health, 1939, 29(6): 590–596.

GUSTAFSSON, B.E. et al.The Vipeholm dental caries study: the effect of different levels of carbohydrate intake on caries activity in 436 individuals observed for five years. Acta Odontol Scand,. 1954 Sep; 11(3/4):232-64.

McKAY F.S.; BLACK, G.V. An investigation of mottled teeth: an endemic developmental imperfection of the enamel of the teeth, heretofore unknown in the literature of dentistry. Dental Cosmos, 1916.58:477-484

NARVAI, P.C. Cárie dentária e flúor: uma relação do século XX. Ciênc. saúde coletiva 2000; 5(2): 381-392.

NUNN, J. F.; STEELE, J. G. Fluorides and dental caries. In: MURRAY, J. J. Prevention of Oral Disease. 4th ed. Oxford: Oxford University Press, 2003. p.35-60.

PATUSSI, M.P.; COSTA, J.S.D.; TOMITA, N.E. O uso da epidemiologia nos serviços de atenção a saúde bucal. In: PERES, M.A.; ANTUNES, J.L.F., editores. Epidemiologia em saúde bucal. Rio de Janeiro: Guanabara Koogan, 2006: 322-34.

RONCALLI, A.G. Epidemiologia e saúde bucal coletiva: um caminhar compartilhado. Ciência e Saúde Coletiva, Rio de Janeiro, jan/mar 2006; 11(1):105-14.

SACKETT, D.L., ROSENBERG, W.M.; GRAY, J.A. Evidence based medicine: what it is and what it isn`t. BMJ 1996; 312:71-2.

SUSSER, M. Epidemiology, health & society. Selected papers. London: Oxford Univ. Press, 1987.

8

Levantamentos Epidemiológicos Nacionais em Saúde Bucal: A Experiência Brasileira

Andréa Neiva da Silva

Marcos Antônio Albuquerque de Senna

Danielle Mendes da Silva Albuquerque

Thais Fernandes de Queiroz

INTRODUÇÃO

A epidemiologia é o principal instrumento para o diagnóstico das condições de saúde nas coletividades humanas e se configura como componente fundamental do planejamento e na avaliação das ações em saúde coletiva, conforme descrito no Capítulo 7 (*Contribuições da epidemiologia para a saúde bucal*). Na área da saúde bucal, a epidemiologia tem se dedicado ao diagnóstico coletivo das doenças bucais mais prevalentes desde o final da década de 1930, mediante a realização dos chamados levantamentos epidemiológicos.

Por definição, os levantamentos epidemiológicos são estudos transversais, de prevalência, cujo objetivo é descrever as condições de saúde de uma dada população em determinado local e em determinado período do tempo. Para a execução desses estudos são utilizados métodos para coleta das informações acerca das condições de saúde bucal de uma população, e para cada agravo/doença bucal o Manual da Organização Mundial da Saúde (OMS) sugere uma metodologia própria (WHO, 1997).

Os levantamentos epidemiológicos em saúde bucal são úteis para: (1) estudar a natureza, distribuição e extensão dos problemas bucais; (2) diagnosticar e medir as necessidades de tratamento; (3) determinar as prioridades de atendimento; (4) viabilizar o planejamento de políticas de saúde bucal adequadas à realidade epidemiológica local; e (5) monitorar e subsidiar a avaliação dos serviços de atenção à saúde bucal.

No Brasil, entretanto, a utilização da epidemiologia em saúde bucal tem sido, historicamente, pouco expressiva. Os modelos assistenciais em saúde bucal têm feito pouco uso dos dados epidemiológicos primários – provenientes dos levantamentos epidemiológicos de saúde bucal – bem como dos dados secundários – gerados pelos próprios serviços de saúde.

Enquanto alguns países, como a Inglaterra e os países nórdicos, detêm bases de dados de prevalência da cárie dentária desde as primeiras décadas do século XX, no Brasil o primeiro levantamento de saúde bucal de base nacional foi realizado somente em 1986 pelo Ministério da Saúde (BRASIL, 1988).

Além do levantamento epidemiológico nacional de 1986 (BRASIL, 1988), ocorreram mais quatro experiências em nível nacional: o levantamento realizado pelo SESI (Serviço Social da Indústria) em 1993 (SESI, 1996), um outro conduzido pelo Ministério da Saúde em associação com entidades da categoria odontológica, envolvendo as capitais dos estados brasileiros em 1996 (BRASIL, 1996), e os mais recentes incluem o projeto SB Brasil 2003 (BRASIL, 2005) e o projeto SB Brasil 2010 (BRASIL, 2011), esses últimos de abrangência nacional.

Observa-se que o uso da epidemiologia em saúde bucal como ferramenta para planejamento e avaliação por parte dos serviços de saúde vem aumentando de maneira significativa no Brasil nos últimos anos, principalmente a partir da implementação da Política Nacional de Saúde Bucal, em 2004 (BRASIL, 2004).

Entretanto, a necessidade de construção de sistemas públicos de atenção à saúde bucal no país embasados na epidemiologia já se constituía em um importante desafio imposto pelo Sistema Único de Saúde (SUS) em 1988.

Quando se consideram a dimensão territorial do Brasil e as grandes disparidades regionais, pode-se ter uma ideia das dificuldades inerentes à realização de um diagnóstico das condições de saúde bucal da população brasileira. Esses fatores contribuíram para que os levantamentos epidemiológicos nacionais anteriores aos de 2003 não tivessem a abrangência adequada, ficando, portanto, restritos às capitais, a alguns grupos etários e somente ao levantamento de cárie dental e doença periodontal.

O Projeto SB 2000, que deu origem ao levantamento finalizado em 2003, constituiu-se em uma experiência inovadora na história dos levantamentos epidemiológicos nacionais em saúde bucal. Além de buscar uma padronização metodológica nos levantamentos dos dados em saúde bucal, o projeto de 2000 teve por objetivo contribuir para a consolidação da epidemiologia como ferramenta fundamental na construção do SUS (RONCALLI et al., 2000).

A mais recente fotografia das condições de saúde bucal da população brasileira foi revelada pelo levantamento de 2010 (BRASIL, 2011), obtido a partir do Projeto SB Brasil 2010. Esse projeto teve por objetivo consolidar-se como uma estratégia permanente de produção de dados de morbidade bucal, possibilitando a realização de ações pautadas em um modelo de Vigilância em Saúde.

A realização desse levantamento de 2010 foi impulsionada pela própria política de saúde bucal atualmente vigente. "Utilizar a Epidemiologia e as informações sobre o território subsidiando o planejamento" e "centrar a atuação na Vigilância à Saúde, incorporando práticas contínuas de avaliação e acompanhamento dos danos, riscos e determinantes do processo saúde doença" são pressupostos que fazem parte da referida política (BRASIL, 2004) e devem, portanto, ser cumpridos a partir de diversas estratégias, entre as quais a realização de pesquisas epidemiológicas de base nacional, como o Projeto SB Brasil 2010.

O presente capítulo tem por objetivo caracterizar a experiência brasileira com o desenvolvimento de levantamentos epidemiológicos nacionais em saúde bucal. Nesse sentido, serão descritos os quatro levantamentos epidemiológicos realizados no país (BRASIL, 1988; SESI, 1996; BRASIL, 2005, 2011), considerando população de abrangência, agravos bucais investigados e principais resultados apontados por cada um. O texto pretende ilustrar a crescente importância da epidemiologia para a construção de modelos de atenção em saúde bucal pautados na vigilância em saúde, em linha, portanto, com os pressupostos da atual política nacional de saúde bucal.

LEVANTAMENTOS EPIDEMIOLÓGICOS EM SAÚDE BUCAL NO BRASIL

O levantamento epidemiológico de 1986

Segundo Roncalli (2006), o levantamento epidemiológico de 1986 pode ser considerado um marco no desenvolvimento da epidemiologia em saúde bucal no país, a despeito de suas limitações. Esse grande levantamento partiu do reconhecimento da grande diversidade existente no território brasileiro e das limitações técnicas, operacionais, políticas e financeiras da emergente odontologia em saúde pública nacional.

No levantamento de 1986 foram avaliados, em relação às doenças bucais, os dois principais agravos: a cárie e a doença periodontal, além da necessidade de prótese total e acesso aos serviços odontológicos. Foi feito uso dos grupos etários e idades-índice preconizados pela OMS. Com relação às regiões, o levantamento abrangeu a zona urbana de 16 capitais, visto que um levantamento incluindo áreas rurais teria alto custo, além da dificuldade de acesso e das grandes extensões territoriais em um país com forte tradição rural. Embora as capitais tenham um peso considerável no conjunto da população brasileira, isso não as torna representativas de toda a população. Nesse sentido, os resultados do primeiro levantamento podem ser referidos como representativos somente da zona urbana das regiões brasileiras e, na melhor das hipóteses, de algumas capitais.

O levantamento de 1986 evidenciou um alto índice CPO-D[1] em todas as faixas etárias, com poucas diferenças com relação à renda. Os valores do CPO-D aos 12 anos de idade das cinco macrorregiões brasileiras estão representados na Figura 8.1. O maior valor de CPO-D foi encontrado na Região Centro-Oeste (8,53) e o menor valor na Região Sudeste (5,95). A média do índice no Brasil como um todo foi 6,7.

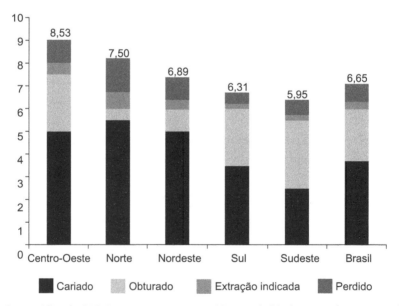

Figura 8.1 Médias do CPO-D e componentes aos 12 anos de idade, segundo macrorregião.
Fonte: BRASIL (1986).

---

[1] Índice CPO-D reflete o ataque da cárie dental e corresponde ao total de dentes **C**ariados, **P**erdidos e **O**bturados.

Com o aumento da idade, as diferenças do CPO-D em relação à renda tenderam a diminuir ainda mais, praticamente desaparecendo no fim da vida. Os problemas periodontais avaliados com o uso do CPI (*Community Periodontal Index*, ou Índice Periodontal Comunitário) mostraram-se em elevada prevalência, em um nível semelhante ao da maioria das nações do mundo desenvolvido. Outro dado pesquisado referiu-se ao uso e à necessidade de prótese total. Os resultados mostraram a face cruel do tratamento curativo-multilador proporcionado à população, uma vez que cerca de um terço da população de 50 a 59 anos de idade possuía prótese total dupla (RONCALLI, 2006).

Roncalli (2006) afirma que os resultados do levantamento tiveram boa representatividade para seus principais estratos (idade e macrorregião), contendo, portanto, informações razoavelmente confiáveis para a população urbana residente em capitais das cinco macrorregiões brasileiras.

Os levantamentos epidemiológicos de 1993 e 1996

Em 1993, o Serviço Social da Indústria (SESI) realizou, como parte integrante do Programa de Prevenção de Doenças Bucais, um levantamento epidemiológico de cárie dental em crianças das escolas do SESI, com o objetivo de compor uma linha-base para avaliação de seus programas preventivos. O levantamento de 1993 teve abrangência nacional e incluiu alunos de 3 a 14 anos de idade de escolas do SESI e escolas públicas.

Roncalli (2006) afirma que os resultados desse levantamento mostraram que as escolas públicas apresentaram valores de CPO-D mais elevados em todas as regiões e em praticamente todas as idades. Esses resultados estão expostos na Figura 8.2. Os dados desse levantamento também apontaram uma diferença marcante na análise dos componentes do CPO-D, indicando que a proporção de dentes obturados foi maior nas escolas do SESI, em todas as idades.

Apesar do declínio em relação aos dados de 1986, o componente cariado ainda teve participação considerável no levantamento de 1993. Do ponto de vista da distribuição, houve melhora na situação, uma vez que diminuiu a proporção de indivíduos com CPO-D alto, enquanto a proporção de valores mais baixos aumentou.

Em 1996, 10 anos após a realização do primeiro levantamento epidemiológico de base nacional, foi conduzida a primeira etapa do levantamento epidemiológico em saúde bucal (cárie dental), por parte da coordenação de saúde bucal (COSAB) do Ministério da Saúde (SOUZA, 1996). O projeto previa exames relativos

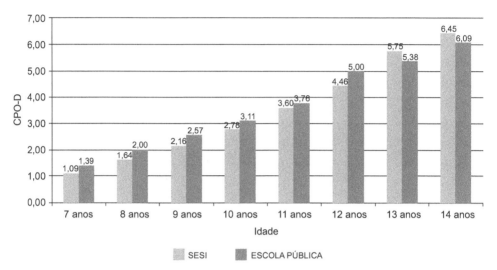

Figura 8.2 CPO-D de acordo com a idade em escolas do SESI e escolas públicas do Brasil, 1993.
Fonte: SESI (1996).

à cárie dentária (CPO-D e ceo-d) em crianças de 6 a 12 anos de idade de escolas públicas e privadas das 27 capitais brasileiras.

Diferentemente das experiências anteriores, não foi publicado nenhum relatório do levantamento de 1996, mas os dados foram disponibilizados na internet, no *site* do DATASUS, órgão que agrega as informações do Ministério da Saúde (RONCALLI, 2006). Os valores do CPO-D nas respectivas idades estão representados na Figura 8.3.

Os resultados desse levantamento mostraram redução de 54% no CPO-D aos 12 anos de idade, podendo ser observada também uma mudança em sua distribuição. A proporção de indivíduos com CPO-D = 0 passou de 3,7% em 1986 para um pouco mais de 25% em 1996. Aliado a isso, os valores mais altos de CPO-D passaram a se concentrar em um número menor de indivíduos. Em 1986, 75% de todo CPO-D aos 12 anos de idade estava concentrado em pouco mais de 37% dos indivíduos, enquanto em 1996 esse número caiu para 23%, o que já indicava uma tendência à polarização do CPO-D, fenômeno muito comum em situações de baixas prevalência e severidade da cárie (RONCALLI, 2006).

Desde a finalização do levantamento de 1996, estava clara a importância da construção de dados mais fidedignos para o ano 2000.

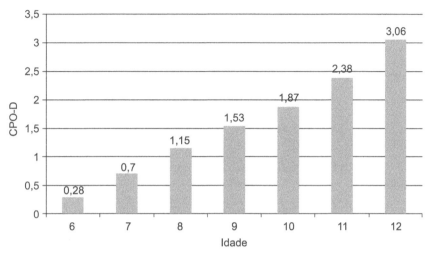

Figura 8.3 Médias de CPO-D de acordo com a idade (6-12 ANOS)
Fonte: BRASIL (1996).

Os Projetos SB Brasil 2003 e 2010: a consolidação da epidemiologia bucal como ferramenta estratégica na construção do Sistema Único de Saúde

No início de 2000 foi finalizado o chamado "Projeto SB 2000: condições de saúde bucal da população brasileira". Esse levantamento tinha a intenção de produzir dados confiáveis e contribuir para o estabelecimento de uma normatização em termos de pesquisas epidemiológicas transversais em saúde bucal.

Segundo Roncalli (2006), o projeto SB Brasil 2000 foi bastante inovador em relação às experiências anteriores. O projeto buscou padronizar o método de diagnóstico das condições de saúde bucal, tomando como base a metodologia proposta pela Organização Mundial da Saúde. Além disso, o projeto de 2000 teve por objetivo contribuir para a consolidação da epidemiologia como ferramenta fundamental na construção do SUS. Diferentemente dos levantamentos anteriores, o projeto SB Brasil realizou exames domiciliares em populações adolescente, adulta e idosa. Além da incorporação dessas faixas etárias, outros agravos foram avaliados, como a fluorose e as oclusopatias. O Quadro 8.1 apresenta as principais características metodológicas do Projeto SB Brasil.

Os resultados do projeto SB Brasil para a cárie dentária e sequelas demonstraram a manutenção da tendência de queda na prevalência e severidade da cárie em população infantil, embora a queda em relação a 1996 não tenha sido tão

136 | Fundamentos em Saúde Bucal Coletiva

Quadro 8.1

Principais características metodológicas do Projeto SB Brasil

Item	Descrição
Idades-índice e grupos etários pesquisados	Baseado na proposta da OMS (WHO, 1997), ao todo, foram utilizados 6 idades-índice e grupos etários: 18 a 36 meses, 5 anos, 12 anos, 15 a 19 anos, 35 a 44 anos e 65 a 74 anos
Problemas pesquisados e informações obtidas	Cárie dentária e respectivas necessidades de tratamento; doença periodontal; fluorose; oclusopatias; lesões bucais e informações socioeconômicas, de acesso a serviços e de autopercepção em saúde bucal
Pré-estratificação	Macrorregiões e porte populacional. Ao todo, foram pesquisados 250 municípios, 50 em cada região, sendo 10 de cada porte
Pontos de coleta de dados	Escolas e pré-escolas para 5 e 12 anos. Para adolescentes, adultos e idosos, os exames foram realizados em domicílios, tendo as quadras urbanas e/ou vilas rurais e os setores censitários como Unidades Amostrais Secundárias
Tamanho da amostra	Calculado em função da média e do desvio-padrão da cárie dentária, para cada região, com correção para porte populacional. Dados do Ministério da Saúde mostram um total de aproximadamente 108 mil indivíduos examinados, uma média próxima de 500 por município
Treinamento e calibração	Foi adotada a técnica do consenso, com cálculo da concordância percentual e coeficiente Kappa para cada par de examinadores. Níveis de concordância para cada agravo pesquisado foram estabelecidos

Fonte: Adaptado de Roncalli (2006).

significativa. A análise dos dados encontrados por região mostra que, semelhante aos dados de 1986 e também de outros indicadores de saúde, diferenças marcantes podem ser percebidas entre as macrorregiões brasileiras. A Figura 8.4 mostra as diferenças inter-regionais do CPO-D das crianças de 12 anos de idade, sendo o maior valor de CPO-D encontrado no Nordeste (3,19) e a melhor condição na Região Sudeste (2,30). A média nacional do CPO-D aos 12 anos foi 2,8.

O levantamento de 2000 demonstrou que as regiões Sul e Sudeste apresentaram as melhores condições relativas à cárie dentária em praticamente todas as idades. A situação com relação às doenças do periodonto foi avaliada a partir do CPI (Índice Periodontal Comunitário), e os resultados não mostraram grandes alterações em comparação aos dados anteriores, uma vez que grande parte da população de crianças e adolescentes apresenta sangramento e cálculo, enquanto em adultos e idosos quase não houve a presença da doença em função da grande

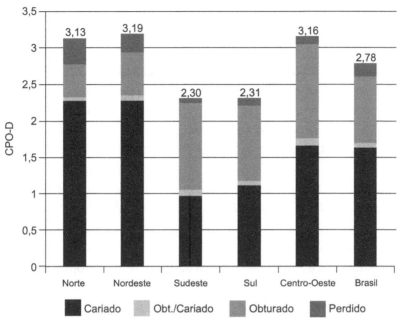

Figura 8.4 Médias de CPO-D e proporções de componentes aos 12 anos de idade, segundo macrorregião brasileira.
Fonte: BRASIL (2003).

proporção de dentes perdidos. Contudo, no grupo de 35 a 44 anos de idade pode ser observada uma diferença, em relação aos dados de 1986, no percentual de sextantes com cálculo e uma menor proporção de sextantes excluídos, o que reflete uma maior manutenção dos dentes na boca nesse grupo etário. No grupo de 65 a 74 anos de idade, essas diferenças se apresentam menos acentuadas, entretanto foram observados uma ligeira redução no percentual de sextantes excluídos e um aumento nos sextantes com bolsa (RONCALLI, 2006).

A vigilância epidemiológica em saúde bucal no país teve continuidade e em 2010 foi iniciado o chamado Projeto SB Brasil 2010 (Pesquisa Nacional de Saúde Bucal). O projeto teve por objetivo "se estabelecer como a principal estratégia do eixo da Vigilância em Saúde Bucal da Política Nacional de Saúde Bucal (BRASIL, 2004) no que diz respeito à produção de dados primários de morbidade bucal" (RONCALLI, 2010).

Esse levantamento epidemiológico teve abrangência nacional, sendo realizado em 177 municípios: 26 capitais e Distrito Federal, além de 30 municípios de cada região do país. Foram avaliadas 38 mil pessoas divididas nos grupos etários propostos pelo manual da OMS (BRASIL, 2011).

Os objetivos gerais do SB Brasil 2010 foram avaliar as condições de saúde bucal da população brasileira no ano de 2010, subsidiar o planejamento e a avaliação das ações e serviços junto ao SUS e manter uma base de dados eletrônicos para o componente de vigilância à saúde da Política Nacional de Saúde Bucal.

Nesse sentido, é possível afirmar que os resultados desse levantamento epidemiológico tiveram por objetivo subsidiar os futuros rumos da Política Nacional de Saúde Bucal no tocante aos principais agravos de saúde bucal (cárie dentária, doença periodontal, oclusopatias, fluorose e edentulismo).

Os índices utilizados no SB Brasil 2010 seguiram as recomendações da 4ª edição do manual da OMS para a realização de levantamento epidemiológico básico em saúde bucal (WHO, 1997). Além dos índices tradicionais para aferição dos agravos bucais, também foi aplicado aos indivíduos examinados um questionário contendo questões relativas à caracterização socioeconômica, à utilização de serviços odontológicos e à morbidade bucal autorreferida e autopercepção de saúde bucal. As condições de saúde bucal da população brasileira avaliadas pelo projeto incluíram: condição dentária (cárie dentária), condição periodontal, traumatismo dentário, oclusão dentária, fluorose dentária e edentulismo.

Os resultados encontrados em relação à condição de cárie dentária indicaram que a proporção de indivíduos livres de cárie (ceo/CPO = 0) diminui em função da idade, um fenômeno comum, quando se considera o caráter cumulativo dos índices utilizados. O estudo apontou que, aos 5 anos de idade, 46,6% das crianças brasileiras estão livres de cárie na dentição decídua, e aos 12 anos, 43,5% apresentam essa condição na dentição permanente. Nas idades de 15 a 19, 35 a 44 e 65 a 74 anos, os percentuais foram 23,9%, 0,9% e 0,2%, respectivamente (BRASIL, 2011).

O estudo também apontou grandes diversidades regionais (Figura 8.5) e entre as capitais e os municípios do interior no tocante à prevalência de cárie em todas as idades. Percentuais de CPO-D/ceo-d = 0 são sempre inferiores nas regiões Centro-Oeste, Norte e Nordeste, quando comparados com os das regiões Sul e Sudeste. A situação é variada quando se comparam os municípios do interior com as capitais em cada região.

Com relação à dentição decídua, o levantamento apontou que aos 5 anos de idade, a média do ceo-d[2] foi de 2,43. O componente cariado representou 80% do índice e, assim como ocorre com o CPO-D, as médias do índice ceo-d foram mais elevadas nas regiões Norte, Centro-Oeste e Nordeste em comparação com as re-

---

[2] Índice ceo-d corresponde ao número de dentes decíduos cariados, extraídos e obturados.

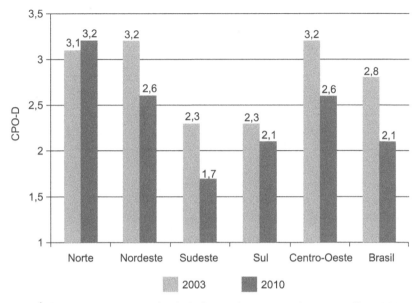

Figura 8.5 Índice CPO aos 12 anos de idade de acordo com a região e o Brasil em 2003 e 2010.
Fonte: BRASIL (2005, 2011).

giões Sul e Sudeste. Além disso, a proporção de dentes cariados foi sensivelmente maior nas regiões Norte e Nordeste, enquanto a de dentes restaurados foi maior nas regiões Sudeste e Sul.

Crianças brasileiras de 12 anos de idade e adolescentes de 15 a 19 anos apresentaram, em média, 2,07 e 4,25 dentes com experiência de cárie dentária, respectivamente. As Figuras 8.6 e 8.7 demonstram a tendência de declínio do CPO-D ao longo do tempo para essas idades, considerando os levantamentos epidemiológicos de 1986, 2003 e 2010.

Com relação às diferenças macrorregionais, observou-se que os menores índices foram encontrados nas regiões Sudeste e Sul, enquanto médias mais elevadas foram encontradas nas regiões Norte, Nordeste e Centro-Oeste. Ao comparar o levantamento de 2003 com o de 2010, a Figura 8.5 demonstra a manutenção das disparidades macrorregionais na prevalência de cárie dental aos 12 anos de idade, apesar da queda do índice em todas as regiões, com exceção da Região Norte (BRASIL, 2005, 2011).

Os dados indicaram que no Nordeste a proporção de dentes restaurados foi menor do que no Sudeste, apontando que o maior ataque da doença está aliada a menor acesso aos serviços (BRASIL, 2005).

140 | Fundamentos em Saúde Bucal Coletiva

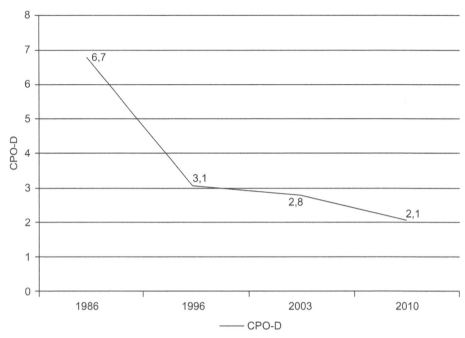

Figura 8.6 CPO-D aos 12 anos de idade no Brasil (1986 a 2010).
Fonte: BRASIL (1988, 1996, 2005, 2011).

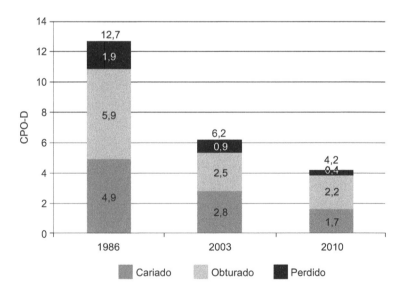

Figura 8.7 Índice CPO em adolescentes de 15 a 19 anos de idade de acordo com o ano no Brasil.
Fonte: BRASIL (1988, 2005, 2011).

Segundo a classificação adotada pela OMS, o Brasil saiu de uma condição de média prevalência de cárie em 2003 (CPO-D aos 12 anos entre 2,7 e 4,4), para uma condição de baixa prevalência em 2010 (CPO-D aos 12 anos entre 1,2 e 2,6).

No que se refere a adultos, o CPO-D médio foi de 16,75 na faixa etária de 35 a 44 anos e de 27,53 na de 65 a 74 anos de idade. O componente perdido foi responsável por cerca de 44,7% do índice no grupo de 35 a 44 anos e 92% no grupo de 65 a 74 anos. A Figura 8.8 demonstra a tendência de queda no CPO-D dos adultos considerando os levantamentos de 1986, 2003 e 2010 (BRASIL, 1988, 2005, 2011).

Em relação a 2003, observou-se uma queda no CPO-D de 17% nos adultos, porém os componentes "cariado" e "perdido" caíram mais acentuadamente, enquanto o componente "obturado" cresceu em termos relativos. Esse achado reflete uma inversão de tendência de queda dos procedimentos mutiladores, representados pelas extrações de dentes, e um incremento nos tratamentos restauradores (BRASIL, 2011). Com relação à necessidade de prótese dentária entre os adolescentes, o estudo de 2010 apontou que 13,7% necessitam de próteses parciais, sendo 10,3% em um maxilar e 3,4% nos dois maxilares. Comparando com o levantamento de 2003, constatou-se uma redução de 52% nas necessidades de prótese entre adolescentes. Naquele ano foi constatado que 27% dos adolescentes necessitavam de algum tipo de prótese (BRASIL, 2005, 2011).

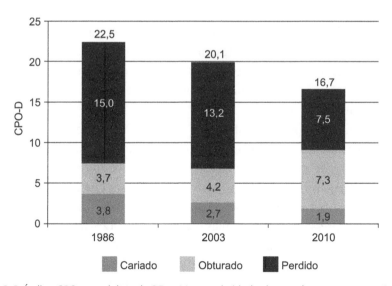

Figura 8.8 Índice CPO em adultos de 35 a 44 anos de idade de acordo com o ano no Brasil.
Fonte: BRASIL (1988, 2005, 2011).

Já no caso dos adultos, o levantamento de 2010 apontou que a necessidade de algum tipo de prótese ocorreu em 69% dos casos, a maioria (41%) relativa à prótese parcial em um maxilar. Em 1,3% dos casos, foi constatada necessidade de prótese total em pelo menos um maxilar. Houve uma redução de 70% nesse percentual em relação a 2003, pois naquele ano foi evidenciado que o percentual de adultos com necessidade de prótese total em pelo menos um maxilar era de 4,4% (BRASIL, 2005, 2011).

Em idosos, os dados de 2010 indicam que 24% necessitam de prótese total em pelo menos um maxilar e 15% necessitam de prótese total dupla, percentuais muito próximos dos encontrados em 2003 (BRASIL, 2005, 2011).

No tocante às condições periodontais, o levantamento de 2010 apontou que 62,9% das crianças de 12 anos apresentaram todos os sextantes hígidos. O maior percentual de crianças aos 12 anos com sextantes hígidos foi encontrado na Região Sudeste (67,9%) e o menor na Região Norte (41,6%).

Já no grupo de 15 a 19 anos de idade, o estudo de 2010 indicou que 50,9% dos examinados apresentaram todos os sextantes hígidos, entretanto 1,5% já tinha sextantes excluídos. Presença de cálculo foi a alteração periodontal mais presente nesse grupo etário (28,4%).

No grupo etário de 35 a 44 anos, os dados de 2010 indicaram que 32,3% desses indivíduos apresentaram, como pior escore, os sextantes excluídos e 17,8% apresentaram todos os sextantes hígidos. A presença de cálculo foi a condição mais expressiva, presente em 28,6% dos adultos examinados, e 19,4% tinham bolsas periodontais. Já no grupo de 65 a 74 anos de idade, os resultados demonstraram que 90,5% tinham sextantes excluídos. Dos poucos sextantes em condições de exame nesse grupo etário, 4,2% apresentavam cálculo e 3,3%, bolsas periodontais.

A Figura 8.9 aponta os percentuais de indivíduos (crianças de 12 anos, adolescentes, adultos e idosos) segundo o maior grau de condição periodontal observado no levantamento de 2010.

Em comparação com o levantamento de 2003, observa-se aumento na presença de bolsa periodontal em adolescentes e no percentual de excluídos nos adultos.

Além de dados sobre cárie e condição periodontal, o levantamento também avaliou as condições oclusais. Os resultados apontaram que aos 12 anos de idade 38% das crianças apresentam problemas de oclusão, e em 20% dessas crianças os problemas se expressam na forma mais branda, porém 12% têm oclusopatia severa e 7% apresentam oclusopatia muito severa. Nos adolescentes, 35% apresentam algum tipo de problema e, destes, 10% correspondem à forma mais severa da doença. Os dados apontam que entre 2003 e 2010 a prevalência de oclusopatias em crianças e adolescentes praticamente não se alterou (BRASIL, 2011).

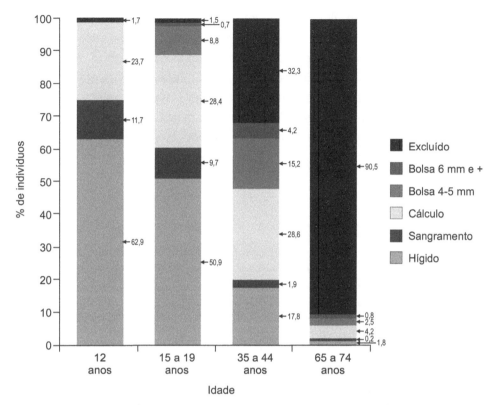

Figura 8.9 Percentual de pessoas segundo maior grau de condição periodontal observado de acordo com o grupo etário.
Fonte: BRASIL (2011).

CONSIDERAÇÕES FINAIS

Embora ainda exista um longo percurso a ser percorrido no sentido da construção de modelos de atenção à saúde bucal que sejam pautados pelo uso permanente da epidemiologia, um avanço expressivo foi observado nos últimos anos, principalmente a partir da implementação da Política Nacional de Saúde Bucal em 2004 (BRASIL, 2004).

As experiências brasileiras anteriores de levantamentos epidemiológicos nacionais de saúde bucal (1986, 1996 e 2003) possibilitaram o aprimoramento técnico e metodológico desses inquéritos. Entretanto, se por um lado esses estudos foram de grande relevância para a construção do perfil epidemiológico de saúde bucal da população brasileira, por outro lado eles não tinham por objetivo contribuir para a construção de um modelo de vigilância em saúde bucal (RONCALLI, 2010).

Espera-se que os resultados do Projeto SB Brasil 2010, de fato, sejam capazes de orientar a Política Nacional de Saúde Bucal para os próximos anos no tocante aos principais agravos bucais que acometem a população brasileira. A realização permanente de inquéritos epidemiológicos dessa natureza representa uma estratégia-chave no eixo da Vigilância em saúde bucal prevista pela Política Nacional de Saúde Bucal. Nesse sentido, esses levantamentos periódicos servem de base para o desenvolvimento de ações promocionais, preventivas e reabilitadoras em saúde bucal tanto no nível individual como no coletivo e, portanto, em linha com os princípios do SUS.

Referências bibliográficas

BRASIL. Ministério da Saúde. Secretaria de Atenção à Saúde. Departamento de Atenção Básica. Projeto SB Brasil 2003: condições de saúde bucal da população brasileira 2002-2003: Resultados principais. Brasília: Ministério da Saúde, 2005.

BRASIL. Ministério da Saúde. Secretaria de Atenção à Saúde/Secretaria de Vigilância em Saúde. Departamento de Atenção Básica. Coordenação Geral de Saúde Bucal. SB Brasil 2010. Pesquisa Nacional de Saúde Bucal Resultados Principais. Brasília: Distrito Federal, 2011.

BRASIL. Ministério da Saúde. Secretaria de Atenção à Saúde. Departamento de Atenção Básica. Coordenação Nacional de Saúde Bucal. Diretrizes da Política Nacional de Saúde Bucal. Brasília, Distrito Federal, 2004.

BRASIL. Ministério da Saúde. Divisão Nacional de Saúde Bucal. Levantamentos Epidemiológicos em Saúde Bucal: Brasil, zona urbana. 1986. 137p. Série C: Estudos e projetos, 4, 1988.

RONCALLI, A.G. Epidemiologia e saúde bucal coletiva: um caminhar compartilhado. Ciência e Saúde Coletiva, Rio de Janeiro, jan/mar 2006; 11(1):105-14.

RONCALLI, A.G. Levantamentos epidemiológicos em saúde bucal no Brasil. In: PERES, M.A.; ANTUNES, J.L.F.; editores. Epidemiologia em saúde bucal. Rio de Janeiro: Guanabara Koogan, 2006: 32-48.

RONCALLI, A.G. Projeto SB Brasil 2010: elemento estratégico na construção de um modelo de vigilância em saúde bucal. Cad Saúde Pública, Rio de Janeiro, mar 2010; 26(3): 2.1.

RONCALLI, A.G. et al. Projeto SB2000: uma perspectiva para a consolidação da Epidemiologia em Saúde Bucal Coletiva. Rev Bras Odont Saúde Coletiva 2000; 1(2):9-25.

SERVIÇO SOCIAL DA INDÚSTRIA (SESI). Estudo epidemiológico sobre prevalência de cárie dental em crianças de 3 a 14 anos – Brasil, 1993. Brasília: SESI – DN, 1996.

SOUZA, S.M.D. Levantamento epidemiológico em saúde bucal – cárie dental – 1ª etapa. Jornal ABO Nacional 1996 nov-dez: 8B.

WORLD HEALTH ORGANIZATION – WHO. Oral Health Surveys: Basic methods. 4 ed. Geneva: ORH/EPID, 1997. 65p.

9 Organização da Oferta de Serviços de Saúde Bucal no Âmbito do Sistema Único de Saúde

Andréa Neiva da Silva
Marcos Antônio Albuquerque de Senna
Renata Costa Jorge

INTRODUÇÃO

A garantia de acesso aos serviços de saúde que constituem o Sistema Único de Saúde (SUS) é assegurada pela organização de um sistema descentralizado de saúde. Descentralização corresponde a uma redistribuição das responsabilidades quanto às ações e serviços de saúde entre os vários níveis de governo (municipal, estadual e federal). Os municípios devem, segundo essa lógica, organizar redes de atenção integral à saúde, de maneira sustentável e em cooperação com os demais gestores (BRASIL, 2005).

A base dessa rede, segundo o princípio da integralidade, é a atenção primária que, organizada em todo o território nacional, tem por objetivo viabilizar uma orientação simples: todo cidadão tem direito a uma equipe de saúde que cuide dele, com a qual estabeleça fortes vínculos terapêuticos, e, paralelamente, seja capaz de sustentar processos de corresponsabilização no cuidado em rede (PASCHE, 2009).

Organizar a atenção à saúde bucal segundo a lógica proposta pela atenção primária à saúde implica estruturar a oferta da assistência odontológica, com vistas ao alcance da integralidade na assistência à saúde bucal.

Esse processo de organização da assistência tem se constituído em um grande desafio no âmbito da saúde bucal, principalmente se considerarmos que durante

146 | Fundamentos em Saúde Bucal Coletiva

muitos anos, no Brasil, a inserção da saúde bucal e das práticas odontológicas no SUS aconteceu de maneira paralela e afastada do processo de organização dos demais serviços de saúde.

Atualmente, essa tendência vem sendo revertida e observa-se um grande esforço no sentido de promover uma maior integração da saúde bucal nos serviços de saúde em geral, principalmente a partir da incorporação dos profissionais de saúde bucal dentro da Estratégia Saúde da Família (ESF), no ano 2000 (BRASIL, 2000).

O presente capítulo tem por objetivo abordar a organização da oferta da assistência à saúde bucal prestada pela rede de serviços odontológicos públicos no Brasil após o surgimento do SUS, descrevendo a maneira como esses serviços estão organizados para responder às necessidades de saúde bucal da população. Considerando que a organização da atenção à saúde bucal está estruturada segundo a lógica da atenção primária à saúde, configurando, portanto, um sistema *regionalizado*, *hierarquizado* e *articulado*, o capítulo propõe-se a descrever essa forma de estruturação de serviços.

Nesse sentido, serão abordados os distintos níveis que compõem a hierarquização da atenção à saúde bucal, destacando as principais características das ações de saúde desenvolvidas em cada um deles e demonstrando como se dá a articulação entre os serviços que compõem esses diferentes níveis de atenção à saúde.

A ORGANIZAÇÃO DA OFERTA DE SERVIÇOS DE SAÚDE BUCAL A PARTIR DO MODELO DE ATENÇÃO BÁSICA

O modelo assistencial proposto pelo SUS, tal como detalhado no Capítulo 4 (*Modelos assistenciais em saúde*), tem como foco a atenção básica à saúde. A atenção básica engloba um conjunto de ações, de caráter individual ou coletivo, que envolve a promoção da saúde, a prevenção de doenças, o diagnóstico, o tratamento e a reabilitação dos pacientes. Nesse nível de atenção à saúde, o atendimento aos usuários deve seguir uma cadeia progressiva, garantindo o acesso aos cuidados e às tecnologias necessárias e adequadas de prevenção e enfrentamento das doenças (BRASIL, 2005).

A atenção básica também prevê o acesso dos usuários do serviço público aos três níveis de complexidade crescentes, quais sejam: primário, secundário e

Organização da Oferta de Serviços de Saúde Bucal no Âmbito do Sistema Único de Saúde | **147**

terciário, de maneira a criar um *sistema regionalizado, hierarquizado e articulado* que garanta, desse modo, a *integralidade* da assistência à saúde.

No âmbito da atenção à saúde bucal, essa forma de organização da assistência odontológica é contemplada pela atual Política Nacional de Saúde Bucal (BRASIL, 2004). A seguir será descrita a estruturação da oferta da assistência odontológica pública no Brasil, tendo como base os princípios da regionalização, hierarquização e articulação dos serviços de saúde bucal no âmbito do SUS.

A lógica de estruturação dos serviços de saúde bucal segundo os níveis de atenção

O princípio da *regionalização* é um dos princípios que orientam a organização do SUS. Significa organizar os serviços de saúde em cada região para que a população tenha acesso a todos os tipos de atendimento.

Os princípios da *regionalização* e da *hierarquização* implicam que os serviços de saúde que compõem o sistema devem ser organizados em níveis de complexidade tecnológica crescente, dispostos em uma área geográfica delimitada e com a definição da população a ser atendida. Isso implica a capacidade de os serviços oferecerem a uma determinada população todas as modalidades de assistência, bem como o acesso a todo tipo de tecnologia disponível, possibilitando um ótimo grau de solução de seus problemas de saúde.

Nesse sentido, a organização do SUS dá-se a partir de *níveis diferenciados de atenção*. O princípio da integralidade proposto pelo sistema e aplicado na organização da oferta de serviços de saúde bucal implica, entre outros aspectos, que: (1) a oferta de serviços se dê por meio de *níveis de assistência*, articulados entre si, de acordo com as necessidades dos indivíduos, configurando, portanto, um sistema hierarquizado; (2) o rol de ações e práticas desenvolvidas pelos serviços inclua algumas de caráter individual e outras de cunho coletivo (SILVEIRA FILHO, 2006).

Em linha com essa perspectiva, Pinto (2000) propõe que a organização da oferta de cuidados em saúde bucal seja estratificada em quatro níveis distintos: atenção *geral, primária, básica e complexa*.

No nível da atenção geral, a intervenção odontológica deve ser de caráter populacional, voltada para os determinantes gerais da incidência das doenças bucais, como causas sociais, econômicas e biológicas. Nesse sentido, a *atenção geral* seria voltada para os problemas de ordem mais ampla, extraodontológicos, ou seja, os

148 | Fundamentos em Saúde Bucal Coletiva

fatores externos condicionantes dos problemas odontológicos ou por eles influenciados (saúde geral, habitação, alimentação, renda, ambiente, emprego, bem-estar).

Já a *atenção primária*, segundo o autor, deve reunir ações essenciais (prevenção, educação, práticas curativas) e prestação de serviços necessários à resolução dos problemas de maior prevalência e significado em cada comunidade, com grupos prioritários e serviços especializados.

Cabe salientar que o Brasil adota a denominação *atenção básica* no lugar de atenção primária, definindo-a como:

> O primeiro nível da atenção à saúde, de acordo com o modelo adotado pelo SUS. Engloba um conjunto de ações, de caráter individual ou coletivo, que envolve a promoção da saúde, a prevenção de doenças, o diagnóstico, o tratamento e a reabilitação dos pacientes (BRASIL, 2005).

Nesse nível da atenção à saúde, o atendimento aos usuários deve seguir uma cadeia progressiva, garantindo acesso aos cuidados e às tecnologias necessárias e adequadas de prevenção e enfrentamento das doenças para o prolongamento da vida. A atenção básica é desenvolvida por meio de práticas gerenciais e sanitárias democráticas e participativas. O trabalho é realizado por equipes que assumem responsabilidade pela saúde da população, objetivando prevenir e solucionar os problemas de saúde de maior frequência e relevância das populações (BRASIL, 2005).

A atenção básica é considerada o ponto de contato preferencial dos usuários com o SUS, seu primeiro contato realizado pelas especialidades básicas da saúde. O usuário deve ser considerado em sua singularidade, complexidade, inteireza e inserção sociocultural. Objetiva-se a promoção de sua saúde, a prevenção e o tratamento de doenças, assim como a redução dos danos ou sofrimentos que possam comprometer suas possibilidades de viver de modo saudável (BRASIL, 2005).

A atenção básica deve, portanto, configurar-se como a porta de entrada ao sistema de saúde. Nesse sentido, em locais que apresentam a ESF como base do atendimento, a entrada dos usuários no sistema pode ser proveniente de busca ativa, por demanda espontânea ou marcação na unidade. Nos locais que não contam com a ESF como orientadora do sistema, a entrada do paciente se dá por meio das unidades básicas de saúde.

Os serviços de atenção básica devem estar qualificados para atender e resolver os problemas de saúde mais prevalentes na população vinculada a essas unidades de saúde. Segundo a Política Nacional de Saúde Bucal (BRASIL, 2004), cabe à atenção

Organização da Oferta de Serviços de Saúde Bucal no Âmbito do Sistema Único de Saúde | **149**

básica "assumir a responsabilidade pela detecção das necessidades, providenciar os encaminhamentos requeridos em cada caso e monitorar a evolução da reabilitação, bem como acompanhar e manter a reabilitação no período pós-tratamento".

No nível de atenção básica em saúde bucal incluem-se ações nos campos da promoção da saúde, prevenção, atividades de educação em saúde, diagnóstico de doenças bucais, incluindo o câncer bucal, e cuidados clínicos com práticas curativas que devem ser acessíveis a todos, como programas de fluoretação das águas, uso regular de dentifrícios com flúor, uso tópico de flúor, prevenção do câncer bucal, entre outros.

A atenção básica em saúde bucal é ofertada pelos seguintes serviços públicos brasileiros: centros primários de saúde, unidades básicas de saúde (postos de saúde), unidades de saúde da família que contam com equipe de saúde bucal, unidades móveis ou Unidades de Pronto-Atendimento (UPA). Cabe salientar que esses serviços são os de uso mais frequente pela população.

Por outro lado, a *atenção complexa* em saúde bucal difere bastante da atenção básica, na medida em que as ações realizadas nesse nível de assistência são mais complexas e, portanto, exigem profissionais especializados e uso de alta tecnologia (tecnologia dura), em comparação com a atenção básica em saúde bucal.

A atenção complexa, portanto, abrange ações de atendimento secundário e terciário que implicam conhecimentos avançados, desenvolvidas, em princípio, por especialistas na área clínica e na reabilitação funcional. Referem-se, geralmente, a serviços de atenção à saúde bucal distribuídos em menor número nos municípios em relação às unidades básicas que prestam atenção à saúde bucal.

As unidades de saúde que prestam atenção complexa estão voltadas a ofertar ações clínicas que exigem tecnologia de ponta e conhecimentos mais aprofundados (por exemplo, tratamento periodontal cirúrgico avançado, cirurgias bucomaxilofaciais, tratamento endodôntico em dentes multirradiculares, reabilitação protética e ortodôntica) (PINTO, 2000). No setor público, esses serviços são ofertados pelos Centros de Especialidade Odontológica (CEO), amparados pelos laboratórios regionais de prótese dentária.

A Figura 9.1 representa esquematicamente a organização da oferta de serviços de saúde bucal segundo a lógica da hierarquização dos serviços de saúde em diferentes níveis de atenção à saúde bucal.

As Figuras 9.2 e 9.3 representam esquematicamente os níveis de atenção básica e complexa que compõem o sistema hierarquizado de atenção à saúde bucal, destacando as respectivas ações em saúde nele desenvolvidas.

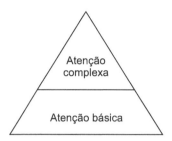

Figura 9.1 Ilustração esquemática da organização do sistema de saúde brasileiro segundo o princípio da hierarquização.

Essa hierarquização do sistema de saúde em níveis crescentes de complexidade pode dar a falsa impressão de que o sistema é segmentado, desarticulado. No entanto, o sistema como um todo constitui uma unidade, na medida em que distintos níveis de atenção à saúde estão articulados graças a um organizado *sistema de referência e contrarreferência* que busca acolher e atender o usuário de maneira integral.

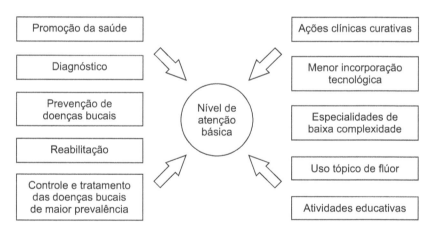

Figura 9.2 Nível de atenção básica em saúde bucal e respectivas ações de saúde.

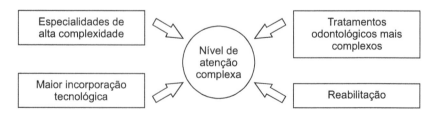

Figura 9.3 Características do nível de atenção complexa à saúde bucal e respectivas ações de saúde desenvolvidas.

ARTICULAÇÃO ENTRE OS SERVIÇOS DE ATENÇÃO BÁSICA E COMPLEXA NO ÂMBITO DA SAÚDE BUCAL

Além da hierarquização do sistema e do desenvolvimento de ações nos níveis individual e coletivo, o princípio da integralidade, aplicado na organização da oferta dos serviços de saúde bucal, também pressupõe que os serviços estejam organizados como um conjunto *articulado* e *contínuo*, ofertando ações de prevenção, promoção, recuperação e manutenção da saúde, garantindo o cuidado longitudinal (ao longo do tempo) aos indivíduos e às famílias (SILVEIRA FILHO, 2006). A articulação entre os serviços de saúde (geral e bucal) de distintos níveis de atenção acontece por meio dos mecanismos de *referência* e *contrarreferência*.

Isso significa dizer que, se além dos serviços ofertados pela unidade básica de saúde, o usuário necessitar de atenção odontológica mais complexa, ele deve ser encaminhado por meio de um documento denominado *guia de referência* (formulário de referência) para uma unidade especializada de atenção à saúde bucal, normalmente um CEO (BRASIL, 2008).

O usuário deve ser encaminhado à unidade de atenção complexa em saúde bucal depois da eliminação da dor e de terem sido efetuadas ações para o controle da infecção bucal, como adequação do meio bucal, terapia periodontal básica, remoção dos focos de infecção e selamento provisório das cavidades de cárie (BRASIL, 2008).

Vários hospitais oferecem tratamento especializado em saúde bucal, constituindo-se, portanto, em unidades de referência para tratamentos odontológicos que demandam maior complexidade. Seguindo a lógica de acompanhamento do usuário dentro do sistema de saúde bucal, depois de ser atendido pelo cirurgião-dentista especialista do nível de atenção complexa, o usuário deve retornar a sua unidade básica de saúde de origem para finalizar seu tratamento odontológico ou fazer a manutenção de sua saúde bucal.

Em seu retorno à unidade de origem, o usuário deverá portar o *formulário de contrarreferência*, o qual deverá ter sido devidamente preenchido pelo profissional do serviço de atenção complexa. Nesse formulário devem constar a identificação do especialista que o atendeu, bem como o diagnóstico e os tratamentos realizados nesse nível de atenção odontológica.

A Figura 9.4 representa esquematicamente o papel dos formulários de referência e contrarreferência no sentido de viabilizar a articulação entre os níveis básico e complexo de atenção à saúde bucal.

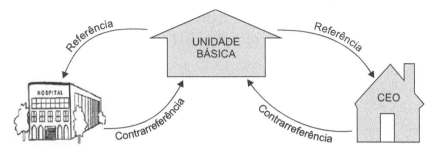

Figura 9.4 A articulação entre a atenção básica e a complexa no campo da atenção à saúde bucal, com destaque para o papel dos formulários de referência e contrarreferência.
Fonte: BRASIL, 2008.

Desse modo, a organização da oferta de serviços de saúde bucal pretende cumprir o princípio da *regionalização* preconizado pelo SUS, na medida em que estratifica as ações, com oferta de serviços básicos para todos e de serviços especializados de maneira seletiva, bem como a organização do setor odontológico em *unidades articuladas* entre si.

CONSIDERAÇÕES FINAIS

A forma de organização da assistência à saúde bucal como preconizado pelo SUS, além de buscar cumprir os princípios da universalidade, equidade e integralidade propostos pelo sistema, também tem o objetivo de racionalizar a oferta desses serviços. Assim, é possível distribuir de maneira mais racionalizada e equânime os recursos assistenciais no território, com base na distribuição da população, promovendo a integração das ações e das redes assistenciais, de modo a garantir acesso oportuno, continuidade do cuidado e economia de escala.

Entretanto, a organização dos serviços dessa maneira impõe importantes desafios ao setor da saúde bucal. Entre esses desafios pode ser destacado o comprometimento político dos gestores, no sentido de construir um sistema de saúde mais justo e solidário, capaz de incluir a atenção à saúde bucal como direito dos cidadãos, assim como a própria capacidade técnica e financeira municipal necessária para a consecução desse objetivo.

Vale salientar também que as mudanças na lógica organizativa dos serviços de saúde bucal devem caminhar "de mãos dadas" com a transformação das práticas odontológicas, de maneira a introduzir uma perspectiva de maior vínculo e responsabilização dos profissionais de saúde bucal para com a população.

Referências bibliográficas

BRASIL, Ministério da Saúde. Portaria nº 1.444, de 28 de dezembro de 2000. Estabelece incentivo financeiro para a reorganização da atenção à saúde bucal prestada nos municípios por meio do Programa de Saúde da Família. Publicada no Diário Oficial da União de 29/12/00, seção 1, pág. 85.

BRASIL, Ministério da Saúde, Secretaria de Atenção à Saúde, Departamento de Atenção Básica, Coordenação Nacional de Saúde Bucal. Diretrizes da Política Nacional de Saúde Bucal, Brasília, 2004.

BRASIL, Ministério da Saúde e Conselho Nacional de Secretários Municipais de Saúde. O SUS de A a Z – garantindo saúde nos municípios. Brasília (DF), 2005: 35-6.

BRASIL, Ministério da Saúde. Secretaria de Atenção à Saúde. Departamento de Atenção Básica. Cadernos de Atenção Básica; 17; Brasília: Ministério da Saúde, 2008.

PASCHE, DF. Política Nacional de Humanização como aposta na produção coletiva de mudanças nos modos de gerir e cuidar. Interface (Botucatu) 2009; 13(suppl.1):701-8.

PINTO, VG. Saúde bucal. 5. ed. São Paulo: Santos; 2000.

SILVA JÚNIOR, AG. Modelos Tecnoassistenciais em Saúde: o debate no campo da saúde coletiva. São Paulo: Hucitec, 2006.

SILVEIRA FILHO, AD (org). A saúde bucal nas esferas de gestão do Sistema Único de Saúde: abordagem interdisciplinar para os serviços de saúde bucal. In: BOTAZZO C & OLIVEIRA MA (org). A atenção básica no Sistema Único de Saúde. São Paulo: Páginas & Letras Editora Gráfica, 2008.

10 Cárie Dentária: Uma Abordagem Voltada para a Saúde Coletiva

Andréa Neiva da Silva

Márcia Pereira Alves dos Santos

Marcos Antônio Albuquerque de Senna

Amanda Firme Carletto

INTRODUÇÃO

Apesar de a cárie dentária ainda ser considerada um dos principais problemas de saúde pública, a prevalência dessa doença vem apresentando uma tendência de declínio no Brasil (BRASIL, 2010) e no mundo (WHO, 2003). No Brasil, os estudos epidemiológicos apontam para uma sólida tendência de queda do índice CPO-D[1] aos 12 anos de idade entre os anos de 1986 e 2010, de 7,3 para 2,1 dentes atacados pela cárie – correspondendo a um declínio de 88,3% no período. (BRASIL, 1988, 2011).

Além da redução da severidade da doença no país ao longo dos anos, os estudos apontam também para uma forte tendência de queda na prevalência da doença entre as crianças, de tal modo que, se em 1986 o percentual de escolares que apresentavam pelo menos um dente cariado, perdido ou obturado era de 96%, em 2011 esse percentual caiu para 56% (BRASIL, 1988, 2011).

Esse declínio da cárie dentária aos 12 anos de idade tem sido creditado, principalmente, à expansão da fluoração das águas de abastecimento público (principalmente no Sul e no Sudeste), à introdução de dentifrícios fluorados

---

[1]CPO-D: Corresponde ao total de dentes cariados, perdidos e obturados. O valor desse índice reflete a severidade do ataque da cárie dentária na dentição permanente humana.

no mercado (com maior impacto nas regiões Norte, Nordeste e Centro-Oeste) e à mudança de enfoque nos programas oferecidos pelos serviços públicos de saúde bucal em várias regiões do país após o advento do Sistema Único de Saúde (SUS) (NARVAI, FRAZÃO & CASTELLANOS, 1999). Somam-se a isso as mudanças no critério de diagnóstico de cárie, também apontadas como fatores responsáveis pelo declínio na prevalência de cárie no Brasil e no mundo (NADANOVSKY, 2000).

Apesar de os dados epidemiológicos referentes à cárie dentária serem bastante animadores no caso brasileiro, pois 44% dos escolares não apresentam cárie dentária aos 12 anos de idade, o lado negativo é que cerca de 60% da carga da doença tem se concentrado em apenas 20% da população de escolares, refletindo o chamado fenômeno da polarização (NARVAI et al., 2006).

O fenômeno da polarização significa que em um polo, ou seja, em uma parcela expressiva da população de escolares, há ausência da doença e, no outro, um grande número de casos da doença concentrados em um pequeno grupo de indivíduos (NARVAI et al., 2006). Os fatores responsáveis por essa distribuição desigual da cárie têm suas origens nas péssimas condições de vida a que está submetida grande parcela da população de crianças dessa idade no Brasil. Um risco social elevado, aliado à falta de acesso a medidas coletivas de prevenção da cárie (p. ex., água fluoretada e dentifrício fluorado), cria as condições ideais para o desenvolvimento e progressão desenfreada de lesões de cárie dentária em crianças.

Esse fenômeno da polarização da cárie aos 12 anos de idade tem sido observado no Brasil e em vários países desenvolvidos e evidencia que a doença está ligada não somente aos determinantes biológicos, mas, principalmente, aos determinantes sociais da saúde.

O presente capítulo tem por objetivo abordar a cárie dentária a partir de uma visão voltada para a saúde coletiva, buscando deixar claro que um enfoque dessa doença voltado exclusivamente aos fatores biológicos tem sido insuficiente para diminuir as desigualdades na distribuição da cárie na população.

Nesse sentido, inicialmente será feita uma breve discussão a respeito da epidemiologia da cárie dentária no contexto nacional. Em seguida, serão apresentados os fatores biológicos, bem como os determinantes sociais vinculados à doença. Além disso, breve histórico dos modelos que buscaram explicar o desenvolvimento da cárie também será apresentado. O capítulo pretende apontar a importância de se compreender a cárie dentária a partir de perspectivas mais ampliadas que valorizem o papel do ambiente sobre os estilos de vida vinculados ao desenvolvimento da doença no nível coletivo.

EPIDEMIOLOGIA DA CÁRIE DENTÁRIA NO BRASIL

A cárie dentária afeta entre 60% e 90% das crianças em idade escolar e a maioria dos adultos, produzindo dor, sofrimento, deficiência funcional, isolamento social e diminuição da qualidade de vida (WHO, 2003).

O levantamento epidemiológico em saúde bucal realizado pelo Ministério da Saúde em 1986 indicou que as pessoas situadas nos estratos de renda mais elevados apresentam menos cáries do que aquelas situadas na base da pirâmide socioeconômica (PINTO, 1997, 2000). Essa condição ainda persiste até os dias atuais, pois os levantamentos epidemiológicos realizados recentemente – Projeto SB Brasil 2003 e 2010 (BRASIL, 2004a, 2011) – apontaram que, embora tenha havido um declínio da cárie dentária entre crianças de 12 anos (Figura 10.1), adolescentes e adultos, ainda persistem desigualdades entre os diferentes estratos sociais.

Os dados do levantamento de 2010 (BRASIL, 2011) também mostraram a persistência de importantes diferenças do CPO-D aos 12 anos entre as macrorregiões brasileiras. Enquanto na região Sudeste o CPO-D aos 12 anos é de 1,7, na região Norte é de 3,2 (Figura 10-2).

Atualmente, o Brasil é considerado um país com baixa prevalência de cárie dentária, segundo os critérios estabelecidos pela Organização Mundial da Saúde

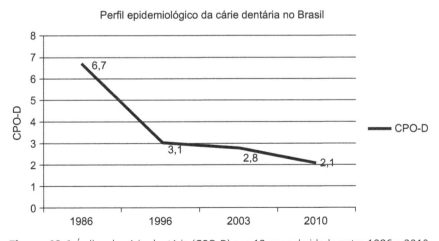

Figura 10.1 Índice de cárie dentária (CPO-D) aos 12 anos de idade entre 1986 e 2010.

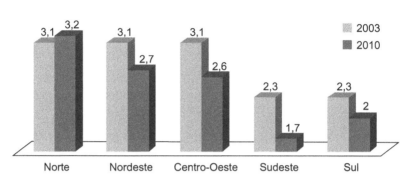

Figura 10.2 Índice CPO aos 12 anos de idade por região no Brasil, evidenciando as diferenças marcorregionais. Fonte: BRASIL, 2004a, 2011.

para a idade de 12 anos de idade. Isso porque o CPO-D médio aos 12 anos baixou de 2,8 em 2003 para 2,1 em 2010. Logo, se para os escolares de 12 anos de idade o CPO-D caiu 26%, para os adolescentes de 15 a 19 anos essa redução foi bem próxima, chegando a 30%.

De modo geral, os levantamentos epidemiológicos de base nacional realizados no Brasil – 1986, 1993, 1996 e 2003 – demonstram que o CPO-D mostra forte tendência de aumento com o avançar da idade, confirmando, portanto, o caráter cumulativo da cárie ao longo do tempo. Por outro lado, os levantamentos de 1986 e 2003 apontam que, quanto mais elevada a faixa etária da população, além de observarmos valores maiores de CPO-D, verificamos também um menor uso dos serviços de saúde bucal (Brasil, 1988, 2004a).

Em relação à cárie na população adulta, desde o primeiro levantamento epidemiológico realizado no Brasil, em 1986 (BRASIL, 1988), foram observadas mudanças positivas no perfil epidemiológico bucal. Entre 2003 e 2010, a redução no CPO-D na população adulta foi de 17%, passando de 20,1 em 2003 (BRASIL, 2004a) para 16,7 em 2010 (BRASIL, 2011). Observaram-se também uma diminuição considerável do componente "perdido" do CPO-D, de 13,2 em 2003 para 7,5 em 2010, e um aumento do componente "obturado" (de 4,2 para 7,3) (Figura 10.3). Esses resultados indicam que os adultos estão tendo maior acesso a tratamento restaurador em relação às tradicionais extrações dentárias, invertendo a clássica tendência de oferta de serviços de natureza mutiladora para os adultos brasileiros.

O levantamento também apontou que, além dos adultos, as crianças de 12 anos e os adolescentes de 15 a 19 anos tiveram maior acesso a tratamento restaurador.

Entretanto, a cárie e a doença periodontal ainda constituem os principais motivos de perdas dentárias. Esse quadro tem sido observado em países cuja população tem acesso restrito a ações de promoção da saúde e aos serviços odontológicos (LACERDA et al., 2004).

O perfil epidemiológico da cárie dentária nos idosos de 65 a 74 anos praticamente se manteve estável, se compararmos os resultados de 2003 com os de 2010, indicando que as melhorias das condições de saúde bucal ainda não se refletiram nessa faixa etária da população.

Os dados do levantamento de 2003 e 2010 confirmam os altos níveis de edentulismo na população adulta e idosa brasileira, demonstrando a necessidade urgente de ações em saúde bucal voltadas para essa faixa etária (BRASIL, 2004a, 2011).

Resumidamente, os estudos epidemiológicos apontam para melhoria do perfil epidemiológico da cárie dentária na dentição permanente, com exceção dos idosos. Além disso, o declínio da doença foi acompanhado pela polarização do agravo nas crianças de 12 anos de idade submetidas à privação social, conforme salientado anteriormente.

Esse cenário, portanto, implica que as abordagens no campo da saúde coletiva para o controle da cárie dentária devem ir muito além das ações sobre os

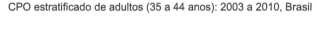

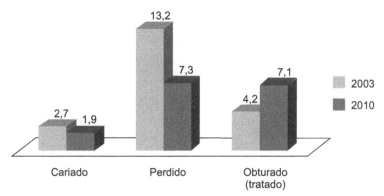

Figura 10.3 CPO estratificado em adultos (35 a 44 anos de idade) segundo o ano (2003 e 2010). Fonte: BRASIL, 2004a, 2010.

160 | Fundamentos em Saúde Bucal Coletiva

fatores de risco biológico da doença, de maneira a incluir ações voltadas para o enfrentamento dos determinantes sociais da cárie dentária.

ETIOLOGIA HISTÓRICA DA CÁRIE: PASSADO, PRESENTE E FUTURO

Biofilme com potencial cariogênico

O biofilme dentário é conhecido como o ecossistema básico onde ocorrem as interações biológicas que vão dar início ao processo carioso. O biofilme pode ser entendido como consórcios funcionais de células microbianas imersas em matrizes de polímeros extracelulares, onde se concentram produtos do próprio metabolismo, juntamente com os íons e nutrientes sequestrados do ambiente ecológico (WEYNE & HARARI, 2001).

A ideia de que a cárie seria uma doença causada pelo biofilme obteve sustentação por volta de 1880, a partir das pesquisas de Willoughby Miller (MILLER, 1883). Por meio de estudos sobre a participação microbiana da cárie, Miller enunciou a sua *teoria quimioparasitária*, conhecida também como *teoria inespecífica da placa*. A teoria admitia que a doença era inespecífica do ponto de vista bacteriológico, e que, portanto, quaisquer micro-organismos que tivessem características acidogênicas poderiam concorrer para a formação da lesão cariosa, principalmente em regiões com limpeza dentária deficiente.

A partir de 1920, começou-se a estudar a participação de determinados micro-organismos na cárie, sendo atribuído aos lactobacilos o desenvolvimento das lesões. Porém, em 1924, Clark (1924) demonstrou que o isolamento de *Streptococcus mutans* nas lesões iniciais de cárie ocorria com muito mais frequência do que das espécies de lactobacilos, além de revelar que os lactobacilos, apesar de suas capacidades acidogênica e acidúrica, não eram capazes de aderir às estruturas dentárias, enquanto os *S. mutans* formavam uma placa aderente.

Configurava-se a ideia de que apenas alguns grupos bastante específicos de micro-organismos estariam relacionados com o desenvolvimento da doença, dando origem à *hipótese da placa específica* (LOESCHE, 1993). Muitos dos estudos disponíveis confirmavam a existência de uma correlação entre os níveis de *Streptococcus* do grupo *mutans* e a atividade cariogênica existente, embora, apesar de possuírem sete espécies, apenas duas tenham sido associadas à cárie em humanos: *Streptococcus mutans* e *Streptococcus sobrinus*.

Duchin & van Houte (1978) observaram que concentrações mais altas de *S. mutans* estavam presentes em áreas dos dentes de indivíduos com cáries incipientes. Lang et al., (1978) verificaram que o número de *Streptococcus mutans* pode diminuir à medida que as lesões de cárie são controladas. Embora o *Streptococcus mutans* e o *Streptococcus sobrinus* estejam amplamente relacionados com a cárie, é óbvio que somente um número expressivo desses micro-organismos na placa dental será capaz de conduzir esse biofilme de uma característica não patogênica para patogênica. Em condições de equilíbrio, existem quantidades pequenas de *Streptococcus mutans*, já que os micro-organismos são inibidos pelo antagonismo interbacteriano da microbiota não patogênica.

O *Streptococcus mutans* é muito menos eficaz do que o *Streptococcus sanguis* na adesão à superfície do dente. Entretanto, os estudos a respeito da microbiologia das placas dentárias mostram que os *Streptococci* do grupo *mutans* representam apenas 2% ou menos da microbiota inicial de estreptococos (NYVAD & KILIAN, 1987). Isso significa que a simples presença dos micro-organismos não implica, necessariamente, um risco aumentado de cárie.

Por outro lado, os lactobacilos são responsáveis pela progressão da cárie, uma vez que não apresentam mecanismos de adesão às superfícies dentais íntegras (WEYNE, 1999). Portanto, é consenso que a presença do biofilme dental patogênico é um fator importante tanto para o início como para a progressão da cárie. Em contrapartida, a transformação de uma placa não patogênica em patogênica está na dependência de algum outro fator, externo ou interno, capaz de oferecer vantagem ambiental aos micro-organismos cariogênicos.

Dieta

As primeiras evidências a respeito da relação entre consumo de açúcar e cárie dentária surgiram a partir de pesquisas sobre mudanças no padrão da dieta em determinadas populações e diferenças no padrão da doença em indivíduos com restrição alimentar devido às doenças sistêmicas.

As clássicas pesquisas a respeito do papel da dieta na experiência de cárie demonstraram, de maneira unânime, a influência do açúcar refinado no aumento da prevalência de cárie das populações (GUSTAFSSON et al., 1954). O aumento do consumo da cana-de-açúcar nos séculos XVIII e XIX favoreceu o incremento drástico na incidência de lesões cariosas e, em contrapartida, verificou-se que, quando uma população experimentava um período de restrição de açúcar, a incidência de cárie era reduzida consideravelmente.

O potencial cariogênico de um alimento está relacionado com a presença dos açúcares mono e dissacarídeos e dos polissacarídeos (amido) que, uma vez metabolizados por um processo de fermentação bacteriana, levam à produção de ácidos que, consequentemente, conduzem à queda do pH do meio. Essa queda do pH será responsável pela seleção e dominância de bactérias cariogênicas.

Vale ressaltar que a dieta influencia o desenvolvimento de cárie não apenas por sua composição, mas também pela consistência física e pela frequência de ingestão. Em geral, os alimentos líquidos são mais facilmente deglutidos e permanecem menos tempo disponíveis para os micro-organismos. Os alimentos pastosos, por outro lado, assim como os açucarados, ingeridos com frequência, ficarão grande período de tempo suscetíveis à metabolização pelas bactérias, culminando em quedas constantes de pH da placa e levando a aumento na probabilidade da ocorrência de lesões de cárie.

A microbiota da cavidade oral submetida a quantidades mínimas de carboidrato rapidamente fermentável assegura a proteção do hospedeiro contra a colonização por patógenos exógenos. A microbiota residente não será comprometida, já que a manutenção do pH do biofilme dental anula qualquer vantagem dada às bactérias acidúricas.

Complexo saliva-esmalte

A saliva humana é composta de 99% de água e 1% de substâncias orgânicas (proteínas salivares) e inorgânicas (eletrólitos), considerando apenas a saliva glandular. A saliva exerce importante ação como mantenedora das funções fisiológicas normais dos tecidos orais, e propriedades como tamponamento, emulsificação, lubrificação, diluição e ação coadjuvante na fonação e gustação lhe são atribuídas (MENAKER, 1984). Dos componentes orgânicos, destacam-se as proteínas, que são responsáveis por quase todas as funções fisiológicas da saliva. Dependendo do tipo, elas podem ser classificadas como enzimáticas, aglutininas, constitutivas ou imunológicas.

Entre os componentes inorgânicos, os principais são os eletrólitos, responsáveis pela manutenção da osmolaridade da saliva e sua hipertonicidade em relação ao plasma, independente da intensidade do fluxo (LAGERLÖF, MENAKER, 1984 & OLIVEBY, 1994). Avultam, entre esses componentes, os íons bicarbonato e fosfato, que fazem parte dos sistemas tampões, cuja função é regular o pH da interface biofilme-dente. A capacidade tampão da saliva é exclusiva de cada organismo humano e sofre extremas variações de um indivíduo para outro. Esse potencial indica maior ou menor suscetibilidade à cárie, visto que são os ácidos produzidos pelas bactérias no biofilme, a partir de carboidratos fermentáveis, que dão início e levam adiante o processo carioso. Além dos eletrólitos participantes dos sistemas tampões, destacam-se os íons cálcio e hidroxila, que participam do processo de trocas iônicas com o esmalte (MANAKER et al., 1984).

A confirmação do papel da saliva no desenvolvimento da cárie adveio de estudos que avaliaram o efeito da dessalivação na incidência e extensão de cárie em animais. Estes, quando alimentados com uma dieta rica em sacarose, não infectados e com glândulas salivares intactas, desenvolviam poucas lesões de cárie. No entanto, animais cujas glândulas salivares foram removidas cirurgicamente desenvolveram lesões de cárie extensas e muito mais numerosas. Isso explica a teoria dos fatores moduladores para a etiologia da cárie dentária proposta por Loesche (1993).

Posteriormente, em estudo *in situ* (TENUTA et al., 2003) foi observado que a desmineralização do esmalte está mais relacionada com a composição do biofilme formado nas superfícies estudadas do que com os fatores salivares, como fluxo e capacidade tampão.

Sabe-se que após a ingestão de açúcares fermentáveis os micro-organismos presentes no biofilme promovem a liberação de ácidos para o meio bucal. Esses ácidos promovem a queda do pH, com consequente desmineralização das estruturas dentárias, liberando íons cálcio e fosfato para o meio bucal. A saliva, mediante sua ação tampão, promove elevação desse pH, promovendo a reposição dos íons cálcio e fosfato desprendidos, em um processo de remineralização. Nesse caso, não se desenvolve um processo carioso, mas sim uma desmineralização reversível do elemento dentário. Entretanto, com a ingestão frequente desses açúcares, a reposição dos íons cálcio e fosfato na estrutura dentária não é completa e, desse modo, o processo de desmineralização não é revertido, ocasionando o aparecimento de uma lesão cariosa.

Dentro desse contexto, Fejerskov (1997) propôs uma nova teoria para explicar a cárie dentária. Esta pode ser definida como uma desmineralização irreversível do esmalte provocada pelo desequilíbrio frequente do fenômeno de desmineralização-remineralização (des-re), durante um período de tempo, produzida pela ação de ácidos provenientes do metabolismo de carboidratos na placa bacteriana dentária.

164 | Fundamentos em Saúde Bucal Coletiva

BREVE HISTÓRICO DOS MODELOS EXPLICATIVOS DA CÁRIE DENTÁRIA

Diante do exposto na seção anterior, podemos afirmar que os modelos explicativos da cárie dentária (Quadro 10.1) têm início com a teoria parasitária de Miller, que admitia que a doença era inespecífica do ponto de vista bacteriológico. Em seguida, surge a teoria de Keyes (1962), que caracteriza a doença como infectocontagiosa, capaz de promover a desmineralização das estruturas dentárias em razão da perda localizada de substrato mineral e/ou orgânico por ação de um biofilme específico acidogênico e acidúrico, carboidrato-dependente.

Quadro 10.1		
Breve histórico da evolução dos modelos explicativos da cárie dentária		
Modelos explicativos	**Etiologia da cárie dentária**	
1) KEYES, 1960	A cárie dentária é resultante da interação entre fatores como dente suscetível (substrato), micro-organismo e dieta	
2) NEWBRUM, 1983	A cárie dentária é resultante de um processo crônico, que aparece após algum **tempo** pela interação dos fatores, como dente suscetível, micro-organismos e dieta	

(Continua)

Quadro 10.1

Breve histórico da evolução dos modelos explicativos da cárie dentária
(continuação)

Modelos explicativos	Etiologia da cárie dentária	
3) BJERTNESS; & ERIKSEN, 1991	A cárie é resultante da interação entre dente suscetível, dieta e microbiota sob influência dos estilos de vida, da biologia humana, da organização dos serviços de saúde e do meio ambiente	
4) THYLSTRUP; & FEJERSKOV (1995)	A cárie é resultante da interação de fatores biológicos e sociais	

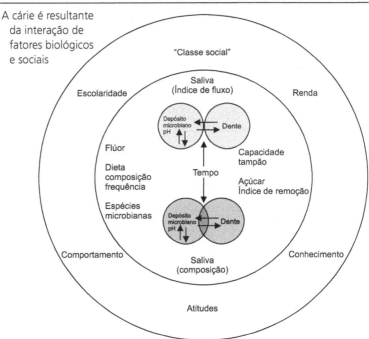

O diagrama proposto por Keyes (1962) (modelo 1 do Quadro 10.1), conhecido por tríade de Keyes, ilustra bem essa ideia, indicando que a cárie resulta da interação do hospedeiro, por meio do elemento dentário, da presença de micro-organismos específicos e da dieta cariogênica – sacarose-dependente. Uma importante limitação da teoria de Keyes deve-se ao fato de não incluir determinantes que não sejam os biológicos na explicação da cárie dentária. Outra crítica a esse modelo explicativo é a igualdade de importância dada aos elementos da tríade, o que raramente acontece na realidade.

No início dos anos 1970, Newbrum (1983) inseriu o fator tempo (modelo 2 do Quadro 10.1) como outro elemento necessário para o desenvolvimento da cárie, pois somente após algum tempo de interação dos três fatores citados por Keys havia o surgimento da doença. Isso caracterizou a condição crônica da cárie e, posteriormente, Loesche (1993) acrescenta a importância do papel da saliva e da exposição aos fluoretos como fatores "protetores" contra a doença.

Bjertness & Eriksen (1991) (modelo 3 do Quadro 10.1) avançaram um pouco mais no sentido da inclusão de fatores não biológicos para o desenvolvimento da cárie, ao sugerirem um modelo explicativo dessa doença a partir de uma abordagem mais ampliada, que associa os fatores da tradicional tríade de Keys aos elementos que compunham o campo da saúde proposto por Lalonde em 1974 (biologia humana, estilos de vida, serviços de saúde e ambiente).

Ao longo do século XX, as teorias multicausais com ênfase no aspecto biológico da cárie dentária passaram a ser questionadas pela epidemiologia social, na medida em que desconsideravam o papel dos chamados determinantes sociais da saúde (p. ex., fatores sociais, econômicos, culturais, étnicos/raciais, psicológicos e comportamentais) e suas influências sobre a ocorrência de problemas de saúde e seus fatores de risco na população.

A cárie dentária passou, então, a ser reconhecida pela epidemiologia social como uma doença determinada socialmente, desde o nível micro, no qual operam os fatores biológicos individuais, até o nível macro, o qual expressa as condições sociais em que as populações vivem (BARATA, 2005). E apesar de Thylstrup & Fejerskov (1995) (modelo 4 do Quadro 10.1), terem incorporado a questão social ao desenvolvimento da cárie dentária, ela foi considerada um fator confundidor ou modificador, e não um determinante da cárie dentária. Para os autores, os fatores socioeconômicos, comportamentais/culturais não são considerados determinantes no surgimento da doença porque não seriam iguais em todas as sociedades, e sua associação com a doença estaria vinculada ao fato de estarem associados aos fatores determinantes.

DETERMINANTES SOCIAIS DA CÁRIE

A literatura tem apontado que os determinantes da cárie não se restringem ao ambiente bucal, mas envolvem questões coletivas, sociais, econômicas, étnicos/raciais, psicológicas, comportamentais e culturais. Esse conjunto de fatores é conhecido como determinantes sociais da saúde e é capaz de influenciar o desenvolvimento da cárie em indivíduos e populações. Por isso, é possível afirmar que o modo como a cárie se distribui nas populações está diretamente relacionado com a forma como se estabelecem as relações sociais de produção.

O *modelo de Dahlgren & Whitehead* (1991) (Figura 10.4) torna possível compreender as relações e mediações entre os diversos níveis de determinantes sociais da saúde (DSS) e a gênese das iniquidades. Esse modelo parece bastante útil para compreensão da determinação social de várias doenças, inclusive da cárie dentária.

O modelo proposto pelos autores inclui os determinantes sociais da saúde em diferentes camadas, segundo seu nível de abrangência, desde uma camada mais próxima aos determinantes individuais até uma camada distal, onde se situam os macrodeterminantes da saúde. Como se pode ver, a influência dos DSS, segundo esse modelo, dá-se por camadas.

Desse modo, os indivíduos estão na base do modelo, com suas características individuais, como idade, sexo e fatores genéticos que, evidentemen-

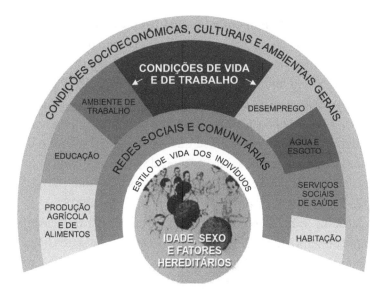

Figura 10.4 Modelo de determinação social da saúde proposto por Dahlgren & Whitehead (1991).

te, exercem influência sobre seu potencial e suas condições de saúde (geral e bucal). Na camada imediatamente externa aparecem o comportamento e os estilos de vida individuais. Essa camada está situada no limiar entre os fatores individuais e os DSS, já que os comportamentos favoráveis à saúde dependem não apenas de opções feitas pelo livre-arbítrio das pessoas, mas, sobretudo, dos DSS, como acesso a informações, propaganda, pressão de pares, possibilidades de acesso a alimentos saudáveis e espaços de lazer, entre outros (CNDSS, 2008).

A camada seguinte aponta para a influência das redes comunitárias e de apoio, cuja maior ou menor riqueza expressa o nível de coesão social, que é de fundamental importância para a saúde da sociedade como um todo. No próximo nível estão representados os fatores relacionados com condições de vida e de trabalho, disponibilidade de alimentos e acesso a ambientes e serviços essenciais, como saúde e educação, revelando que as pessoas em desvantagem social apresentam diferenciais de exposição e de vulnerabilidade aos riscos à saúde, como consequência de condições habitacionais inadequadas, exposição a condições mais perigosas ou estressantes de trabalho e acesso menor aos serviços. Finalmente, no último nível estão situados os macrodeterminantes que têm grande influência sobre as demais camadas e estão relacionados com as condições econômicas, culturais e ambientais da sociedade, incluindo também determinantes supranacionais, como o processo de globalização (CNDSS, 2008).

De fato, os estudos têm apontado que a condição social tem sido enfatizada nas últimas décadas como importante determinante das condições de saúde bucal. Vários trabalhos têm abordado a associação entre classe social, cárie dentária e/ou doença periodontal (JONES & WORTHINGTON, 2000; MARCENES & BONECKER, 2000; PERES et al., 2000). De modo geral, a vulnerabilidade ao agravo está associada à exposição mais intensa aos fatores de risco e à privação social. Em alguns estudos, observou-se que a prevalência de cárie diminuiu nas populações estudadas na medida em que o nível socioeconômico aumentou, mesmo em áreas sem a adição de flúor à água de abastecimento público (JONES & WORTHINGTON, 2000; MARCENES & BONECKER, 2000).

A escolaridade, o nível socioeconômico, a renda *per capita*, a expectativa de vida, o comportamento de saúde e o acesso aos serviços de saúde bucal são fatores que influenciam as diferenças de prevalência da cárie encontradas nas populações (HOLST et al., 2001) e atuam favorecendo e acelerando o processo biológico da doença.

Vários autores têm destacado a associação entre saúde bucal e condição socioeconômica. As variáveis frequentemente utilizadas nesses estudos para medir a condição socioeconômica costumam ser ocupação, renda e escolaridade, constituindo a renda um marcador importante, pois influencia o padrão alimentar, a vestimenta, a qualidade de moradia e o acesso a conhecimentos e a serviços. Dessa maneira, a renda influenciaria a exposição a fatores de risco e de proteção contra várias doenças que afetam a saúde bucal (BOING, 2005). Já para Grzywacz (2000), a escolaridade constitui o marcador mais importante da condição socioeconômica relacionado com a saúde, pois, além de o acúmulo de conhecimentos possibilitar hábitos mais saudáveis, um nível de instrução educacional mais alto favorece melhores ocupações e, consequentemente, melhor renda.

Narvai et al. (2006), analisando os dados do penúltimo levantamento epidemiológico nacional, confirmou a determinação social da cárie dentária ao demonstrar uma distribuição heterogênea da cárie dentária aos 12 anos no Brasil, confirmando uma maior severidade dessa doença nos grupos populacionais socioeconomicamente menos favorecidos.

Portanto, o entendimento atual sobre a cárie está baseado na teoria de que esta tem ataque desigual na população e não decorre apenas de variações biológicas individuais, mas, principalmente, das diferenças sociais que caracterizam as pessoas no meio em que se inserem (Figura 10.5). Por isso, a concepção estritamente biológica para a explicação da cárie é pouco sustentada cientificamente. Portanto, o modelo explicativo atual da cárie dentária parte da ideia de que a cárie é uma doença multicausal, de abrangência populacional, e vinculada a características socioeconômicas e culturais da população (COSTA et al., 2012).

A ideia da determinação social da cárie amplia o foco das ações de controle dessa doença para além das tradicionais estratégias educativas voltadas para a mudança de comportamento individual (p. ex., orientação de higiene bucal, aconselhamento dietético). Ao conferirmos ênfase às circunstâncias de vida de indivíduos e grupos, passamos a compreender como o ambiente (social, econômico, físico, político e psicológico) influencia as oportunidades de escolha de comportamentos favoráveis à saúde. Como é possível manter uma higiene bucal satisfatória se a casa onde se vive não tem abastecimento de água?

Muitas estratégias ditas de "promoção da saúde bucal", baseadas nos clássicos modelos explicativos da cárie, ainda têm como foco exclusivo a mudança

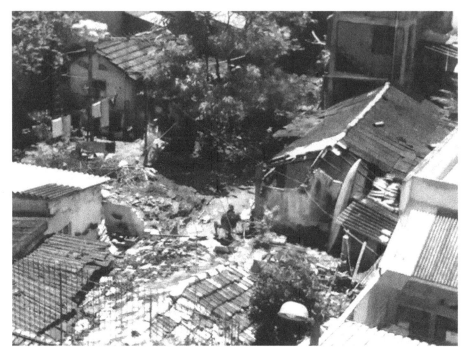

Figura 10.5 O ambiente que cerca o indivíduo é um importante determinante de sua condição de saúde bucal.

de comportamento (p. ex., instrução de higiene bucal, aconselhamento de dieta). Desconsidera-se, portanto, que comportamentos sociais, como cuidado com os dentes, limpeza dentária satisfatória e adoção de uma dieta adequada, estão vinculados a fatores sociopolíticos, psicológicos e culturais.

CONSIDERAÇÕES FINAIS

O foco tradicional de atuação odontológica restrita ao indivíduo e ao plano biológico, além de restringir nossa capacidade de entendimento da doença, tem, por consequência, limitado nossa capacidade de atuação sobre a gama de determinantes da cárie dentária.

Uma abordagem ampliada da cárie implica expandir nossa visão a respeito do processo saúde-doença bucal, de maneira a perceber a influência de outros fatores, além dos biológicos, envolvidos no desenvolvimento dessa doença.

A literatura tem demonstrado os limites das clássicas abordagens preventivas da cárie dentária em alcançar melhoras sustentáveis da saúde bucal de indivíduos e coletividades. Ao direcionar o foco das estratégias para a mudança de comportamento, desconsidera-se que os comportamentos sociais são condicionados pela disponibilidade de recursos de distintas naturezas (psicossocial, cultural, política, econômica) desigualmente distribuídos na sociedade.

Os inquéritos de saúde bucal no nosso país têm indicado que a cárie dentária é mais prevalente e severa nas crianças socioeconomicamente menos favorecidas e nas regiões menos desenvolvidas, como é o caso do Norte e Nordeste. Entretanto, o Estado brasileiro não esteve voltado para o enfrentamento dessas desigualdades em saúde bucal até a institucionalização do SUS, haja vista que a assistência à saúde bucal no setor público caracterizava-se, até esse período, por ações de baixa complexidade, em sua maioria curativas e mutiladoras, com acesso restrito à faixa etária escolar (6 a 12 anos). Esse quadro caracterizava a odontologia como uma das áreas da saúde mais excludentes sob o ponto de vista social.

A Política Nacional de Saúde Bucal, em linha com os princípios do SUS, foi desenvolvida com intuito de enfrentar essas desigualdades, apostando em um conjunto de ações nos âmbitos individual e coletivo que inclui desde a promoção da saúde, a prevenção de agravos e o diagnóstico até o tratamento e a reabilitação.

A política também pretende consolidar um modelo de atenção à saúde bucal que preste assistência equânime e integral, considerando o papel dos determinantes sociais na ocorrência de doenças. A Estratégia Saúde da Família foi eleita como "modelo" para concretizar essas propostas. Pretende-se que a equipe de saúde bucal seja capaz de reorganizar a demanda pelos serviços, garantindo a equidade e o atendimento integral à família.

Nesse sentido, é importante identificar o perfil epidemiológico da população assistida pela equipe de saúde da família, subsidiando a organização da assistência individual e coletiva, de maneira a priorizar as famílias que apresentam maior risco e vulnerabilidade social às doenças, inclusive bucais.

Embora a política represente um importante avanço no campo da assistência pública à saúde bucal, o enfrentamento das iniquidades na distribuição da cárie implica, necessariamente, ampliar o debate público sobre a saúde bucal, consolidar a mudança do modelo assistencial e a articulação das políticas sociais voltadas para o enfrentamento dos determinantes sociais da saúde.

Referências

BARATA, R.B. Epidemiologia social. Rev Bras Epidemiol 2005; 8(1):7-17.

BJERTNESS, E.; ERIKSEN, H.M. Concepts of health and disease and cariespredictors: a literatura review. Scand J Dent Res 1991 (99).

172 | Fundamentos em Saúde Bucal Coletiva

BOING, A.F.; PERES, M.A.; KOVALESKI, D.F.; ZANGS, S.E; ANTUNES, J.L. Estratificação socioeconômica em estudos epidemiológicos de cárie dentária e doenças periodontais: características da produção na década de 90. Cad Saúde Pública 2005; 21(3):673-8.

BRASIL. Ministério da Saúde. Divisão Nacional de Saúde Bucal. Levantamento epidemiológico em saúde bucal: Brasil, zona urbana. Brasília: Ministério da Saúde, 1988. 137p.

BRASIL. Projeto SB Brasil 2003: condições de saúde bucal da população brasileira 2001-2003: resultados principais/Ministério da Saúde. Secretaria de Atenção à Saúde, Departamento de Atenção Básica. Brasília: Ministério da Saúde, 2004a. 68p.

BRASIL. Ministério da Saúde. Coordenação Nacional de Saúde Bucal. Diretrizes da política nacional de saúde bucal. Brasília; 2004b.

BRASIL. Ministério da Saúde. Secretaria de Atenção à Saúde/Secretaria de Vigilância em Saúde. Departamento de Atenção Básica. Coordenação Geral de Saúde Bucal. SB Brasil 2010. Pesquisa Nacional de Saúde Bucal – Resultados Principais. Brasília: Distrito Federal, 2011.

CLARKE, J.K. On the bacterial factor in the etiology of dental caries. Br J Exp Pathol 1924; 5, 141-7.

CNDSS, Comissão Nacional sobre Determinantes Sociais da Saúde. As causas sociais das iniquidades em saúde no Brasil. Relatório Final da Comissão Nacional sobre Determinantes Sociais da Saúde (CNDSS). 2008, 213p.

COSTA, S.M. et al. Modelos explicativos da cárie dentária: do organicista ao ecossistêmico. Pesquisa Brasileira em Odontopediatria e Clínica Integrada 2012; 12(2):285-91.

DUCHIN, S.; VAN HOUTE, J. Relationship of Streptococcus mutans and lactobacilli to incipient smooth surface dental caries in man. Archives of Oral Biology 1978; 23(9):779-86.

FEJERSKOV, O. Concepts of dental caries and their consequences for understanding the disease. Community Dent Oral Epidemiol, Copenhagen, 1997; 25(1), 5-12.

GRZYWACZ, J.G. Socioeconomic status and health behaviors among Californians. In: Kronenfeld, J.J. (ed.) Health, llness and use of care: the impact of social factors. New York: Elsevier Science; 2000: 121-49.

GUSTAFSSON, B.E.; QUENSEL, C.E.; LANKE, L.S. et al. The Vipeholm dental caries study; the effect of different levels of carbohydrate intake on caries activity in 436 individuals observed for five years. Acta Odontol Scand 1954; 11(3-4):232-64.

HOLST, D.; SCHULLER, A.A.; ALEKSEJUNIENÉ, J.; ERIKSEN, H.M. Caries in population – a theoretical, causal approach. Eur J Oral Sci 2001; 109(3):143-8.

JONES, C.M.; WORTHINGTON, H. Water fluoridation, poverty and tooth decay in 12-year-old children. Journal of Dentistry 2000; 28:389-93.

KEYES, P.H. Recent advances in dental research: bacteriology. Int Dent J, London, 1962; 12(4): 443-64.

LACERDA, J.T. et al. Dental pain as the reason for visiting a dentist in a Brazilian adult population. Rev Saúde Pública 2004; 38(3):453-8.

LAGERLÖF, F.; OLIVEBY, A. Caries-protective factors in saliva. Adv Dent Res 1994; 8(2):229-38.

LALONDE, M. A new perspective on the Health of Canadians: a working document. Ottawa: Health and Welfare Canada, 1974.

LOESCHE, M.J. Proceedings of the first North American Congress on anaerobic bacteria and anaerobic infections. Clin Infec Dis 1993; 16 (4):S203-10.

MARCENES, W.; BONECKER, M.J.S. Aspectos epidemiológicos e sociais das doenças bucais. In: BUISCHI, Y.P. (org.). Promoção de saúde bucal na clínica odontológica. São Paulo: Artes Médicas, 2000: 75-98.

MENAKER L. Cáries dentárias – Bases biológicas. São Paulo: Guanabara Koogan, 1984. 461p.

MILLER,, W. Dental caries. Am. J. Dent. Sci 1883; 17(2):77-130.

NADANOVSKY, P. O declínio da cárie. In: PINTO, V.G. (org.) Saúde bucal coletiva. 4ª ed. São Paulo: Santos, 2000: 341-51.

NARVAI, P.C.; FRAZÃO, P.; CASTELLANOS, R.A. Declínio na experiência de cárie em dentes permanentes de escolares brasileiros no final do século XX. Odont Soc 1999; 1(1/2):25-9.

NARVAI, P.C.; FRAZÃO P.; RONCALLI A.G.; ANTUNES J.L.F. Cárie dentária no Brasil: declínio, iniquidade e exclusão social. Rev Panam Salud Publica 2006; 19(6):385-93.

NEWBRUN, E. Cariology. 2 ed. Baltimore: Williams & Wilkins, 1983.

NYVAD, B.; KILIAN, M. Microbiology of the early colonization of human enamel and root surfaces in vivo. Scand J Dent Res 1987; 95(5):369-80.

PERES, K.G.A.; BASTOS, J.R.M.; LATORRE, M.R.D.O. Severidade de cárie em crianças e relação com aspectos sociais e comportamentais. Rev Saúde Pública 2000; 34(5):402-8.

PINTO, V.G. Epidemiologia das doenças bucais no Brasil. In: KRIGER, L. (org.) Promoção de saúde bucal. São Paulo: Artes Médicas, 1997: 24-41.

PINTO, V.G. Saúde bucal coletiva. São Paulo: Santos, 2000.

TENUTA, L.M.A; RICOMINI FILHO, A.P.; DEL BEL CURY, A.A.; CURY, J.A. Effect of sucrose on the selection of mutans Streptococci and lactobacilli in dental biofilm formed in situ. Caries Res 2006; 40(6):546-9.

THYLSTRUP, A.; FEJERSKOV, O. Cariologia clínica. 2. ed. São Paulo: Santos, 1995.

WEYNE, S.C. A construção do paradigma de promoção de saúde: um desafio para as novas gerações. In: KRIGER L. (org.). Promoção de saúde bucal. 2. ed. São Paulo: Artes Médicas, 1999: 435.

WEYNE, S.C.; HARARI, S.G. Cariologia: aplicações clínicas. In: BARATIERI, L.N. et al. Odontologia restauradora. Fundamentos e possibilidades. São Paulo: Santos/Quintessense, 2001: 3-29.

WORLD HEALTH ORGANIZATION. The World Oral Health Report 2003. Continuous improvement of oral health in the 21st century: the approach of the WHO Global Oral Health Programme. Geneva: WHO, 2003.

11 | Uma Abordagem Social para a Prevenção da Cárie Dentária

Luana Gonçalves
Andréa Neiva da Silva
Marcos Antônio Albuquerque de Senna

INTRODUÇÃO

A assistência à saúde no Brasil, antes da implantação do Sistema Único de Saúde (SUS) em 1988, baseava-se em uma prática de saúde curativa, individual, assistencial, fortemente centrada em hospitais e restrita aos contribuintes da previdência social. Esse modelo assistencial, ancorado na perspectiva flexneriana de prática médica/odontológica, baseava-se na ideia de saúde enquanto ausência de doença e, por esse motivo, não foi capaz de melhorar o perfil epidemiológico da população brasileira nem no campo da saúde geral nem da saúde bucal, apesar dos avanços científicos e tecnológicos da medicina e da odontologia durante o século XX.

Com o movimento de reforma sanitária brasileira, que teve como marco importante a VIII Conferência Nacional de Saúde (1986), onde foram deliberados os princípios e as diretrizes do SUS, surge uma proposta inovadora para a reestruturação do sistema de saúde brasileiro.

O novo modelo de atenção proposto pelo SUS sugere ações de promoção, proteção, recuperação e reabilitação ao indivíduo e à família, bem como à comunidade. Essa nova proposta ampliou o conceito de saúde, na medida em que a saúde passou a ser compreendida enquanto produção social, ou seja, como produto social resultante de fatos econômicos, políticos, culturais e ideológicos.

176 | Fundamentos em Saúde Bucal Coletiva

A nova proposta de atenção à saúde produziu reflexos importantes também na organização da assistência odontológica. Em 2004, foi lançada a política nacional de saúde bucal (BRASIL, 2004), conhecida popularmente como Brasil Sorridente. Dentro da proposta da política, para uma prática efetivamente resolutiva, o foco das ações de saúde bucal deve deslocar-se da cura das doenças para avançar no sentido da perspectiva da produção do cuidado em saúde.

Para a consecução dessa prática em saúde bucal, torna-se fundamental aproximar-se das pessoas, conhecer suas condições de vida, seus hábitos, as representações e as concepções que elas têm acerca de sua saúde, as providências que tomam para resolver seus problemas quando adoecem, bem como o que fazem para evitar enfermidades.

Diante dessa renovada proposta de atenção à saúde bucal, o papel do cirurgião-dentista foi consideravelmente ampliado, na medida em que não mais se restringe à prestação de assistência a pessoas com problemas dentários, mas reorienta-se, principalmente, para a promoção de uma boa qualidade de vida e intervenção nos fatores que a colocam em risco.

A mudança que o SUS vem impulsionando nas práticas e na organização da atenção à saúde bucal também afeta diretamente a maneira como se trabalha a prevenção das doenças bucais na atualidade e, desse modo, a maneira como se trabalha a prevenção da cárie dentária.

O presente capítulo tem por objetivo descrever os métodos de prevenção da cárie dentária, que incluem: o uso do flúor em suas diferentes formas, a higiene bucal, o consumo "inteligente" do açúcar e a educação em saúde. O texto pretende deixar claro que a efetividade desses métodos de prevenção está atrelada ao reconhecimento dos fatores não somente biológicos, mas principalmente dos fatores sociais implicados no desenvolvimento dessa doença.

PREVENÇÃO DA CÁRIE DENTÁRIA

Se perguntássemos a cirurgiões-dentistas qual o objetivo da prevenção da cárie dentária, provavelmente a grande maioria responderia: evitar o aparecimento dessa doença. As ações preventivas, de fato, definem-se como intervenções orientadas para evitar o surgimento de doenças específicas, reduzindo sua incidência e prevalência nas populações. Segundo o modelo de Leavell & Clarck (1965), a prevenção em saúde exige uma ação antecipada, baseada no conhecimento da história natural da doença, a fim de tornar improvável o progresso da doença.

Quando se pretende trabalhar com a prevenção de uma doença, e no caso específico deste capítulo a prevenção da cárie dentária, há que se ter em mente que esse processo não se limita apenas à utilização, de maneira automática e indiscriminada, de métodos de prevenção a fim de evitar o surgimento e a progressão da doença. É evidente que a história natural da cárie, ou seja, o conhecimento do agente etiológico e sua interação com o hospedeiro e o meio, durante todo o curso da doença é importante para que os métodos de prevenção possam ser estabelecidos (CEZARINA, 2007). Entretanto, a evolução da cárie não obedece a uma ordem lógica dos fatos e, por isso, não pode ser considerada uma história natural. Atualmente, sabe-se que o surgimento da cárie envolve diversos fatores determinantes inter-relacionados e que esses fatores não envolvem somente aspectos biológicos, mas, principalmente, aspectos coletivos, sociais, econômicos, culturais e psicossociais (BUSS & PELLEGRINI FILHO, 2007).

Isso significa dizer que a cárie dentária é socialmente produzida e determinada. Entretanto, há uma subestimativa e uma grande dificuldade de compreensão em relação aos fatores externos à boca implicados no desenvolvimento da cárie dentária, principalmente aqueles determinados ou potencializados pela sociedade (FREITAS, 2001), o que implica sérias consequências para as práticas de promoção da saúde bucal.

No tocante à prevenção da cárie dentária, foco principal deste capítulo, tão importante quanto a escolha do método de prevenção é o estabelecimento das estratégias para a prevenção dessa doença. Para o estabelecimento dessas estratégias faz-se necessário conhecer os grupos sociais em toda a sua integralidade, observando suas crenças, cultura, a maneira como vivem, como se relacionam, bem como o ambiente físico e social que os cerca. Somente conhecendo e intervindo sobre esses amplos fatores que determinam e condicionam o aparecimento da cárie dentária será possível planejar estratégias efetivas para a prevenção dessa doença.

É com base nessas ideias que os métodos de prevenção da cárie dentária serão abordados pelo presente capítulo.

MÉTODOS DE PREVENÇÃO DA CÁRIE DENTÁRIA
Métodos baseados na utilização do flúor
Flúor × processo carioso

Quando se pensa na utilização do flúor como medida preventiva faz-se necessário, primeiramente, entender sua relação com o processo carioso. Uma das teorias formuladas para explicar essa relação baseava-se na administração sistêmica do flúor durante a fase de formação e mineralização do dente. O flúor seria incorporado ao esmalte, na forma de fluorapatita, proporcionando maior resistência à dissolução desse esmalte pelos ácidos produzidos pelo biofilme dental, tornando-o mais resistente à cárie. Entretanto, essa teoria foi substituída pela teoria dinâmica, pois observou-se que mesmo as pessoas que recebiam suprimento sistêmico de flúor durante a fase de formação e mineralização dos dentes passavam a desenvolver cárie quando deixavam de receber esse flúor. Além disso, a concentração de fluorapatita presente no esmalte é inferior a 10% quando o flúor é ingerido durante a formação e mineralização do dente, valor considerado insuficiente para diminuir a solubilidade do esmalte.

Atualmente, a teoria mais aceita é a chamada teoria dinâmica, segundo a qual o flúor deve ser administrado de maneira sistêmica ou tópica, diariamente, durante toda a vida do indivíduo. Desse modo, o flúor fica disponível no meio bucal, através da saliva e de reservatórios de fluoreto de cálcio presentes no dente e no biofilme, podendo atuar durante o processo de desmineralização/remineralização, controlando assim a dissolução do esmalte por ácidos de origem bacteriana (THYLSTRUP & FEJERSKOV, 2001).

Mecanismo de ação do flúor

Para compreensão do mecanismo de ação dos fluoretos é preciso entender a dinâmica do processo carioso, pois o efeito do flúor está estreitamente ligado ao processo de desmineralização e remineralização da superfície dentária provocado pelos microrganismos cariogênicos.

É durante a ingestão de açúcares fermentáveis que as bactérias presentes no biofilme dental liberam ácidos para o meio bucal, provenientes de seu metabolismo. A liberação desses ácidos provoca a queda do pH bucal. Quando o pH atinge valores inferiores a 5,5 (pH crítico), começa a haver a dissolução da hidroxiapatita do esmalte, com a liberação de íons cálcio e fosfato para o meio bucal. A queda do pH intrabucal abaixo do valor crítico promove a desmineralização do esmalte (STEPHAN, 1940; GUSTAFSSON et al., 1954).

Após algum tempo, o pH intrabucal começa a aumentar novamente e, desse modo, a saliva, através de seu efeito tampão, tende a repor esses minerais dissolvidos do esmalte. Os íons cálcio e fosfato se ligam ao hidrogênio, formando novamente hidroxiapatita, que se deposita no esmalte, promovendo sua remineralização (STEPHAN, 1940; GUSTAFSSON et Al., 1954).

Entretanto, se as quedas de pH intrabucal forem constantes, a capacidade tampão da saliva pode não ser suficiente para promover a deposição completa da hidroxiapatita previamente dissolvida e, consequentemente, a remineralização do esmalte não ocorre, o que leva à formação de um processo carioso (THYLSTRUP & FEJERSKOV, 2001).

A presença constante de íons flúor na cavidade bucal influencia diretamente esse processo. Quando ocorre a queda do pH intrabucal, além da dissolução da hidroxiapatita, inicia-se a liberação de íons fluoreto provenientes da saliva e dos reservatórios de fluoreto de cálcio do biofilme. Esse íon fluoreto, por possuir uma eletronegatividade maior do que a do hidrogênio, liga-se preferencialmente aos íons cálcio e fosfato (liberados pela dissolução da hidroxiapatita), formando fluorapatita. A fluorapatita, por sua vez, é menos solúvel do que a hidroxiapatita e por isso tende a se depositar no esmalte mesmo com o pH abaixo do crítico. Assim sendo, a presença de íons fluoreto no meio bucal promoverá a deposição de fluorapatita (remineralização do esmalte) mesmo com um pH = 5,5 (THYLSTRUP & FEJERSKOV, 2001).

Entre o pH 5,5 e 4,5 (pH crítico na presença de fluoreto), ocorrem simultaneamente a desmineralização e a remineralização do esmalte, reduzindo, assim, a perda mineral e retardando o desenvolvimento da cárie.

Adicionalmente, o flúor também exerce um efeito potencializador da capacidade tamponante e remineralizadora da saliva. Dessa maneira, para uma efetiva ação preventiva da cárie dentária, o flúor deve estar presente constantemente na cavidade oral, atuando diretamente no processo de desmineralização/remineralização, inibindo o processo carioso (CURY, 2001; WHITFORD et al., 2002, 2005).

Entre os métodos que se utilizam do flúor para a prevenção da cárie dentária encontram-se a fluoretação da água de abastecimento público, o dentifrício fluoretado, os enxaguatórios bucais e o flúor tópico. O consumo de água de abastecimento com flúor e o uso de dentifrício fluoretado representam métodos que possibilitam o contato diário com o flúor. Os demais métodos devem ser utilizados nas situações em que os métodos que possibilitam esse contato diário não possam ser empregados ou se mostrem insuficientes para a prevenção da cárie.

Fluoretação da água de abastecimento público

A adição de flúor na água de abastecimento público, como estratégia de saúde pública para prevenção da cárie dentária, teve início com três estudos-piloto realizados nos EUA (Grand Rapids e Newburgh) e no Canadá (Brantford), no ano de

180 | Fundamentos em Saúde Bucal Coletiva

1945. Esses estudos visavam comprovar a segurança, a eficiência e a eficácia desse método. Durante os 15 anos de duração do projeto, foram realizadas pesquisas para monitorar o índice de cárie (CPO-D) de crianças em idade escolar. Essas pesquisas concluíram que, com a fluoretação da água, houve uma redução de cerca de 57% no CPO-D (NARVAI, 2000).

No Brasil, a primeira experiência de fluoretação da água de abastecimento público ocorreu no ano de 1953, no município de Baixo Guandu – Espírito Santo. Assim como ocorreu nos estudos-piloto realizados nos EUA e no Canadá, após 10 anos de pesquisas, observou-se uma redução de 57% nos índices CPO-D em crianças na faixa etária de 12 anos (RAMIRES & BUSALAF, 2007).

A experiência da fluoretação da água de abastecimento público foi bem-sucedida em diversas cidades brasileiras, conforme estudos realizados, os quais demonstraram uma redução nos índices CPO-D (Quadro 11.1).

Em 2003, 50 anos após a primeira experiência brasileira de fluoretação da água de abastecimento público, o levantamento epidemiológico nacional (BRASIL, 2004) demonstrou um menor índice ceo-d[1] médio em crianças de 5 anos que residiam em locais cuja água de abastecimento era fluoretada, quando comparados a locais cuja água não era fluoretada. Da mesma maneira, essa diferença mostrou-se relevante quando foram comparados os índices CPO-D[2] para a idade de 12 anos (idade padrão usada em estudos epidemiológicos), demonstrando a efetividade desse método na prevenção da cárie dentária (BRASIL, 2004).

Como consequência da eficácia, da efetividade e da eficiência desse método, a Organização Pan-Americana da Saúde (OPAS) e a Organização Mundial da Saúde (OMS) recomendam a fluoretação da água de abastecimento público como uma medida de alta prioridade para prevenção e controle da cárie dentária (BRASIL, 2009).

No Brasil, a fluoretação da água de abastecimento público é regulamentada desde 1974 pela Lei federal 6.050, de 24 de maio de 1974, e pelo Decreto 76.872, de 22 de dezembro de 1975, determinando que: "a fluoretação das águas é obrigatória no Brasil onde exista Estação de Tratamento de Água" (BRASIL, 1975).

Atualmente, a fluoretação das águas de abastecimento consiste em uma das estratégias da Política Nacional de Saúde Bucal brasileira. O governo federal tem

---

[1] ceo-d: índice que mede o número de dentes cariados, extraídos e obturados na dentição decídua.
[2] CPO-D: índice que mede o número de dentes cariados, perdidos e obturados na dentição permanente.

Uma Abordagem Social para a Prevenção da Cárie Dentária | **181**

Quadro 11.1

Índice CPO-D médio para a idade de 12 anos em algumas cidades no início da fluoretação da água de abastecimento público, após 10 anos e a porcentagem de redução do índice

Cidade	CPO-D Início da fluoretação	CPO-D Após 10 anos	Período	Redução %	Fontes
Araraquara – SP	11,7	6,8	1962/82	41,88	Vertuan 1986
Baixo Guandu – ES	8,61	2,66	1953/67	69,10	Barros, *et al.* 1993
Barretos – SP	8,37	3,54	1971/87	57,70	Viegas & Viegas 1988
Bauru – SP	9,89	3,97	1975/90	59,85	Bastos, *et al.* 1991
Belo Horizonte – MG	7,95	5,33	1975/91	32,95	Oliveira, *et al.* 1995
Campinas – SP	7,36	3,30	1961/76	55,16	Viegas & Viegas 1985
Grand Rapids – USA	8,07	3,47	1945/59	57	Arnold, *et al.* 1962
Paulínea – SP	3,4	1,6	1980/94	52,94	Moreira, *et al.* 1996
Piracicaba – SP	8,60	3,47	1971/92	44,11	Basting, *et al.* 1997
Santos – SP	8,9	5,1	1975/89	42,69	Sales Peres 2001
Vitória – ES	9,3	1,47	1982/96	84,19	Ferreira, *et al.* 1999

Fonte: Ramires & Busalaf (2007).

financiado programas de implantação de fluoretação das águas em vários municípios com sistemas de tratamento, possibilitando uma maneira mais abrangente e justa de acesso ao flúor (BRASIL, 2004).

Entretanto, a existência de uma legislação que determine a fluoretação da água de abastecimento público não garante que a fluoretação esteja de fato sendo realizada, e mesmo que esteja, não garante que esteja sendo feita da maneira adequada.

Sabe-se que a eficácia preventiva da fluoretação da água de abastecimento público depende da adequação do teor de flúor, que varia de acordo com a temperatura da região onde a estação de tratamento está localizada (de 0,7 a 1,2ppm) e da continuidade desse processo (BRASIL, 1976).

Desse modo, são necessários estudos para o controle dos teores de flúor presentes nas águas de abastecimento. Esse controle deve ser realizado de modo operacional e rotineiro pela estação de tratamento de água. Entretanto, é da responsabilidade do Estado, por intermédio da vigilância sanitária dos municípios, realizar a fiscalização dessa fluoretação, por meio de estudos de heterocontrole da água de abastecimento público, garantindo concentrações de flúor adequadas e constantes nessa água para a prevenção da cárie dentária (NARVAI, 2001).

Nesse contexto, deve ser garantida a adição de teores adequados de fluoreto nos termos da Lei 6.050 e das normas complementares, com a criação e/ou o desenvolvimento de sistemas de vigilância sanitária (BRASIL, 2004).

Uma vez garantida e fiscalizada, a fluoretação da água de abastecimento exerce notável importância devido a sua grande abrangência populacional e ao baixo custo, além de propiciar a liberação contínua de fluoreto na cavidade bucal. Desse modo, por ser considerado o método de prevenção coletivo de maior efetividade, a fluoretação das águas de abastecimento deve ser prioritariamente levada em consideração quando se pretende trabalhar com a prevenção da cárie dentária (NARVAI, 2000; RAMIRES & BUSALAF, 2007).

Dentro desse contexto e de uma nova reorientação na assistência à saúde, o cirurgião-dentista (CD), ao trabalhar com a prevenção da cárie dentária, deve estar apto a realizar um diagnóstico situacional, procurando identificar se a água de abastecimento de seu território de atuação é fluoretada e se os teores de flúor estão adequados para a temperatura da região. Além disso, o CD deve: (1) certificar-se de que a vigilância sanitária do município está atuando e realizando a fiscalização dessa água; (2) assegurar-se de que toda a população tenha acesso a essa água; e (3) estar apto a efetuar ações que viabilizem o acesso de toda a população à água fluoretada mediante o apoio na elaboração de estratégias para implantação desse método de prevenção de cárie.

Isso implica que o CD deve atuar junto à população, no sentido de conscientizá-la da importância desse método para prevenção e controle da cárie dentária. Por outro lado, também é de fundamental importância a atuação desse profissional junto às autoridades competentes, de modo a pressioná-las para a ampliação da cobertura desse benefício a toda a população.

Dentifrício fluoretado

O uso de dentifrício fluoretado está relacionado com a diminuição nos índices de cárie observados mundialmente, mesmo em países ou regiões que não contam com água fluoretada. Sua eficácia na redução da prevalência de cárie varia entre 21% e 28% (BRASIL, 2009).

Assim como a água fluoretada, o dentifrício com flúor promove a presença constante de íons flúor na cavidade bucal, sendo um método efetivo, eficaz e eficiente. Entretanto, ao contrário do primeiro método, depende de motivação pessoal, ou seja, a presença diária de flúor na cavidade bucal depende de o indivíduo utilizar o dentifrício na escovação dos dentes todos os dias.

Ações de fiscalização da vigilância sanitária devem ser instituídas para garantir uma dosagem adequada de íons fluoreto nos dentifrícios, que deve ser de 0,15% F (1.500ppm), de acordo com a Resolução 79, de 28 de agosto de 2000, garantindo assim a efetividade desse método preventivo.

Quando se pretende utilizar esse método para prevenção da cárie dentária, é importante saber qual é sua população-alvo, considerando aspectos econômicos, a facilidade de acesso ao dentifrício e à escova de dente, a cultura local e individual, os hábitos de escovação e a motivação pessoal. Somente a partir do conhecimento e da intervenção sobre esses fatores será possível garantir a efetividade das estratégias direcionadas para a promoção do uso do dentifrício fluoretado.

Enxaguatórios bucais

O uso de enxaguatórios bucais como método de prevenção da cárie dentária está relacionado com o risco e a atividade de cárie apresentada por um indivíduo ou população. Os enxaguatórios podem ser usados diariamente ou quinzenal/semanalmente. A eficácia desse método na prevenção da cárie dentária varia entre 20% e 50%, com o uso diário ou semanal dos enxaguatórios como única fonte de fluoreto (BRASIL, 2009).

Para a escolha da melhor estratégia de uso dos enxaguatórios bucais, alguns aspectos devem ser levados em consideração. A utilização desses enxaguatórios para uso coletivo quinzenal/semanalmente, em concentrações de NaF 0,2%, está indicada nas seguintes situações:

a. Populações expostas à água de abastecimento sem flúor;
b. Populações expostas à água de abastecimento contendo naturalmente baixos teores de flúor (até 0,54ppm F);
c. Exposição a flúor na água há menos de 5 anos;
d. CPO-D maior do que 3 aos 12 anos de idade;
e. Menos de 30% dos indivíduos do grupo livres de cárie aos 12 anos de idade.

Já o uso diário e individual, em concentração de NaF 0,05%, está indicado para pessoas com alto risco de cárie, mas sempre como método complementar ao dentifrício fluoretado. Sua utilização em baixa concentração e alta frequência promove a presença constante e diária de flúor na cavidade bucal (BRASIL, 2009).

Percebe-se, então, que a estratégia para o uso dos enxaguatórios bucais na prevenção da cárie dentária deve ser baseada no risco epidemiológico da população e, portanto, não deve ser usado de modo indiscriminado pela população, ao contrário do que a mídia recomenda.

Aplicação tópica de flúor

Assim como os enxaguatórios bucais, o uso de flúor tópico está indicado nas seguintes situações (BRASIL, 2009):

a. Populações expostas à água de abastecimento sem flúor;
b. Populações expostas à água de abastecimento contendo naturalmente baixos teores de flúor (até 0,54ppm F);
c. Exposição a flúor na água há menos de 5 anos;
d. CPO-D maior do que 3 aos 12 anos de idade;
e. Menos de 30% dos indivíduos do grupo livres de cárie aos 12 anos de idade.

A aplicação tópica de flúor consiste em um método que necessita de supervisão profissional e infraestrutura. O flúor tópico pode estar na forma de gel (Fluorfosfato acidulado, 1,23% NaF, em 0,1% de ácido ortofosfórico). Nesse caso, recomendam-se aplicações de 4 minutos, uma ou duas vezes por ano. Na forma de verniz (Fluorverniz: 22,6mgF/mL, 2,26% de fluoreto de sódio), recomenda-se a aplicação uma ou duas vezes ao ano (PINTO, 2000). A eficácia da aplicação de gel de fluoreto de sódio na prevenção da cárie dentária varia entre 19% e 37%. Enquanto para o uso de verniz fluoretado varia entre 30% e 63% (BRASIL, 2009).

Assim como os enxaguatórios bucais, a aplicação de flúor tópico como estratégia para prevenção da cárie dentária deve ser baseada no risco epidemiológico da população.

Higiene bucal

A higiene bucal como meio de prevenção da cárie dentária baseia-se na utilização de escova de dentes, juntamente com o dentifrício fluoretado e o fio dental. A escova de dentes, assim como o fio dental, promovem uma desorganização do biofilme dental e remoção mecânica de restos alimentares. Além disso, a escova de dentes serve como um meio de aplicação do dentifrício fluoretado, que, como visto anteriormente, fornece um suprimento diário e constante de flúor, essencial para a prevenção da cárie dentária (BRASIL, 2009).

Entretanto, se a higiene bucal for analisada apenas sob o ponto de vista da remoção mecânica e consequente desorganização do biofilme dentário promovida pelo uso da escova de dentes e do fio dental, poderá ser considerada um método de prevenção da cárie dentária?

Este é um assunto controverso na literatura. Se a cárie dentária apresenta como um de seus fatores determinantes a presença de um biofilme com potencial cariogênico e a escovação dentária e o uso do fio dental promovem a remoção e a desorganização desse biofilme, estes podem ser considerados métodos de prevenção da cárie dentária. Entretanto, uma remoção completa ou a desorganização total desse biofilme pode ser difícil de ser alcançada, além de depender da motivação pessoal do paciente. Assim sendo, o objetivo final desse método parece não ser completamente alcançado.

Para alcançar esse objetivo, algumas técnicas de escovação têm sido propostas como ideais, por possibilitarem uma remoção mais adequada do biofilme dentário. Entretanto, mais importante do que a imposição de uma técnica ideal a um indivíduo é respeitar a maneira usual com que este realiza sua escovação, avaliando as áreas onde a remoção não foi adequada e, assim, o auxiliando a corrigir essas falhas. O importante é ter em mente que uma boa higiene bucal deve ser sempre estimulada.

No entanto, surge uma outra reflexão: será que todos os brasileiros têm acesso a esses meios de prevenção da cárie dentária? Será que a aquisição desses meios de prevenção da cárie dentária é prioridade para todos os brasileiros?

Nesse contexto, o programa Brasil Sorridente prevê como uma de suas estratégias a distribuição de *kits* de higiene bucal para os usuários dos serviços públicos de atenção odontológica, com vistas a facilitar o acesso desses cidadãos a esses meios de higiene bucal (BRASIL, 2004), tendo como base a realidade social e econômica da população que depende desses serviços.

Convém ressaltar que o simples acesso a esse meio de prevenção (escova de dentes e dentifrício) não garante por si só a eficácia desse método. É importante a realização de atividades de higiene bucal supervisionadas com o intuito de auxiliar, estimular e motivar uma escovação correta, incorporando-a à rotina dos indivíduos (BRASIL, 2004). Essas atividades podem ser executadas nos espaços comunitários. O profissional da saúde não deve agir como o dono da verdade, mas como um facilitador desse processo de aprendizagem. O objetivo final da atividade de escovação supervisionada consiste em incentivar o autocuidado e a autonomia individual, estimulando uma maior responsabilidade do indivíduo por sua saúde bucal, sem, entretanto, negar a influência que o meio socioeconômico e cultural exerce sobre seu estado de saúde bucal.

Consumo consciente do açúcar

O consumo consciente de açúcar pode ser entendido como um método de prevenção da cárie dentária, pois a presença de uma dieta rica em açúcares fermentáveis é um dos fatores determinantes para o desenvolvimento dessa doença. Mais do que isso, estudos demonstram uma forte correlação positiva entre o aumento no consumo de açúcar e o aumento nos índices de cárie da população.

Ao longo das décadas houve um aumento no consumo mundial de açúcar. No Brasil, o consumo médio anual de açúcar varia em torno de 51 a 55kg, muito acima do valor mundial, que é de 21kg (VIAN, 2012). Esse quadro pode ser explicado pelo aumento no consumo de produtos industrializados, que na maioria das vezes trazem em sua composição o açúcar de modo mascarado, o chamado açúcar oculto. As pessoas desconhecem a presença desse açúcar na composição dos alimentos ou a quantidade excessiva utilizada, consumindo e ingerindo uma quantidade muito grande de açúcar, o que favorece não só o desenvolvimento da cárie, mas também de outras doenças sistêmicas. Cabe ao profissional de saúde divulgar essas informações e adotar estratégias que estimulem a adoção de uma alimentação mais saudável,

Outro aspecto a ser levado em consideração quando se trabalha com o consumo consciente do açúcar diz respeito à ingestão de alimentos cariogênicos em intervalos de tempos insuficientes para que o processo de remineralização seja completado. Essa ingestão sucessiva acarreta perdas minerais irreparáveis, com o desenvolvimento da lesão de cárie. Desse modo, uma estratégia seria adequar esse consumo, diminuindo a frequência da ingestão de alimentos com potencial cariogênico e possibilitando que o processo desmineralização/remineralização se desenvolva de modo a não acarretar o desenvolvimento de lesões cariosas.

Trabalhar a prevenção da cárie sob a ótica do consumo consciente do açúcar não é uma tarefa muito fácil, pois envolve diversos fatores e exige a mudanças de hábitos e padrões socioculturais de comportamento e consumo. Associadas ao consumo de açúcar, existem questões econômicas (facilidade de acesso aos produtos industrializados ou dificuldade de acesso a uma alimentação mais saudável), questões culturais (valor agregado ao produto industrializado promovido pelas propagandas publicitárias, tornando esses produtos símbolo de *status* social e favorecendo seu consumo) e questões sociais (falta de tempo para uma alimentação saudável), entre outras.

Diante desse quadro, apenas a transmissão de informações sobre o tema não é suficiente para uma mudança. Tão importante quanto é motivar as pessoas para a mudança dos hábitos, fazendo-as refletir sobre suas escolhas e o impacto destas em sua saúde. Além disso, o desenvolvimento de políticas públicas que favoreçam a adoção de uma dieta saudável tem papel de destaque para a melhora das condições de saúde geral e bucal de indivíduos e populações.

Educação em saúde

Trabalhar para a prevenção da cárie dentária implica, necessariamente, trabalhar com a educação em saúde. Nesse contexto, a educação em saúde não se deve restringir à transmissão de informações sobre saúde e doenças. Quando se trabalha com a educação em saúde, é muito importante que os indivíduos se apropriem do conhecimento sobre o processo saúde-doença, incluindo os fatores de risco e de proteção à saúde bucal. E mais do que isso, é importante motivar os indivíduos, estimulá-los ao autocuidado para que criem autonomia, tornando-os responsáveis por sua própria saúde.

Para tanto, o profissional de saúde deve estar apto a acolher as pessoas, escutar suas histórias e vivências, trabalhar a partir de seus hábitos e crendices, de suas peculiaridades culturais, valorizando-as. O respeito pela pluralidade de crenças relacionadas com a saúde, assim como o respeito pelas práticas adotadas, é condição fundamental para a efetividade das ações educativas.

As crenças populares sobre as doenças bucais em determinadas fases do ciclo de vida, como a gestação ou o envelhecimento, ao considerarem as doenças bucais como sendo *naturais* nessas fases da vida, podem dificultar a prevenção e, até mesmo, o tratamento dessas patologias.

O CD não deve assumir um papel de superioridade, de dono da verdade, repassando informações prontas, mas, ao contrário, deve buscar vislumbrar possibilidades de intercâmbio cultural (cultura biomédica x cultura popular) (MINAYO, 2006).

Deve ter em mente que as pessoas costumam manter hábitos cotidianos, familiares ou sociais, e por acreditarem que sempre foram executados da mesma maneira, acabam reproduzindo-os, muitas vezes, de maneira automática e sem

188 | Fundamentos em Saúde Bucal Coletiva

reflexão. Cabe ao profissional de saúde trabalhar de modo a estimular a autor-reflexão sobre esses hábitos, de modo a "ressignificar" os estereótipos culturais, motivando os indivíduos no sentido de mudanças que sejam favoráveis à saúde. O Capítulo 6 (*Educação em saúde*) faz uma abordagem mais aprofundada sobre o tema da educação em saúde.

CONSIDERAÇÕES FINAIS

Os programas voltados para a promoção da saúde e para a prevenção de doenças são fenômenos sociais e, por esse motivo, suas estratégias de ação devem levar em consideração os fatores culturais e sociais que compõem o amplo contexto no qual a comunidade está inserida. Isso significa dizer que as ações preventivas propostas precisam apresentar *sentido* para os indivíduos e grupos sociais e, acima de tudo, precisam ser desenvolvidas respeitando os valores morais e culturais subjacentes para que possam ser socialmente sustentadas (MINAYO, 2006).

Logo, a prevenção da cárie dentária, dentro dessa perspectiva, não deve ser apenas entendida e trabalhada com foco exclusivo nos determinantes biológicos dessa doença. Fatores sociais, econômicos e culturais também devem ser considerados na escolha dos métodos preventivos mais adequados.

Prevenir a cárie dentária implica considerar a importância e a legitimidade da racionalidade cultural e social dos sujeitos. Demanda uma atuação do cirurgião--dentista comprometida com o acolhimento e com o respeito às diferenças socio-culturais.

Referências bibliográficas

BRASIL, 1975. Decreto nº 76.872, de 22 de dezembro de 1975. Regulamenta a Lei nº 6.050, de 24 de maio de 1974. Dispõe sobre a fluoretação de sistemas públicos de abastecimento. Brasília: Diário Oficial da União, Seção 1, p. 16.997.

BRASIL, 1976. Portaria 635 de 25 de dezembro de 1975. Estabelece os critérios e teores para adição do íon fluoreto. Brasília: Diário Oficial da União de 30 de janeiro de 1975.

BRASIL, 2000. Resolução RDC nº 79, de 28 de agosto de 2000. Publicada no Diário Oficial da União de 31 de agosto de 2000.

BRASIL, 2004. Ministério da Saúde. Departamento de Atenção Básica, Secretaria de Atenção à Saúde, Ministério da Saúde. Projeto SB Brasil 2003. Condições de saúde bucal da população brasileira, 2002-2003: resultados principais. Brasília: Ministério da Saúde.

BRASIL, 2004. Ministério da Saúde. Secretaria de Atenção à Saúde; Departamento de Atenção Básica; Coordenação Nacional de Saúde Bucal. 2003. Diretrizes da Política Nacional de Saúde Bucal.

BRASIL, 2009. Ministério da Saúde. Secretaria de Atenção à Saúde. Departamento de Atenção Básica. Guia de recomendações para o uso de fluoretos no Brasil/Ministério da Saúde, Secretaria de Atenção à Saúde, Departamento de Atenção Básica. Brasília: Ministério da Saúde, 2009. 56p. (Série A. Normas e Manuais Técnicos).

BUSS, P.M.; PELLEGRINI FILHO, A. A saúde e seus determinantes sociais. Rev Saúde Coletiva 2007; 17(1):77-93.

CEZARINA, M.N.S. Relação saneamento-saúde-ambiente: os discursos preventivista e da promoção da saúde. Saúde Soc 2007; 16(3):125-37.

CURY, J.A. Uso do flúor e controle da cárie como doença. In: BARATIERI, L.N; MONTEIRO JUNIOR, S. et al.Odontologia restauradora. São Paulo: Ed. Santos; 2001. 34-68.

FREITAS, S.F.T. Uma história social da cárie dentária. Bauru: Edusc; 2001.

GUSTAFSSON, B.E.; QUENSEL, C.E.L.; LANKE, L.S. et al. The effect of different levels of carbohydrate intake on caries activity in 436 individuals observed for five years. Acta Odontologica Scandinava 1954; 11:232-364.

LEAVELL, H.R.; CLARK, G.R. Preventive medicine for the doctor in his community. An epidemiologic approach. 3rd ed. New York: McGraw-Hill, 1965.

MINAYO, M.C.S. Contribuições da antropologia para pensar a saúde. In: CAMPOS, G.V.S.; MINAYO, M.C.S.; AKERMAN, M.; DRUMOND JUNIOR, CARVALHO, Y.M. (Org.) Tratado de saúde coletiva. São Paulo: Hucitec, 2006: 201-30.

NARVAI, P.C. Cárie dentária e flúor: uma relação do século XX. Ciência & Saúde Coletiva 2000; 5(2):381-92.

NARVAI, P.C. Vigilância sanitária da fluoretação das águas de abastecimento público no município de São Paulo, Brasil, no período 1990-1999. Tese de Livre-Docência. São Paulo. Faculdade de Saúde Pública. Universidade de São Paulo, 2001.

PINTO, V.S. Saúde bucal coletiva. São Paulo: Santos, 2001.

RAMIRES, I.; BUZALAF, M.A.R. A fluoretação da água de abastecimento público e seus benefícios no controle da cárie dentária – cinqüenta anos no Brasil. Ciência & Saúde Coletiva 2007; 12(4):1057-65.

THYLSTRUP, A.; FEJERSKOV, O. Cariologia clínica. 30ª ed. São Paulo: Santos, 2001.

VIAN, C.E.F. Açúcar: in EMBRAPA. (citado em 24 de setembro de 2012) disponível em: http://www.agencia.cnptia.embrapa.br/gestor/cana-de-acucar/arvore/CONTAG01_109_22122006154841.html

WHITFORD, G.M.; WASDIN, J.L.; SCHAFER, T.E. AIDAR, S.M. Plaque fluoride concentrations are dependent on plaque calcium concentrations. Caries Res 2002; 36:256-65.

WHITFORD, G.M.; BUZALAF, M.A.; BIJELLA, M.F.; WALLER, J.L. Plaque fluoride concentrations in a community without water fluoridation: effects of calcium and use of a fluoride or placebo dentifrice. Caries Res 2005; 39:100-7.

12 A Bioética e a Formação em Saúde e Saúde Bucal

Marcos Antônio Albuquerque de Senna
Andréa Neiva da Silva
Renata Costa Jorge

INTRODUÇÃO

A importância do tema bioética no campo da formação médica tem sido objeto de inúmeras discussões no campo acadêmico, com alguns questionamentos importantes no que se refere ao enfoque dado até então, reconhecidamente inadequado e ineficaz, com lacunas importantes no preparo dos estudantes de medicina no exercício pleno da profissão médica.

Nessa linha da formação, Rego (2003) destaca a necessidade de se repensar o ensino sob o ponto de vista ético por conta das dificuldades do atual modelo de formação nesse campo para o enfrentamento das novas perspectivas exigidas pela sociedade em relação aos profissionais da saúde. O autor destaca ainda que, apesar de muitas escolas experimentarem novas abordagens pedagógicas, incentivando a capacidade crítica e a autonomia por parte dos alunos, quando considerada a questão de competência moral, as escolas ainda patinam na compreensão de que o indivíduo é uma tábula rasa, na qual os valores vão sendo escritos ou que tão somente o exemplo é suficiente para moldar o caráter dos futuros profissionais de saúde, principalmente os médicos.

Nessa perspectiva de mudança no eixo da formação moral dos estudantes da área da saúde, a bioética aparece como uma das ferramentas que podem auxiliar a diminuição dos problemas, principalmente no campo das relações entre profissionais, pessoas e instituições. Acrescente-se a isso a necessidade de mudanças no enfoque da formação para aproximar as demandas provenientes do Sistema Único de Saúde (SUS), como humanização, vínculo, diálogo, responsabilidade e, fundamentalmente, a compreensão da integralidade em todas as suas dimensões do cuidado (PINHEIRO & MATTOS, 2006).

A bioética como campo disciplinar teve uma significativa evolução a partir dos anos 1980. Um dos motivos que levaram a sua consolidação como ciência e prática está relacionado com os avanços proporcionados pela ciência sob o ponto de vista tecnológico e suas implicações não só no processo saúde-doença, mas também no cotidiano das pessoas. Se de um lado é possível destacar uma significativa melhora na qualidade de vida das pessoas, promovida pelo progresso técnico-científico, do outro não se pode deixar de reconhecer as sequelas e as consequências desses avanços, no que se refere à violação dos direitos humanos em diversos campos do conhecimento. Nesse aspecto, a bioética surge como instrumento mediatizador nessa complexa relação entre direitos humanos, tecnologias e processo saúde-doença (COSTA & DINIZ, 2001).

A correlação da bioética com outras ciências, como filosofia, antropologia, psicologia, direito e economia, entre outras, reforça seu caráter multidisciplinar, bem como a compreensão de sua relevância para além das questões morais e legais que fundamentaram, durante duas décadas, o cerne das discussões acerca dos aspectos éticos das profissões da saúde, principalmente a ética médica.

Ramos (2002) conceitua bioética como o "estudo da moralidade da conduta humana no campo da ciência da vida". Por lidarmos com indivíduos e sociedade, é evidente a necessidade de pautar as bases formadoras dos futuros profissionais com essas perspectivas. Gomes (1996) corrobora o fato, mas com foco na área médica, apontando que "só a ética garante igualdade como modelo pedagógico adequado à formação do médico e dos demais profissionais de saúde".

No que se refere à odontologia e aos aspectos vinculados a sua formação, o modelo tradicional de ensino odontológico, flexneriano, fortemente centrado no individualismo, no biologicismo e na fragmentação do corpo, amparado na tecnologia, refletiu-se nas diversas vertentes no que tange à teoria e à prática odontológica. Esse modelo de ensino centrado na cura e nas demandas clínicas não foi capaz de responder às demandas por atenção à saúde e à saúde bucal da população brasileira e de países com vulnerabilidades sociais (MOYSES, 2003; PRADO & GARRAFA, 2010).

Ainda de acordo com esses autores anteriormente citados, o processo de formação deve ser equilibrado, equânime e justo, e a prática odontológica deve ser

A Bioética e a Formação em Saúde e Saúde Bucal | **193**

consciente, crítica e integral, o que pressupõe estar pautada na educação, na promoção da saúde e na reabilitação necessária, em ação integral (não fragmentada), multi e interdisciplinar, congregando as diversas áreas do conhecimento.

No entanto, apesar da clareza dessas afirmações, no que se refere à formação, a maioria das faculdades de odontologia no Brasil manteve suas estruturas curriculares fortemente centradas na clínica e não nas relações interpessoais, institucionais ou na valorização de aspectos essenciais que pudessem contribuir para o respeito às relações humanas e todas as suas variáveis, como a humanização e o respeito à autonomia das pessoas e suas individualidades.

Nesta linha de pensamento Maluf et al. (2007) afirmam que o grande abismo social criado na odontologia concentra-se na falta de uma maior aproximação com o público. Isso talvez se deva ao fato de, por muitos anos, a elitização dos serviços odontológicos ter criado sua própria multidão de excluídos. Atualmente, porém, a quantidade de informações disponibilizadas permite às pessoas questionar sobre a importância da saúde bucal, bem como sobre seu direito de acesso a esses serviços.

Dando continuidade a esta análise, Maluf et al. (2007) relatam que dentro dos consultórios odontológicos, tanto particulares como públicos, uma nova relação se desenha, pois pacientes que antes acatavam sem questionar o tratamento proposto pelo cirurgião-dentista agora buscam informações mais detalhadas sobre o que lhes vai acontecer. Destaque-se ainda que uma das principais preocupações atuais da bioética trata exatamente da relação entre o profissional de saúde e o paciente no que concerne ao uso do poder adquirido pelo saber de um, em detrimento da liberdade do outro. É necessário que o profissional saiba administrar esse poder de maneira a não interferir na individualidade de seu paciente.

Tendo em vista a necessidade de mudanças na formação em saúde, o Ministério da Educação e Cultura (MEC) reestruturou as Diretrizes Curriculares Nacionais (DCN) dos Cursos de Saúde, à luz dos princípios e diretrizes do SUS, propondo, no que se refere à formação em odontologia:

> Um cirurgião-dentista generalista, com sólida formação técnico-científica, humanista e ética (...) com conhecimentos, habilidades e competências que permitam decidir e atuar com segurança e propriedade na promoção da saúde e na prevenção para atender às necessidades sociais, mas que não seja um "operário da odontologia", com mentalidade puramente tecnicista (BRASIL, 2002).

Nessa perspectiva, algumas instituições de ensino em odontologia procuraram aproximar suas matrizes curriculares dos pressupostos definidos pela DCN, vislumbrando possibilidades de mudanças no perfil dos alunos formados com a inserção de alguns conteúdos de caráter humanista com incursões pontuais na rede pública de serviços de saúde. Ainda nesse contexto, diversas disciplinas foram criadas, como a bioética; outras sofreram uma reestruturação, como os estágios supervisionados; e algumas, como a saúde coletiva, foram diluídas em diversos períodos ao longo do processo de formação (MORITA, HADDAD & ARAÚJO, 2011).

São notórias as contribuições das DCN para mudanças em algumas instituições de ensino na formação em saúde. No entanto, percebem-se mudanças pontuais em se tratando dos cursos de odontologia com pouco impacto nas relações entre instituições, profissionais e pessoas, mantendo-se ainda relações verticalizadas e certa tendência a um paternalismo por parte dos alunos nessa relação, seja ela na clínica intramuro, seja até mesmo nos espaços vinculados ao SUS, como as Unidades de Saúde da Família, policlínicas de especialidades ou hospitais (MALUF et al., 2007).

Alguns autores, como Garrafa (2007), Finker et al. (2009), Ramos (2007) e Rego (2003), destacam, em suas publicações, a necessidade de uma discussão mais profunda no que se refere à bioética como um dos caminhos facilitadores na busca de alguns referenciais nessas relações entre instituições, profissionais e pessoas. Pregam o rompimento de uma bioética apenas de caráter funcional, mas sim atrelada aos aspectos cotidianos dessa relação.

Estabelecer novas relações pautadas no diálogo, na proteção dos sujeitos, no que se refere às pesquisas, no respeito às culturas e às tradições no ato de cuidar, pode ser um dos caminhos necessários e viáveis para se chegar aos pressupostos defendidos pelo SUS no que diz respeito à integralidade da atenção em saúde em suas diversas dimensões, bem como o estabelecimento de vínculo entre os profissionais e as pessoas e a humanização das práticas clínicas e das relações interpessoais (PINHEIRO & MATTOS, 2008).

ASPECTOS HISTÓRICOS DA BIOÉTICA

Datam de 1900 os primeiros registros que estabeleciam os princípios éticos de experimentação em seres humanos. Esse documento, redigido pelo Ministério da Saúde da Prússia, região da Alemanha, definiu alguns aspectos relacionados com a proteção dos sujeitos, como a integridade moral do experimentador e o consentimento explícito do pesquisado sobre os riscos advindos. No entanto, esse documento não foi capaz de desenvolver nos indivíduos qualquer autonomia sobre seu corpo ou mesmo diminuir a vulnerabilidade das pessoas em experimentos ou experiências de natureza duvidosa (ALVES & COSTA, 2011).

Em 1931, na própria Alemanha, um ministro estabeleceu 14 diretrizes para novas terapêuticas e a pesquisa em seres humanos. Dentre elas, destacam-se: a análise sobre possíveis riscos e benefícios prováveis; a justificativa para realização de pesquisa em pacientes vulneráveis, como as crianças; e a obrigação de manter uma documentação escrita relativa às pesquisas (ALVES & COSTA, 2011).

Ainda de acordo com Alves & Costa (2011), com o advento da 2ª Grande Guerra e o período nazista, atrocidades foram relatadas. Entre elas destacam-se: a lei sobre a esterilização – prevenção contra uma descendência hereditariamente doente; as leis de Nuremberg (que incluíam a lei de cidadania do Reich alemão e a lei para a proteção do sangue e da honra alemães – relativa às populações judias e ciganas e à proibição do casamento entre pessoas de "raças diferentes"); a lei sobre a eutanásia de doentes considerados incuráveis (fato levou à criação de institutos para a prática da eutanásia); e criação de campos de extermínio.

Após o fim da 2ª Guerra Mundial, em 1946, houve a condenação de muitos médicos envolvidos nessas práticas e foi elaborado um documento, denominado *Código de Nuremberg*, considerado por alguns autores um marco importante da bioética, no que se refere à proteção dos sujeitos nas pesquisas e nos experimentos científicos. Segundo Alves & Costa (2011) e Durand (2007), esse Código destacou princípios importantes, entre os quais:

- O consentimento voluntário do pesquisado, sem coerção.
- O experimento deve produzir bons resultados para a sociedade, sendo banidos estudos desnecessários e sem causa.
- Os experimentos devem evitar a dor e sofrimento e ser realizados primeiramente em animais e após ter-se conhecimento sobre a doença.
- O experimento deve ser conduzido por pessoas cientificamente qualificadas.
- O pesquisador e o pesquisado têm autonomia de interromper o estudo a qualquer momento que considerarem oportuno.

A preocupação com a integridade física do ser humano ainda na primeira metade do século XX foi se consolidando, culminando com outro documento relevante, que foi a elaboração da *Declaração Universal dos Direitos Humanos*, em

Fundamentos em Saúde Bucal Coletiva

1948, adotada e proclamada pela resolução da Assembleia Geral das Nações Unidas (ONU), na qual proclamou:

> A presente Declaração Universal dos Diretos Humanos como o ideal comum a ser atingido por todos os povos e todas as nações, com o objetivo de que cada indivíduo e cada órgão da sociedade, tendo sempre em mente esta Declaração, se esforce, através do ensino e da educação, por promover o respeito a esses direitos e liberdades, e, pela adoção de medidas progressivas de caráter nacional e internacional, por assegurar o seu reconhecimento e a sua observância universais e efetivos, tanto entre os povos dos próprios Estados-Membros, quanto entre os povos dos territórios sob sua jurisdição.

Em 1964, na Finlândia, durante a Assembleia Médica Mundial, surgiu outro documento importante, a *Declaração de Helsinque*, que descreve alguns princípios éticos que deveriam nortear as pesquisas médicas em seres humanos, destacando alguns pontos importantes relacionados com as pesquisas clínicas e experimentos envolvendo seres humanos. Entre esses princípios podem ser destacados:

I. A pesquisa clínica deve adaptar-se aos princípios morais e científicos que justificam a pesquisa médica e deve ser baseada em experiências de laboratório e com animais ou em outros fatos cientificamente determinados.

II. A pesquisa clínica deve ser conduzida somente por pessoas cientificamente qualificadas e sob a supervisão de alguém medicamente qualificado.

III. A pesquisa não pode ser legitimamente desenvolvida, a menos que a importância do objetivo seja proporcional ao risco inerente à pessoa exposta.

IV. Todo projeto de pesquisa clínica deve ser precedido de cuidadosa avaliação dos riscos inerentes, em comparação aos benefícios previsíveis para a pessoa exposta ou para outros.

V. Precaução especial deve ser tomada pelo médico ao realizar a pesquisa clínica na qual a personalidade da pessoa exposta é passível de ser alterada pelas drogas ou pelo procedimento experimental.

Concomitantemente a estes documentos que deliberavam sobre a ética e a moral, e principalmente sobre a proteção dos sujeitos na pesquisa científica, a todo momento ocorriam fatos polêmicos, como a descoberta da estrutura do

DNA, em 1953; o primeiro transplante, em 1954; a descoberta da pílula anticoncepcional, em 1960; a definição de morte cerebral, em 1968 – fato que criou polêmica a respeito de quando seria relatada a morte do indivíduo, antes considerada a partir da parada cardiorrespiratória (ALVES & COSTA, 2011).

Nos países desenvolvidos, a bioética teve grande impulso nos EUA, não por acaso, mas principalmente por esse país ter sido protagonista de uma das maiores atrocidades éticas ocorridas no século XX, cometidas em populações vulneráveis em nome do progresso e do desenvolvimento, utilizados como justificativa para as inúmeras pesquisas científicas norte-americanas. A principal delas foi a pesquisa realizada em uma população em Tuskegee, em portadores de sífilis, iniciada em 1930 e que seguiu até os anos 1970. Nessa pesquisa, 400 pessoas portadoras de sífilis foram deixadas sem tratamento (apesar da descoberta da penicilina) para que fossem acompanhadas a evolução e a história natural da doença. Acrescente-se ainda o fato de nenhum dos sujeitos estar ciente de que estava participando da pesquisa (GOLDIM, 2006).

O fato descrito despertou a opinião pública e a imprensa norte-americana, e percebeu-se que nem tudo estaria moralmente correto no campo da ciência, da tecnologia e da medicina, desencadeando forte reação da sociedade e a exigência de leis que viessem a garantir a autonomia e os direitos dos cidadãos no que se refere ao campo da pesquisa (COSTA & DINIZ, 2001).

Esse movimento ocorreu em outros países, movido também por violações de direitos e a necessidade de maior proteção a grupos vulneráveis. Entre os novos documentos legais destacou-se o Relatório Belmont (1974), cujos princípios éticos que até os dias atuais (ALVES & COSTA, 2011).

Esses princípios foram delineados no trabalho do filósofo Tom Beauchamp, intitulado *Princípios da Ética Biomédica* (1979), como proposta de instrumentalização dos dilemas de caráter moral das pessoas nos campos da saúde e da doença, defendendo a ideia de que os conflitos morais poderiam ser mediados pela referência de algumas ferramentas morais, os chamados princípios éticos (DINIZ & GUILHEN, 2002).

De acordo com o recorte ético predefinido pelo Relatório Belmont com a participação de Beauchamp, foram sugeridos quatro Princípios Éticos como base de uma teoria bioética consistente, quais sejam: autonomia, beneficência, não maleficência e justiça. Esses princípios tiveram forte impacto na bioética nos anos 1970 e ficaram conhecidos como Teoria Principialista, influenciado diversos movimentos e correntes no campo da Bioética (DINIZ & GUILHEM, 2002).

ASPECTOS CONCEITUAIS DA BIOÉTICA

O primeiro relato sobre a utilização do termo bioética data de 1927, por Fritz Jahr, que interpretou a bioética como "o reconhecimento de obrigações éticas, não apenas com relação aos seres humanos, mas para com todos os seres vivos". Potter a interpretou como "a ciência da sobrevivência"; Hellegers, como "novos estudos que estavam sendo propostos na área de reprodução humana"; Moore, como "a investigação geral sobre aquilo que é bom"; Vasques, como "a busca de justificativas para verificar a adequação ou não das ações humanas"; e Veatch a interpretou como "a realização de uma reflexão disciplinada das instituições morais e das escolhas que as pessoas fazem" (POTTER 1970, *apud* GOLDIM, 1970; HELLEGERS, 1970; MOORE, 1975; VASQUES, 2000; VEATCH, 2000).

Em 1998, Potter redefiniu a bioética como "a nova ciência ética, que combina humildade, responsabilidade e uma competência interdisciplinar intercultural, que potencializa o senso de humanidade" (GOLDIM, 2006). Cabe ressaltar que a genealogia desse tema é concedida a ele pela publicação de "*Bioethics: Bridge to the Future*" (*Bioética: ponte para o futuro*), em 1971. Outros autores caracterizaram a ética de outra maneira, como Cloted (1986), apud Goldim (2006), ao dizer que "a ética tem por objetivo facilitar a realização das pessoas. Que o ser humano chegue a realizar-se a si mesmo como tal, isto é, como pessoa".

Já Comte-Sponville faz uma separação entre ética, bioética e biologia, definindo que "bioética, como se diz hoje, não é uma parte da biologia; é uma parte da ética, é uma parte de nossa responsabilidade simplesmente humana; deveres do ser humano para com o outro ser humano, e de todos para com a humanidade" (GOLDIM, 2006).

Segundo o dicionário Aurélio (2000), ética refere-se ao "conjunto de normas e princípios que norteiam a boa conduta do ser humano". Bioética, segundo Ramos (2002), "é o estudo da moralidade da conduta humana no campo da ciência da vida". Ou seja, torna a bioética uma parte da ética, corroborando o exposto em Comte-Sponville.

Conforme o conceito formulado por Warren Thomas Reich, a bioética consiste no "estudo sistemático das dimensões morais, incluindo visão moral, decisões, condutas e políticas, das ciências da vida e dos cuidados da saúde, empregando uma variedade de metodologias éticas em um ambiente interdisicplinar" (REICH, 1975, apud FORTES & ZOBOLLI, 2004).

Ainda na esfera conceitual, Anjos (1997) e Schramm (1977), apud Fortes & Zobolli (2004), revelam que a bioética, sob o ponto de vista conceitual, significa:

> uma reflexão que analisa, investiga, justifica racional e imparcialmente escolhas morais, critica, valida ou legitima o comportamento moral das ciências sociais da vida e dos cuidados da saúde, cujas ações têm alto potencial em interferir com os seres humanos, o meio ambiente e os outros seres vivos.

A RELAÇÃO ENTRE ÉTICA, MORAL E DIREITOS HUMANOS

De acordo com Johann (2009), os termos ética e moral são muitas vezes empregados como sinônimos, o que de certo modo não vem a ser algo impreciso. Originalmente, esses termos referem-se às mesmas coisas, ou seja, costumes, modos de ser e de agir. No entanto, diferenciá-los encaminha o entendimento para seus significados específicos, embora nem sempre haja um consenso entre os autores a respeito dessa questão.

O autor prossegue, afirmando que a reflexão sobre os princípios quanto às normas que os aplicam é importante para nortear o comportamento humano. Submeter-se a uma norma simplesmente porque ela é imposta despersonaliza e massifica. A afirmação de sujeitos livres e autônomos exige uma compreensão ética e o assumir consciente dos ditames de uma lei. Somente uma compreensão ética constrói a capacidade de tomar decisões e agir com responsabilidade.

As primeiras regras de conduta de que se têm notícia são os dez mandamentos da religião católica. Neles, regras como "não roubar" e "não matar" são apresentadas como propostas fundadoras da civilização cristã ocidental. A ética é muito mais ampla, geral e universal do que a moral. A ética tem a ver com princípios mais abrangentes, enquanto a moral se refere mais a determinados campos da conduta humana (SOUZA, 1994).

Historicamente, o século XVIII é conhecido como "século das luzes" por apresentar ideais iluministas. Antes desse período, a visão que se tinha era de que o homem moral era o homem temente a Deus. Incentivada pelos ideais iluministas, durante a Revolução Francesa, que ocorreu no mesmo século, foi publicada a Declaração dos Direitos do Homem e do Cidadão (1789), a qual apresentava ideias de liberdade individual e igualdade, defendendo a pessoa humana e seu direito à vida, como afirmado em seu artigo 1º: "Os homens nascem e são livres e iguais em direitos" (DECLARAÇÃO DOS DIREITOS DO HOMEM E DO CI- DADÃO, 1789).

Essa declaração serviu de base para a Declaração Universal dos Direitos Humanos (1948), criada pela Organização das Nações Unidas (ONU). Segundo Dallari (1998), esse documento é um marco histórico não só pela amplitude das adesões obtidas, mas, sobretudo, pelos princípios que proclamou, recuperando a noção de direitos humanos e fundando uma nova concepção de convivência humana, vinculada pela solidariedade. Ela marca o início de um novo período na história da humanidade. E a bioética está inserida no amplo movimento de recuperação dos valores humanos por ela desencadeado.

Já em uma abordagem mais recente sobre o tema, Sais & Zanella (2007) e Silva (2003), apud Zanella (2007), afirmam que a questão da ética perpassa as reflexões e diferencia-se da moral, pois se esta última se assenta em regras regula- doras do comportamento humano a partir do que se considera certo ou errado, a ética é aqui entendida como forma de habitar o mundo instaurando uma atitude de crítica permanente de nosso ser histórico e dos valores que conduzem nossas ações. Ética, nesse sentido, é uma postura que se pauta pelas noções do que é bom ou mau para a vida, para a existência humana. Tendo em vista ser essa existência necessariamente relacional, posto que somos sujeitos em relação, falar em ética significa falar no compromisso, com os outros e consigo próprio, de valorização e luta por modos de vida dignos, pela denúncia de toda e qualquer forma de violên- cia e degradação humana. Luta permanente por modos de vida dignos para todos, o que exige o exercício contínuo e permanente de crítica em relação ao que se faz cotidianamente e às consequências dessas ações para a vida em sociedade.

Com relação aos direitos humanos, sua interface com a bioética está relacio- nada com os aspectos e valores sociais, políticos e econômicos e a garantia desses direitos ao cidadão. A garantia do direito à vida e a proteção aos direitos indivi- duais e coletivos têm pautado o debate acerca do tema. Nesse aspecto merece des- taque, no Brasil, a garantia do cidadão ao acesso à saúde em todos os seus níveis, desde os aspectos de promoção da saúde até o mais alto grau de complexidade, garantia esta amparada na Constituição de 1988, por meio dos princípios e dire- trizes do SUS (BRASIL, 1988).

Diversos movimentos de composições variadas, como a comunidade cientí- fica internacional e os movimentos ligados à defesa da vida de diversas naturezas e em diversos países, trouxeram contribuições relevantes para a discussão dos direitos da população, essencialmente daquelas com alto grau de vulnerabilidade, seja sob o ponto vista econômico ou social, e que rotineiramente têm seus direitos subtraídos ou até mesmo negados ou violados no que diz respeito às condições mínimas de vida.

Um dos movimentos de grande relevância aconteceu em Paris, na sede da Unesco, entre abril e junho de 2005, com representações de diversos países, e que teve como objetivo a elaboração do texto final da Declaração Universal de Bioética e Direitos Humanos. Essas reuniões contaram com a participação de mais de 90 países e se caracterizaram, desde o início, pela grande divisão de posições entre os países ricos e os países pobres. O teor da Declaração mudou profundamente e pautou as novas perspectivas de discussão da bioética no século XXI (UNESCO, 2005).

Os objetivos principais da Declaração Universal sobre Bioética e Direitos Humanos foram:

- Prover uma estrutura universal de princípios e procedimentos para orientar os Estados na formulação de sua legislação, políticas ou outros instrumentos no campo da bioética.
- Orientar as ações de indivíduos, grupos, comunidades, instituições e empresas públicas e privadas.
- Promover o respeito pela dignidade humana e proteger os direitos humanos, assegurando o respeito pela vida dos seres humanos e pelas liberdades fundamentais, de maneira consistente com a legislação internacional de direitos humanos.
- Reconhecer a importância da liberdade da pesquisa científica e os benefícios resultantes dos desenvolvimentos científicos e tecnológicos, evidenciando, ao mesmo tempo, a necessidade de que tais pesquisas e desenvolvimentos ocorram conforme os princípios éticos dispostos nessa Declaração e respeitem a dignidade humana, os direitos humanos e as liberdades fundamentais.
- Promover o diálogo multidisciplinar e pluralístico sobre questões bioéticas entre todos os interessados e na sociedade como um todo.
- Promover o acesso equitativo aos desenvolvimentos médicos, científicos e tecnológicos, assim como a maior difusão possível e o rápido compartilhamento de conhecimento relativo a tais desenvolvimentos e a participação nos benefícios, com particular atenção às necessidades de países em desenvolvimento.
- Salvaguardar e promover os interesses das gerações presentes e futuras.
- Ressaltar a importância da biodiversidade e sua conservação como uma preocupação comum da humanidade.

BIOÉTICA E SAÚDE PÚBLICA

Alinhados com essa nova perspectiva de cidadania, valores e busca pelos direitos humanos já expressos na Constituição brasileira, outros setores passaram a ter percepção da noção de direito do cidadão aos bens disponibilizados pelo governo. Paralela a essa percepção está a defesa de que existem responsabilidades individuais e responsabilidades de esfera governamental. Os cidadãos têm por legitimidade acesso a lazer, educação, transporte, alimentação, saúde e outros; no entanto, alguns lhe são geralmente negligenciados. Contudo, constata-se a diminuição dessa negatividade do acesso aos serviços de direitos, graças aos avanços do SUS, que procurou responder às necessidades da população. No entanto, ainda são observadas incontáveis lacunas na atenção à saúde do cidadão.

O objeto da saúde pública se constitui em diagnóstico, planejamento, execução e avaliação do processo saúde doença da coletividade, em suas dimensões biológica, psíquica e sociocultural. Paim & Almeida Filho (2000) incorporam ao escopo da saúde pública, além da dimensão biológica, as relações entre o homem e o meio ambiente residencial, trabalho, lazer, relações sociais e econômicas.

Já outros autores, como Fortes & Zoboli (2004), entendem a saúde pública como a arte e a ciência de promover, proteger e restaurar a saúde dos indivíduos e da coletividade e obter um ambiente saudável, mediante ações e serviços resultantes de esforços organizados e sistematizados da sociedade. Destacam ainda que o processo de trabalho na saúde pública é intersetorial, não se limitando aos aspectos vinculados à assistência à saúde nas esferas governamentais, sendo este apenas um dos aspectos a considerar. Para a saúde da coletividade, outros aspectos, como alimentação, habitação, meio ambiente, transporte e lazer, são elementos que, somados aos aspectos assistenciais, contribuem fortemente para a saúde pública.

A relação da saúde pública com a bioética é contextualizada levando-se em consideração os direitos constituídos para a população, principalmente as dificuldades na execução dessas garantias com relação à promoção, à recuperação e à prevenção dos principais agravos à saúde. Envolve, também, aspectos relacionados com a gestão pública, recursos disponíveis, construção de políticas públicas de inclusão e segurança pública, tendo como objetivo central o respeito à autonomia individual, fundado nos princípios éticos da beneficência e da não maleficência (FORTES & ZOBOLI, 2004).

Rego (2007) traz uma importante contribuição a essa relação entre bioética e saúde pública ao afirmar que para uma adequada compreensão da bioética contemporânea e de suas relações com a saúde pública é necessário um retorno às suas origens. Embora formalmente reconhecida sua origem nos trabalhos de Potter e Hellegers, é razoável situar o surgimento das reflexões que viriam a se conformar como bioética no âmbito das preocupações com as repercussões das pesquisas que envolvem seres humanos e em eventos mais associados à clínica, como o episódio da criação do Life or Death Committee, em Seattle, EUA, relacionado com a escolha dos que seriam atendidos pelo programa de diálise renal. Em ambos os casos, a relação direta com a saúde pública é evidente. O foco dado aos aspectos clínicos nas análises habituais desses episódios pode ser apenas um reflexo de uma compreensão extemporânea da própria saúde pública: como campo de conhecimento e de práticas, delimitado pelas estreitas divisas da epidemiologia, das doenças transmissíveis e da medicina preventiva. Ao contrário, esses marcos históricos, entre outros, evidenciam a pertinência da análise bioética dos problemas relacionados com a saúde pública – no caso, a formulação de políticas e a gestão de serviços.

O desafio de considerar igualmente interesses individuais e coletivos, o bem individual e o coletivo é uma das tarefas da saúde pública com a qual a bioética pode contribuir de maneira significativa. O desafio não está em impor restrições às liberdades individuais, mas em focar nos interesses da coletividade a formulação das políticas públicas, fundamentando-a criteriosamente do ponto de vista ético. Nossa história recente tem mostrado que o diálogo e a permanente busca de entendimento abrem caminho para a conformação de um sistema de saúde mais justo, assim como de suas práticas (REGO, 2007).

Garrafa, Diniz & Oselka (1997) introduziram uma análise importante nesse campo que envolve a bioética e a saúde pública, incorporando o princípio da equidade nessa correlação. Nesse contexto, a equidade, de acordo com os autores, significa a disposição de reconhecer igualmente o direito de cada um a partir de suas diferenças. A equidade deve ser levada em consideração na tomada de decisões, principalmente daquelas relacionadas com a alocação de recursos. Ainda segundo os autores, somente por meio desse princípio, associado aos princípios da responsabilidade (individual e pública) e da justiça, será possível fazer valer o valor do direito à saúde. A equidade, ou seja, o reconhecimento de necessidades diferentes, de sujeitos também diferentes, para atingir direitos iguais, é o caminho da ética prática em face da realização dos direitos humanos universais, entre eles o direito à vida, representado nesse debate pela possibilidade de acesso à saúde.

BIOÉTICA E BIODIREITO

Nesta linha de respeito aos direitos individuais e coletivos, bem como a garantia de autonomia dos cidadãos, fez surgir por força de demanda, principalmente em decorrência da garantia da saúde como direito, uma vertente da bioética denominada biodireito.

Parise (2007) deu algumas contribuições nesse aspecto, afirmando que cabe ao Direito acompanhar as inovações científicas e médicas, de modo a encontrar um ponto de equilíbrio entre a ciência e o ser humano. As inovações na área da saúde nos últimos 30 anos tiveram como consequência reflexões sobre moral, o que é e o que não é aceitável pela sociedade, maneiras de analisar e justificar os procedimentos como éticos ou não, a criação de normas, conselhos e diretrizes sobre bioética e pesquisa envolvendo animais, seres humanos, alimentos e outras fontes que estabeleçam esse vínculo entre o humano, a justiça e a ética.

A intenção do Direito é administrar por meio da ética, apontando caminhos de construção pessoal e coletiva para que o homem, mesmo sem abrir mão de seu livre arbítrio, seja capaz de compreender e viver em sociedade, a qual é regida por princípios e leis que orientam a conduta humana (PEGORARO, 2002 *apud* SCOFANO, 2006).

Uma das importantes contribuições do biodireito está na possibilidade de mediar situações de conflitos entre instituições, pessoas e profissionais de saúde, na garantia da proteção do cidadão e no acesso aos serviços de saúde em seus diversos níveis de complexidade, garantindo à população o direito a vida por meio de instrumentos jurídicos legais.

Moraes & Peixoto (2009) descrevem também uma importante contribuição acerca do biodireito, ao afirmar que os avanços das ciências ético-jurídicas parecem não conseguir acompanhar no mesmo ritmo o avanço da biotecnologia. O Direito, que busca regular as condutas humanas, não pode fechar seus olhos a essa nova realidade, que se mostra cada vez mais presente no cotidiano não apenas do meio científico e acadêmico, mas no dia a dia do cidadão comum.

Os autores prosseguem em sua análise sobre o tema, reforçando o importante papel do biodireito na regulação das questões da bioética e destacando a conexão do Direito com outros valores, além do direito à vida, também consagrados nas Cortes Constitucionais, como, por exemplo, os direitos à dignidade da pessoa humana, à intimidade e à liberdade. É precisamente a articulação desses direitos fundamentais o caminho a trilhar para desvendar ou construir soluções jurídicas para os difíceis casos que envolvem a bioética e o biodireito.

Percebe-se, de acordo com as representações dos autores citados neste tópico, que o biodireito surgiu por diversas questões oriundas da saúde e em virtude da imediata necessidade de regulação, no que se refere à proteção dos sujeitos, seja na pesquisa ou até mesmo em situações de direitos garantidos por lei e não disponibilizados à população. Instituições como o Ministério Público Federal, o Supremo Tribunal Federal e o Superior Tribunal de Justiça, entre outros órgãos vinculados à garantia de direitos e ao cumprimento da lei, têm sido acionadas com certa frequência para emitir pareceres relacionados com a garantia de distribuição de medicamentos, cirurgias, prótese e órteses e internações, entre outros procedimentos.

Destaca-se, também, a participação desses órgãos na mediação de situações conflitantes, como aborto (a questão dos anencéfalos), utilização de células-tronco embrionárias, as biotecnologias, doação de órgãos humanos e pesquisas em humanos e animais.

Outros campos da bioética, conflitos e biotecnologias

A bioética é um campo inovador que se expande e modifica com os novos pensamentos e ações. A relação da bioética com outras ciências, como filosofia, antropologia, psicologia, direito e economia, entre outras, reforça seu caráter multidisciplinar, bem como a compreensão de sua relevância para além das questões morais e legais que fundamentaram durante duas décadas o cerne das discussões acerca dos aspectos éticos das profissões da saúde.

Por conseguinte, envolve diversas opiniões e lida com valores individuais e coletivos, não devendo ser objeto de análises individuais para a tomada de decisões. A bioética é uma área que abrange diversos temas considerados polêmicos pela sociedade, como, entre outros:

- erro médico;
- aborto;
- eutanásia;
- transplante de órgãos e tecidos;
- suicídio;
- organismos geneticamente modificados;
- reprodução in vitro;
- clonagem humana;
- gestação de substituição ("barriga de aluguel");

206 | Fundamentos em Saúde Bucal Coletiva

- adequação de sexo;
- pesquisa e terapia de células-tronco embrionárias;
- a inter-relação de valores religiosos e uso de métodos contraceptivos;
- o portador do vírus da imunodeficiência humana;
- a relação entre pacientes e profissionais, professores e alunos.

Os debates acerca desses temas têm se caracterizado por inúmeras e intermináveis discussões envolvendo diversos segmentos da sociedade, como lideranças religiosas, organizações não governamentais, órgãos do governo e, principalmente, o judiciário, cujo protagonismo foi contextualizado no tópico anterior (*Bioética e direito*).

Destacamos aqui as biotecnologias, que têm pautado discussões relevantes no campo da bioética, por conta, principalmente, da utilização de células-tronco e seus potenciais benefícios no campo da medicina clínica. Têm sido relevantes, também, as discussões sobre temas como doação de órgãos, reprodução assistida, clonagem humana, biossegurança e aborto, com algum apelo de mídia, o que tem contribuído para a sociedade aproximar-se mais desses temas.

O desenvolvimento da biotecnologia suscita uma série de preocupações tanto para cientistas como para a sociedade de maneira geral. Entre essas preocupações, destaca-se a necessidade de alfabetizar cientificamente a sociedade para que esta saiba se posicionar diante das demandas científicas e o conhecimento dos riscos e benefícios dessas biotecnologias. Desta forma, Bonis & Costa (2009) defendem uma articulação interdisciplinar a fim de poder atender a um espectro amplo de preocupações de caráter humanitário, ético, científico e cultural.

Schramm & Lang (2001), analisando a interação da biotecnologia com a bioética, afirmam que a introdução generalizada de técnicas de intervenção genética deu início a uma nova era no campo das biotecnologias com potenciais efeitos positivos, mas também negativos, excedendo os limites de tempo e espaço até agora conhecidos e causando impactos distintos: de um lado, despertando a esperança de ganho de novas ferramentas técnicas de modo a melhorar a adaptação dos seres humanos e seres vivos em geral, do outro, abrindo também a possibilidade de riscos irreversíveis ou danos incalculáveis, o que coloca em risco futuras gerações. Portanto, essa notável expansão das biotecnologias deve ser acompanhada por um nível de ponderação baseado em valor social, que atribui a tarefa da bioética, enriquecer e fortalecer o discurso comunicativo entre a sociedade científica e a população. Essa tarefa tem um componente crítico reflexivo, mas só será eficaz se gerar mecanismos de recomendação e resolução para ajudar a regular atividades na expansão das biotecnologias, em respeito ao cidadão e ao bem comum (SCHRAMM & LANG, 2001).

Na seara dos dilemas e conflitos, o aborto, dentro da totalidade das situações que envolvem a bioética, tem sido o tema sobre o qual mais se tem escrito, debatido e realizado congressos científicos e discussões públicas, mas isso não significa que tenham ocorrido avanços substanciais sobre a questão nos últimos anos, ou até mesmo que tenha sido alcançado algum consenso moral ou que esse debate tenha atingido um nível de popularização e democratização que o tema merece (DINIZ, 2001).

Diniz (2001), uma das grandes estudiosas e pesquisadora do país sobre o tema, afirma que:

> a problemática do aborto é um exemplo nítido tanto da dificuldade de se estabelecer diálogos sociais frente a posições morais distintas quanto do obstáculo em se criar um discurso acadêmico independente sobre a questão, uma vez que a paixão argumentativa é a tônica dos escritos sobre o mesmo.

Outra vertente de grande apelo ético refere-se à questão dos transplantes de órgãos humanos. O tema tem chegado à população por intermédio da mídia e, acima de tudo, por conta de sua relação direta não só com a sobrevivência ou o prolongamento da vida, como o transplante de rim, coração ou medula óssea, mas também em virtude da possibilidade de substituição de órgãos danificados, como a córnea humana.

Os aspectos éticos que devem ser levados em consideração na doação intervivos estão relacionados com o princípio da autonomia e da motivação do doador. Com relação aos órgãos oriundos de cadáveres, considera-se o princípio utilitarista, pois esses pertencem moralmente à sociedade, devendo ser distribuídos equitativamente pelos diversos órgãos de captação (COSTA, 2001).

Costa (2001) afirma ainda que deve haver critérios muito bem definidos com relação à doação de órgãos de grupos com autonomia limitada, principalmente crianças e detentos. As primeiras devem ser representadas por seus responsáveis legais, e no segundo caso há a concessão de benefícios por conta do "ato de doar". Neste último caso, em relação à doação de órgãos dos detentos infratores, o autor chama a atenção para a vulnerabilidade destes sujeitos e a perda de sua autonomia, o que em muitas das vezes, faz com que se sintam na obrigação de fazer ou optar pela doação de seus órgãos.

Além disso, são relevantes na bioética alguns aspectos relacionados com o cotidiano das práticas de saúde. Essa discussão engloba aspectos relacionados com erro médico e relações entre sujeitos, como profissionais de saúde, usuários dos serviços e gestores, e também entre professores e alunos.

Inúmeros conflitos de naturezas variadas, sejam eles vinculados a aspectos religiosos ou situações clínicas envolvendo escolhas, opções terapêuticas ou até mesmo pesquisas envolvendo seres humanos, expõem situações de vulnerabilidade que nem sempre são respeitadas por profissionais de saúde ou pesquisadores. Desconsideram-se valores como a dignidade humana, a autonomia e o respeito às diversidades pessoais e profissionais nas consultas clínicas e na tomada de decisões.

Nascimento Jr. & Guimarães (2009), discorrendo sobre a relação médico-paciente, destacam a importância dessa relação para a boa prática da medicina, em razão da possibilidade de romper com o paradigma da medicina flexneriana do século XIX e boa parte do século XX, que excluía aspectos importantes dessa relação, ao adotar como foco a medicina científica e a doença, desprezando seu caráter humanista, pautado no diálogo e no respeito e a autonomia das pessoas.

Na esfera acadêmica, os conflitos bioéticos se apresentam de diversas maneiras, como nas relações entre os sujeitos institucionais, como alunos, professores, gestores educacionais e pessoas que usam os ambulatórios nas clínicas ou até mesmo participando de pesquisas que, em algumas ocasiões, apesar da atuação competente de alguns comitês de ética, apresentam pouca relevância e retorno social, tanto do ponto de vista individual como coletivo.

Nesse campo da pesquisa, conflitos de diversas naturezas têm exigido muita reflexão dos responsáveis por mediar a relação entre pesquisador e pesquisado – os Comitês de Ética e Pesquisa (CEP). São inegáveis os avanços conquistados nos últimos anos, principalmente no Brasil, no que se refere à proteção aos sujeitos de pesquisa. O número de CEP espalhados pelo país se multiplicam não só em instituições de ensino, mas também nos serviços públicos de saúde, principalmente nos hospitais.

No entanto, mesmo com esses avanços e garantias de proteção aos sujeitos nas pesquisas que envolvem seres humanos com a obrigatoriedade de submissão das pesquisas aos CEP, percebe-se que a população permanece vulnerável. As ferramentas de proteção desses sujeitos concentram-se no Termo de Consentimento Livre Esclarecido (termo obrigatório assinado pelos sujeitos que aceitam participar das pesquisas ou ter utilizados os dados de seu prontuário). Embora a grande maioria dos termos contenha informações sobre objetivos da pesquisa, metodologia a ser utilizada, benefícios e riscos, entre outras informações obrigatórias, muitas vezes a linguagem utilizada na redação do termo é inacessível ao grau de conhecimento da população, que acaba assinando e aceitando participar por medo ou receio de não ter garantidas suas necessidades referentes às demandas na busca pelo serviço ou nos serviços de saúde médicos ou odontológicos das universidades.

Quanto aos conflitos relacionados com a pesquisa, Meira (2004) e Pessini (1997) afirmam que é difícil imaginar um consentimento informado para um paciente autônomo quando falta a esse paciente o primeiro de seus direitos, o de escolher o que melhor lhe convier para tratar de seus males. Impossibilitado, ele se vê também constrangido a se sujeitar à rotina do atendimento, que raras vezes é seguida pela preocupação em verificar suas dificuldades. Nada resta senão concordar com o que lhe é oferecido. Não existe, nesse caso, a liberdade de optar pelo que deseja, e a autonomia do paciente é abandonada. Ao paciente nada mais resta do que aceitar o que lhe é oferecido.

Desse modo, o diálogo com a sociedade se constitui na principal ferramenta ética para fazer avançar as discussões importantes que envolvem os diversos temas aqui relatados. As biotecnologias e seus benefícios, os experimentos em animais e humanos, além dos conflitos como a discussão sobre aborto, transplante, doação de órgãos, eutanásia ou a sexualidade, devem promover discussões que estimulem a reflexão na sociedade e que possam garantir sua participação nos principais fóruns de debate para além dos aspectos morais das questões, ampliando a perspectiva desses sujeitos para que tenham a capacidade de exercer sua autonomia e efetuar suas escolhas sem atrelá-las a qualquer outro dispositivo que possa corromper os aspectos éticos desta relação.

CONTRIBUIÇÕES DA BIOÉTICA PARA A ODONTOLOGIA

Os temas discutidos neste capítulo sobre bioética têm tido ressonância na odontologia, principalmente os assuntos referentes a biotecnologias, pesquisas em seres humanos e as relações entre os sujeitos envolvidos com a prática odontológica – profissionais, estudantes de odontologia e a população que procura os serviços de saúde bucal nos diversos espaços públicos ou privados.

Portanto, a odontologia, assim como a medicina, vivencia dilemas semelhantes, mas com um pouco de atraso, os quais se referem ao exercício de sua prática. O forte caráter liberal da profissão, o apelo por tecnologias e o enfoque prioritário e praticamente exclusivo na clínica tiveram como consequência, principalmente para a população brasileira, marcas epidemiológicas de difícil resolução, em especial para a população adulta, que foi refém desse modelo durante aproximadamente um século.

Os dados sobre a saúde bucal do brasileiro foram levantados pelo Programa Saúde Bucal 2003 (BRASIL, 2003), que revelou, de modo contundente, o panorama da saúde bucal do brasileiro adulto, com altos índices de perda dentária, além da alta prevalência de algumas doenças bucais.

Essa situação epidemiológica de saúde bucal foi contextualizada por Barbato et al. (2007), que analisaram a perda de dentes e os fatores sociais e demográficos responsáveis por essa perda, ou edentulismo (perda de todos os dentes). Os autores afirmaram ser este um dos piores agravos à saúde bucal, causando enormes desafios à saúde pública na busca da diminuição desses problemas. Os autores prosseguem sua análise, afirmando que as perdas dentárias demarcam forte desigualdade social, diminuem a capacidade mastigatória, têm impacto na autoestima, afetam a fonação e causam danos estéticos com reflexos psicológicos, reduzindo muito a qualidade de vida dessas pessoas.

Embora se reconheça o esforço recente em melhorar as condições de saúde bucal da população brasileira com a implantação de políticas públicas (Brasil Sorridente), com o aporte de recursos específicos para a odontologia, o próprio diagnóstico realizado pelo Ministério da Saúde, em 2003, demonstra diferenças regionais significativas com relação ao perfil de algumas doenças e, principalmente, da perda dentária.

Para enfrentar essa situação de exclusão social, partindo de um conceito ampliado de saúde, trabalho em equipe, vigilância em saúde para identificação e controle dos determinantes, construção e financiamento de políticas públicas que garantam a redução das iniquidades em saúde/saúde bucal, vislumbra-se a substituição gradativa do modelo biomédico de atenção e a incorporação do "modelo bioético" na atenção à saúde, sustentado pelos pilares da universalidade, equidade e integralidade.

Na área odontológica, algumas ações, como, a fluoretação das águas de abastecimento, a distribuição de *kits* de higiene bucal nos programas municipais, a criação dos Centros de Especialidades Odontológicas (CEO) e a reorientação da atenção básica, com a inserção do cirurgião-dentista na Estratégia de Saúde da Família, demonstram a aproximação entre a odontologia e as necessidades concretas da população em suas demandas de saúde bucal. Segundo dados do Ministério da Saúde (BRASIL, 2011), alguns resultados do SB Brasil 2010 corroboram o fato, como:

- A queda em 26% no CPO de crianças aos 12 anos de idade.
- O Brasil entrou no grupo de países com baixa prevalência de cárie, registrando o melhor índice dos países da América do Sul.
- Ocupamos 85% dos municípios brasileiros com equipes de saúde bucal.
- Entre 2002 e 2010, aumentou em 49% o número de dentistas trabalhando no SUS, chegando a quase 60 mil profissionais na rede.
- Atingimos 853 unidades de CEO em funcionamento em todo o país e mais 100 em fase de construção.
- Quadruplicou o número de atendimentos especializados no CEO, totalizando 25 milhões.
- Atingimos 664 laboratórios regionais de prótese dentária.

Esse cenário repercute na formação acadêmica, demonstrando a necessidade de se construir um novo perfil de formação para a odontologia. Desse modo, a aproximação da bioética da odontologia vem ao encontro de alguns pressupostos presentes nas Diretrizes Curriculares dos Cursos de Odontologia, na medida em que, entre outras determinações, busca garantir, no processo de formação, a incorporação de outras habilidades e competências dos egressos dos cursos de odontologia para além da clínica, privilegiando e valorizando o diálogo, o respeito ao outro, o trabalho interdisciplinar e o trabalho em equipe na perspectiva de aliar a formação clínica, prevalente no escopo da formação (BRASIL, 2002).

Galvão et al. (2010) afirmam que o melhor lugar para a introdução da bioética na prática odontológica é onde o futuro profissional se forma teórica e praticamente, isto é, na universidade. Ali é o local onde são adquiridos padrões de conduta que são aplicados na vida profissional, independente do cirurgião-dentista. Logo, é importante uma educação médico-universitária (fazendo alusão a todos os ramos das ciências da saúde), juntamente com uma disciplina ética.

Ramos (2003) destaca a importância do ensino da bioética na formação dos novos profissionais. Segundo o autor, mesmo tendo em seu currículo disciplinas estritamente teóricas, o ensino está fortemente baseado em atividades práticas realizadas pelos alunos nas clínicas das universidades. São nessas clínicas que o futuro profissional aprende, atua, assimila condutas e adquire hábitos, fazendo dessas clínicas espaços privilegiados não só para o aprendizado de procedimentos técnicos, mas também para o exercício da reflexão ética.

A rotina da prática odontológica, por exemplo, é marcada por conflitos éticos levantados por questões como o advento do HIV/AIDS, o comércio de dentes humanos, as pesquisas que descobrem novas técnicas e biomateriais, os estudos com células-tronco dentárias adultas, os paradoxos entre políticas públicas de saúde e justiça social e a constante busca da humanização e do respeito aos princípios éticos na relação entre profissional e paciente. A formação de futuros profissionais é a mais importante missão das instituições de ensino (GONÇALVES, 2007, *apud* QUELUZ et al., 2009).

Prosseguindo em sua análise, Queluz et al. ressaltam que a odontologia, enquanto ciência da vida, torna-se fundamental para saúde da pessoa em uma pluralidade social, política e cultural que envolve a construção integral e ética por meios de sua atuação teórica e prática em benefício da sociedade.

Outra vertente da odontologia com forte apelo no campo da bioética está relacionada com os biomateriais. Biomaterial é definido, em sentido amplo, como qualquer material farmacologicamente inerte capaz de interagir com um organismo vivo, não induzindo reações adversas. A aplicação desses biomateriais odontológicos sobre os tecidos gengivais, mucosas e tecidos duros constitui um risco terapêutico que pode ser controlado somente por meio das características, concentrações e propriedades dos produtos por parte dos profissionais (BUGARIN JR & GARRAFA, 2007).

Em seu estudo, Bugarin Jr. & Garrafa (2007), demonstraram que os profissionais se utilizam dos biomateriais desconhecendo riscos e efeitos adversos, distanciando-se do princípio da beneficência e demonstrando, também, que a ética da responsabilidade pública não foi observada pelos órgãos públicos e de categorias profissionais. O estudo identificou também a não incorporação do consentimento informado à prática profissional, permanecendo uma relação verticalizada entre o profissional e o paciente.

As contribuições da bioética na odontologia podem ocorrer de modo transversal ao longo da formação, trabalhando as situações que envolvem o cotidiano da clínica, as pesquisas envolvendo seres humanos, humanizando as práticas odontológicas, questões de biossegurança, utilização de materiais, o tratamento adequado e o estímulo ao diálogo durante todo o processo de atendimento. Por outro lado, Prado (2006), analisando se o ensino da bioética para a prática profissional odontológica representa um diferencial atitudinal na formação, identificou que os alunos e profissionais que aprenderam bioética em sua formação demonstraram melhores elaboração e argumentação em suas respostas referentes à saúde bucal coletiva e uma visão mais abrangente e crítica sobre os temas discutidos no estudo.

No campo das biotecnologias, a correlação entre a bioética e a odontologia tem aparecido com certa frequência, principalmente no debate sobre a utilização de células-tronco embrionárias no tratamento de determinadas doenças e na restauração de tecidos e órgãos.

Células-tronco são definidas como células indiferenciadas com grande capacidade de autorrenovação e de produzir pelo menos um tipo celular altamente especializado. Existem duas categorias de células-tronco: as células-tronco embrionárias pluripotentes e a linhagem de células unipotentes ou multipotentes, denominadas células-tronco adultas, que residem em tecidos diferenciados. A principal vantagem do uso de células-tronco embrionárias está em sua capacidade de proliferação e diferenciação em diversos tipos celulares, residindo aí o grande interesse pelas células embrionárias da dentição decídua (SOARES et al., 2007).

Ainda de acordo com Soares et al. diversos estudos que confirmam a multipotencialidade das células-tronco embrionárias extraídas da polpa dentária de dentes decíduos com efeitos semelhantes aos das células-tronco extraídas de cordão umbilical. Dessa maneira, a utilização das células-tronco embrionárias em inúmeros estudos, principalmente *in vitro*, vem sendo desenvolvida dentro e fora da odontologia.

No entanto, algumas preocupações de caráter ético têm pautado o debate acerca da utilização dessas células, com reflexos importantes em outros segmentos da sociedade, como a Igreja, o Direito e a própria sociedade na expectativa da "cura milagrosa".

Nesse contexto, Segre (2004), discorrendo sobre o propósito da utilização de células-tronco embrionárias, afirmou que a discussão ética reside, entre outros fatores, no envolvimento de células-tronco de pré-embriões, produzidos mediante reprodução assistida, seja pela fertilização *in vitro*, seja com as técnicas de clonagem (terapêuticas), e também que o fulcro das polêmicas está no fato de se reconhecer ou atribuir a um conjunto de células o respeito devido à vida. Segre prossegue afirmando que a polêmica passa pela preocupação de que a utilização dessas novas técnicas possa levar, progressivamente, a uma desumanização, com sérios efeitos no respeito à vida.

Há consenso com relação à necessidade de aprofundamento das pesquisas com células-tronco, inclusive com a chancela do Supremo Tribunal Federal que, após intenso diálogo com setores envolvidos na polêmica, referendou sua utilização em pesquisas, respeitando os preceitos éticos para sua utilização.

Diante das variáveis estudadas neste tópico, percebe-se um enorme potencial dos pressupostos da bioética na odontologia, seja na qualificação dos serviços odontológicos, no amparo às tecnologias, na construção das relações entre os sujeitos envolvidos na assistência odontológica, seja nas pesquisas com seres humanos ou animais e nas biotecnologias. No entanto, entendemos que a maior contribuição que a bioética pode dar à odontologia está nos aspectos do cotidiano da prática, como o respeito às pessoas, o exercício do diálogo, o respeito à autonomia, não subestimar a dor do outro, a escolha por opções terapêuticas viáveis e cientificamente reconhecidas e a valorização do saber do outro. Esses pressupostos estão presentes nas Diretrizes Curriculares Nacionais para a formação do cirurgião-dentista, e a garantia dessas variáveis no escopo da formação já atuará como excelente ferramenta mediadora nessa complexa relação entre alunos, profissionais, professores, pessoas e instituições.

CONSIDERAÇÕES FINAIS

A análise final deste capítulo buscará sintetizar as principais discussões e vertentes no campo da bioética utilizando uma figura gentilmente cedida pelo Prof. Goldim e que demonstra, de maneira didática, as interlocuções da bioética em diversos campos do conhecimento, sua multifatorialidade e complexidade (Figura 12.1).

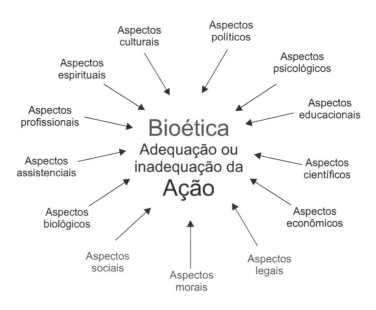

Figura 12.1.

A Figura 12.1 expressa a dinamicidade do tema em suas diversas dimensões, sendo traduzida por Goldim (2009) como uma reflexão complexa, pois inclui os múltiplos aspectos envolvidos em seu objeto de atenção; é interdisciplinar, devido à possibilidade de contar com conhecimentos oriundos de diferentes áreas do saber; e é compartilhada, por utilizar as diferentes interfaces para realizar diálogos mutuamente enriquecedores.

Com relação ao processo de formação do cirurgião-dentista, a incorporação da bioética enquanto campo disciplinar se constitui em fato importante. No entanto, mais do que estar presente na grade curricular, entendemos que o tema deve ser transversal ao longo da formação, pautando as ações de caráter clínico, bem como as relações interpessoais de todos os sujeitos envolvidos. As discussões devem ser fomentadas na sala de espera, na clínica, nas atividades extramuros, nas escolas e em outros espaços ao longo do processo de formação.

Desse modo, justificamos a inserção deste tema em questão, tendo em vista sua recorrência na atualidade, sua importância e a íntima relação com a educação, a saúde coletiva e a odontologia. Espera-se que este tema possa ser mais discutido e aprofundado na área acadêmica, considerando ser esse um espaço privilegiado na difusão de valores com profissionais qualificados, e que seja possível superar o velho modelo de formação ainda prevalente, atuando na formação dos futuros profissionais da saúde, predispondo ou capacitando-os à incorporação, em suas rotinas, de novas relações interpessoais.

Referências bibliográficas

ALVES, D.S.; COSTA, C.A.S. Bioética: desdobramentos e suas implicações jurídicas no Brasil. Contribuciones a las Ciencias Sociales, Universidade do Museu Social Argentino, Brasil, Maio 2011.

BARBATO, P.R.; NAGANO H.C.M.; ZANCHET, F.N.; BOING, A.F.; PERES, M.A. Perdas dentárias e fatores sociais, demográficos e de serviços associados em adultos brasileiros: uma análise dos dados do Estudo Epidemiológico Nacional (Projeto SB Brasil 2002-2003). Cadernos de Saúde Pública (FIOCRUZ) 2007; 23:1803-14.

BOING, A.F.; MUSSE, J.O.; SILVA, R.H.A.; VACCAREZZA, G.F.; RAMOS, O. Ensino da bioética nos cursos de graduação em odontologia do estado de São Paulo. Arq Ciênc Saúde 2007 jan-mar;4(1):13-6.

BONIS, M; COSTA, M.A.F. Educação em biossegurança e bioética: articulação necessária em biotecnologia. Ciência & Saúde Coletiva 2009; 14(6):2107-14.

BRASIL. Ministério da Educação. Diretrizes Curriculares Nacionais do Curso de Graduação em Odontologia. 2002. Disponível em: http://portal.mec.gov.br/cne/arquivos/pdf/CES032002.pdf.

BRASIL. Constituição Federal do Brasil – 1988. Disponível em: http://www.planalto.gov.br/ccivil_03/Constituicao/Constitui%C3%A7ao.htm.

BRASIL. Ministério da Saúde. Projeto SB Brasil, 2003.

BRASIL. Ministério da Saúde. Projeto SB Brasil, 2010.

BUGARIN JÚNIOR, J.G.; GARRAFA, V. Bioética e uso de biomateriais em odontologia. Rev Saúde Pública 2007; 41(2):223-8.

COSTA, S.; DINIZ, D. Bioética: ensaios. Brasília: Letras Livres, 2001. 208p.

COSTA, S. Transplantes de órgãos. In: COSTA, S.; DINIZ, D. Ensaios Bioética: Editora Letras Livres, 2001. 208p.

DALLARI, D. A. A bioética e os direitos humanos. In: COSTA, S. I. F; GARRAFA, V; OSELKA, G. (Orgs.). *Iniciação à bioética*. Brasília: Conselho Federal de Medicina, 1998. p.231-241.

Declaração de Helsinque – 1964. Disponível em: www.anis.org.br/Cd01/.../doc_int_03_declaracao helsinque_port.pdf.

Declaração dos Direitos do Homem e do Cidadão, 1789. Disponível em: http://pfdc.pgr.mpf. gov.br/atuacao-e-conteudos-de-apoio/legislacao/direitos-humanos/declar_dir_homem_cidadao.pdf.

Declaração Universal dos Direitos Humanos – 1948. Disponível em: http://portal.mj.gov.br/sedh/ ct/legis_intern/ddh_bib_inter_universal.htm.

Dicionário Aurélio. Editora Nova Fronteira. 4ª ed., 2000.

DINIZ, D.; GUILHEM, D. O que é bioética. São Paulo: Brasiliense, 2002.

DINIZ, D. ; COSTA, S. Bioética: Ensaios. Brasília: Letras Livres, 2001.

DINIZ, D. Bioética e aborto. In: COSTA, S.; DINIZ, D. Ensaios Bioética. Brasília: Letras Livres, 2001. 208p.

DURAND, G. Introdução geral à bioética: história, conceitos e instrumentos. 2. ed. São Paulo: Centro Universitário São Camilo Loyola, 2007.

FINKLER, M; CALVO, M.C.; CAETANO, J.C.; RAMOS, F.R. Um novo olhar bioético para as pesquisas odontológicas brasileiras. Ciênc Saúde Coletiva, Rio de Janeiro, jul/ago 2009; 14(4).

FORTES, P.A.C; ZOBOLI, E.L.C.P. (org) Bioética e saúde pública. São Paulo: Edições Loyola, 2003. 167p.

GALVÃO, R.C.D et al. A importância da bioética na odontologia do século XXI. Odontol Clín-Cient, Recife, jan/mar 2010; 9(1):13-8.

GARRAFA, V. Saúde pública, bioética e equidade. Bioética (Brasília), CFM, 1997; 5(1):27-33.

GOLDIM, J.R. Bioética: origens e complexidade. Rev HCPA 2006; 26(2):86-92. Disponível em: www.bioetica.ufrgs.br/complex.pdf.

GOLDIM, J.R. Bioética complexa: uma abordagem abrangente para o processo de tomada de decisão. Revista da AMRIGS, Porto Alegre, jan-mar 2009; 53(1):58-63..

GOMES, J.C.M. O atual ensino da ética para os profissionais de saúde e seus reflexos no cotidiano do povo brasileiro. Revista Bioética 1996; 4(1):53-64.

GONÇALVES, E.R.; VERDI, M.I.M. Os problemas éticos no atendimento a pacientes na clínica odontológica de ensino. Ciênc Saúde Coletiva 2007; 12(3):755-64.

JOHANN, J.R. Educação e ética: em busca de uma aproximação [Recurso Eletrônico]. Porto Alegre: Edipucrs, 2009. 130p.

MALUF, F.; CARVALHO, G.P.; DINIZ JUNIOR, J.G.; GARRAFA, V. Consentimento livre e esclarecido em odontologia nos hospitais públicos do Distrito Federal. Ciênc Saúde Coletiva nov/dez 2007; 12(6).

MEIRA, A.R. Bioética e vulnerabilidade: o médico e o paciente. Rev Assoc Med Bras, São Paulo, jul/ set 2004; 50(3).

A Bioética e a Formação em Saúde e Saúde Bucal | **217**

MORAES, G.O.; PEIXOTO, F.D.F. O biodireito através do prisma do princípio da dignidade da pessoa humana e dos direitos fundamentais. Revista DIREITO E JUSTIÇA – Reflexões Socioju-rídicas – Ano IX – Nº 13 – Novembro 2009.

MORITA, M.C.; HADDAD, A.E.; ARAÚJO, M.E. Perfil atual e tendências do cirurgião-dentista brasileiro. Maringá – Dental Press, 2010. 96p.

MOYSES S.J. A humanização da educação em Odontologia. Pró-Posições/Unicamp 2003; 14(1):40-74.

NASCIMENTO JÚNIOR, P.G.; GUIMARÃES, T.M.M. A relação médico-paciente e seus aspectos psicodinâmicos. Revista Bioética 2009; 11(1).

PAIM, J.S.; ALMEIDA FILHO, N. A crise da saúde pública e a utopia da saúde coletiva. Casa da Qualidade Editora, Salvador, 2000, 125p.

PARISE, O.S. O que é biodireito? Revista Objetiva, Rio Verde, 2007.

PESSINI, L; BARCHIFONTAINE, C.P. Problemas atuais de Bioética. 4ª ed . São Paulo: Editora Lo-yola, 1997.

PINHEIRO, R.; MATTOS, R.A. Os sentidos da integralidade na atenção e no cuidado à saúde. 6ª ed. Rio de Janeiro: IMS/UERJ-CEPESC-ABRASCO, 2006. 180p.

PINHEIRO, R.; MATOS, R.A. (Org.). Cuidar do cuidado: responsabilidade com integralidade das ações de saúde. 1ª ed. Rio de Janeiro: CEPESC, 2008. 356p.

PRADO, M.M.; GARRAFA, V.A Bioética na formação em odontologia: importância para uma prá-tica consciente e crítica. Comun Ciênc Saúde 2006; 17(4):263-74.

PRADO, M.M. A bioética na formação em odontologia: análise de sua importância para uma prá-tica consciente e crítica. 2006. 128 f. Tese (Doutorado em Ciências da Saúde) – Universidade de Brasília, Brasília, 2006.

QUELUZ, D.P; COELHO-FERRAZ, M.J.P.; VALVASSORI, A; RAYER,R. Paradigmas da bioética no cuidado à saúde bucal. Bioetkos – Centro Universitário São Camilo – 2009; 3(1):117-20.

RAMOS, D.L.P. O ensino da bioética e da ética profissional nos cursos de odontologia. Odontologia e Sociedade, São Paulo, 2002; 4(2):41-3.

RAMOS, D.L.P. Perspectivas bioéticas na atenção da saúde bucal. In: FORTES, P.A.C.; ZOBOLI, E.L.C.P. (orgs.) Bioética e saúde pública. São Paulo: Loyola, 2003: 161-7.

REGO, S.A. Formação ética dos médicos; saindo da adolescência com a vida (dos outros) nas mãos. Rio de Janeiro: Editora Fiocruz, 2003. 169p.

REGO, S.A. Contribuições da bioética para a saúde pública. Cad Saúde Pública, Rio de Janei-ro, nov 2007; 23(11).

SAIS, P.A.; ZANELLA, A.V.; ZANELLA, R.M.V. Constituição Brasileira, direitos humanos e ética: algumas considerações. Revista Brasileira de Direito Constitucional – RBDC nº 09 – jan./jun. 2007. Disponível em: http://www.esdc.com.br/RBDC/RBDC-09/RBDC-09-321-Almir_Sais_&_ Andrea_&_Rossana_Vieira_Zanella.pdf.

SCHRAMM, F.R; LANG, M.K. Bioética y biotecnología: lo humano entre dos paradigmas. Acta bioeth, Santiago, 2001; 7(2).

SCOFANO, M.C.C. Biodireito, um novo desafio. Rev Janus, lorena p. 95-111, ano 3, n. 4, 2º semestre de 2006. Disponível em: http://www.fatea.br/seer/index.php/janus/article/viewFile/39/42.

SEGRE, M. A Propósito da utilização de células-tronco embrionárias. São Paulo, 2005. Disponível em: http://www.scielo.br/pdf/ea/v18n51/a17v1851.pdf. Acesso em: 18/09/2012.

SOARES, A.P; KNOP, L.A.H.; JESUS, A.A.; ARAÚJO, T.M. Células-tronco em odontologia. R Dental Press Ortodon Ortop Facial 33 Maringá, v. 12, n. 1, p. 33-40, jan./fev. 2007.

SOUZA, H. Ética e cidadania. São Paulo: Ed. Moderna, 1994.

UNESCO. Declaração Universal sobre Bioética e Direitos Humanos. Cátedra Unesco da Universidade de Brasília/Sociedade Brasileira de Bioética. Brasília, 2005.

Índice Remissivo

A

Ação
- comunitária, reforço, 26
- programática em saúde, 77

Açúcar, consumo consciente, 186

Água de abastecimento público, fluoretação, 124, 179

AIDS, programa nacional, 49

Ambientes favoráveis à saúde, 24

Atenção básica à saúde, 81
- organização da oferta de serviços de saúde bucal, 146

B

Biodireito, 204

Bioética, formação em saúde e saúde bucal, 191-215
- aspectos conceituais, 198
- aspectos históricos, 194
- biodireito, 204

- código de Nuremberg, 195
- conflitos, 205
- contribuições para a odontologia, 209
- saúde pública, 202

Biofilme dentário com potencial cariogênico, 160

Biotecnologias, 206

C

Cárie dentária, 155-171
- biofilme dentário com potencial cariogênico, 160
- breve histórico dos modelos explicativos, 164
- complexo saliva-esmalte, 162
- considerações, 170
- determinantes sociais, 167
- dieta, 161
- epidemiologia, 157
- etiologia histórica, 160

220 | Fundamentos em Saúde Bucal Coletiva

- prevenção, abordagem social, 175-188
- - considerações, 188
- - consumo consciente do açúcar, 186
- - educação em saúde, 187
- - enxaguatórios bucais, 182
- - flúor, 177
- - higiene bucal, 184
Carta de Ottawa, 6
- cirurgião-dentista e os cinco campos
  para promoção da saúde bucal, 20
- - criação de ambientes favoráveis à
  saúde, 24
- - desenvolvimento das habilidades
  pessoais, 28
- - elaboração e implementação de
  políticas públicas saudáveis, 21
- - reforço à ação comunitária, 26
- - reorientação do sistema de saúde, 30
Células-tronco, 213
CEREST (centros de referência em saúde
  do trabalhador), 56
Cirurgião-dentista e a promoção da
  saúde, 15-33
- carta de Ottawa e campos de ação, 19
- - criação de ambientes favoráveis à
  saúde, 24
- - desenvolvimento das habilidades
  pessoais, 28
- - elaboração e implementação de
  políticas públicas saudáveis, 21
- - reforço à ação comunitária, 26
- - reorientação do sistema de saúde, 30
Clínica, 118
Código de Nuremberg, 195
Conferências internacionais sobre
  promoção da saúde, 6-10

D

Declaração
- Helsinque, 196
- Universal dos Direitos Humanos, 195

Defesa da vida, 76
Dentifrício fluoretado, 182
Desenvolvimento das habilidades pessoais
  do cirurgião-dentista, 28
Dieta e cárie dentária, 161
Direitos humanos, 199
Doenças, prevenção, 11
DST, programa nacional, 49

E

Educação em saúde, 101-115
- breve histórico, 102
- considerações, 114
- estratégia saúde da família (ESF), 113
- modelos, 104
- pedagogia
- - problematizadora, 110
- - transmissão, 108
- prevenção da cárie dentária, 187
Emergências, política nacional, 57
Enxaguatórios bucais, 183
Epidemiologia, 117
- bucal, 121
- - contribuições históricas, 123
- cárie dentária, 157
- levantamentos epidemiológicos
  nacionais em saúde bucal, 129-144
- - 1986, 131
- - 1993, 133
- - 1996, 133
- - 2003, 135
- - 2010, 135
- - considerações, 143
- serviços de saúde, 120
Escova de dentes, 184
Estratégia saúde da família (ESF), 67
- educação em saúde, 113
- mudança do modelo de atenção à saúde
  bucal no SUS, 83
Ética, 199

F

Farmácia popular, 52
Flúor
- adição às águas de abastecimento,
124, 179
- dentifrício fluoretado, 182
- mecanismo de ação, 178
- processo carioso, 177

G

Gestão do SUS, 44
Gripe, vacina, 48

H

Higiene bucal, 184

I

Imunização, programa nacional, 47
Intervenção comunitária, 124

K

Kits de higiene bucal, 185

L

Lei federal, fluoretação, 23

M

Medicina previdenciária
- evolução, 70
- modelo biomédico, influências, 71
Modelos assistenciais em saúde e saúde
bucal, 65-88
- abordagem histórica, 70

- ação programática em saúde, 77
- defesa da vida, 76
- estratégia saúde da família (ESF), 82
- - mudança do modelo de atenção à
saúde bucal no SUS, 83
- evolução, 78
- sistemas locais de saúde (SILOS), 77
- SUS com foco na atenção básica, 81
Moral, 199

N

Nutrição, 3

O

Odontologia
- integral, 95
- preventiva, 95
- sanitária, 95
- simplificada, 95
- social, 95

P

Pedagogia
- problematizadora, 110
- transmissão, 108
Política(s)/SUS
- atenção à saúde
- - mulher, 53
- - trabalhador, 56
- nacional
- - assistência farmacêutica 51
- - emergências, 57
- - humanização, 60
- - saúde bucal - Programa Brasil
Sorridente, 54, 185
- - urgências, 57
- saúde direcionadas às crianças
brasileiras, 52

222 | Fundamentos em Saúde Bucal Coletiva

Políticas públicas saudáveis, elaboração e
  implementação, 21
Prevenção de doenças, 11
Programa/SUS
- Nacional
- - DST e AIDS, 49
- - Imunizações, 47
- Saúde da Família, 50
Promoção da saúde, 1-14
- antecedentes, 3
- cirurgião-dentista, papel, 15-33
- conferências internacionais, 6-9
- considerações, 13
- *versus* prevenção de doenças, 11

Q
Qualidade de vida, 15

R
Reforço à ação comunitária, 26

S
Sacarose, consumo e incremento de lesões
  de cárie, 125
Saliva, 162
SAMU (Serviço de Atendimento Móvel de
  Urgência), 57
Saúde
- bucal
- - coletiva, 91-97
- - - definições, 92
- - - evolução histórica, 92
- - epidemiologia, 121
- - - levantamentos epidemiológicos
  nacionais, 129-1143
- - Programa Brasil Sorridente, 54, 185
- direcionada às crianças brasileiras,
  política, 52

- educação, 101-115
- - estratégia saúde da família, 113
- - modelos, 104
- - pedagogia
- - - problematizadora, 110
- - - transmissão, 108
- - prevenção da cárie dentária, 187
- família, programa, 50
- modelos assistenciais e saúde
  bucal, 65-88
- mulher, políticas de atenção, 53
- trabalhador, políticas de atenção, 56
Serviços de saúde bucal no âmbito do
  SUS, 145-152
Sistema
- Locais de Saúde (Silos), 77
- saúde, reorientação, 30
- Único de Saúde (SUS), 35-62
- - considerações, 62
- - doutrinas, 38
- - gestão, 44
- - humaniza SUS, 60
- - política
- - - atenção à saúde da mulher, 53
- - - atenção à saúde do trabalhador, 56
- - - nacional de assistência
  farmacêutica, 51
- - - nacional de urgências e
  emergências, 57
- - - saúde direcionadas às crianças
  brasileiras, 52
- - políticas, programas e ações de
  saúde, 47
- - princípios de organização, 40
- - - descentralização, 41
- - - integração, 42
- - - participação dos cidadãos, 42
- - - regionalização e
  hierarquização, 40
- - - resolubilidade, 41
- - - setor privado, participação, 44

Índice Remissivo | **223**

- - programa
- - - nacional de DST e AIDS, 49
- - - nacional de imunização, 47
- - - saúde bucal - Programa Brasil
  Sorridente, 54
- - - saúde da família, 50
- - serviços de alta complexidade, 58
- - serviços de saúde bucal, organização da
  oferta de serviços, 145-152
- - - articulação entre os serviços de
  atenção básica e complexa, 151
- - - considerações, 152
- - - modelo de atenção básica, 146
- - vigilância sanitária, 59
Streptococcus
- *mutans*, 160
- *sobrinus*, 160

T

Trabalhador, política de atenção à
saúde, 56

U

UPA (Unidades de
Pronto-Atendimento), 58
Urgências, política nacional, 57

V

Vacina, gripe, 48
Varíola, erradicação, 47
Vigilância sanitária, 59